JN093215

ガイドライン準拠

エキスパート 管理栄養士養成シリーズ

食品衛生学

［第4版］

甲斐達男・小林秀光 編

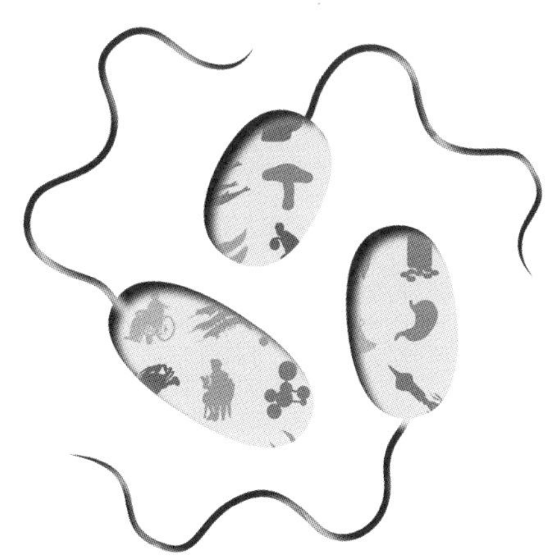

化学同人

シリーズ編集委員

小川　　正（京都大学名誉教授）
下田　妙子（東京医療保健大学名誉教授，
前 奈良女子大学生活環境学部 特任教授）
上田　隆史（元 神戸学院大学名誉教授）
大中　政治（関西福祉科学大学名誉教授）
辻　　悦子（前 神奈川工科大学応用バイオ科学部 教授）
坂井堅太郎（徳島文理大学人間生活学部 教授）

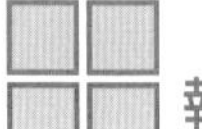

執筆者

植木　幸英（聖徳大学名誉教授）　4章
小川由起子（長崎国際大学薬学部 教授）　6.1，7.4.1～7.4.5
小田　隆弘（中村学園大学短期大学部名誉教授）　1章
◎甲斐　達男（神戸女子大学家政学部 教授）　8章
◎小林　秀光（長崎国際大学薬学部 教授）　5.3，5.5，6.1
小林　弘司（福岡女子大学国際文理学部 准教授）　3章
島村　裕子（静岡県立大学食品栄養科学部 助教）　5.6
出口　雄也（長崎国際大学薬学部 准教授）　7.3，7.4.6
長岡　寛明（長崎国際大学薬学部 教授）　2章
西田真紀子（前 九州女子大学家政学部 教授）　5.1，5.2
野村　秀一（長崎国際大学健康管理学部 教授）　7.1，7.2
久山　哲廣（九州女子大学名誉教授）　5.4，6.2
藤原　永年（帝塚山大学現代生活学部 教授）　10章
増田　修一（静岡県立大学食品栄養科学部 教授）　9章
山川　　続（「長崎きのこ会」会長）　5.5

（五十音順，◎印は編者）

はじめに

終戦から2年後の1947年に食品衛生法が公布されて以来，時代・社会の変貌に伴って食品衛生施策は絶えず変化を迫られて発展・拡大し充実してきた．国内産業が急成長する1960～70年代の高度成長期の過程では，四大公害病(水俣病，新潟水俣病，イタイイタイ病，四日市喘息)の公害訴訟が展開され，化学物質の安全性に対する問題が社会的にクローズアップされた．そのような中，加工食品の流通拡大とともに，さらに利用されるようになった食品添加物の人体障害が発生し，発がん性などの問題が明らかとなり，1972年には国の規制が強化された．

1970～80年代には車や家電製品など米国向けの輸出が盛んになり，米国での対日貿易赤字が深刻な問題となった．いわゆる日米貿易摩擦である．米国から食糧などの輸入を迫られ，摩擦解消の一環として受け入れるための規制緩和の時代に入った．1990年代に入ると，対米の時代から，地球規模での物流網の発達により国際協調が急務となり，さらなる規制緩和の時代に入った．日本は1991年にGATT合意案を受け入れ1994年にはWTO協定に調印し，翌年にWTOが発足した．対世界の時代に入ったのである．2000年代に入ると国内食品企業の不正事件が相次いで発生し，それまでの規制緩和の流れが急転し，国は2002年に大幅な規制強化に踏み切った．その後も不正事件は後を絶たなかったが，規制強化と厳しい世論の監視によって2010年までには沈静化した．国際標準化の流れに乗って企業業務の国際化が図られる中、食品表示の見直しやHACCPによる衛生管理が，一部の業種に限られていたものから食品関連の全業種に義務化された．

このように食品衛生を取り巻く社会は時々刻々と変化しており，包括する内容は大変幅広いものとなっている．それに伴って管理栄養士の国家試験で出題される内容も変化してきたため，本書の内容を大きく改訂する必要が生じた．今回の改訂では，新たな事項として食品表示法の改訂，HACCPの制度化，放射性物質の基準値，容器包装のポジティブリスト制度，トランス脂肪酸，調理時に生成される毒物に関する最新の知見を織り込んだ．ウイルス起因の食中毒と，自然毒については大幅に内容を改訂・拡充した．管理栄養士国家試験に必要な情報は余すことなく記載されている．栄養指導や病態・個人に応じた献立作成を行う管理栄養士にとって，食の安全を確保することは大前提であり，国家試験の受験対策だけでなく，職場に就いたあとも本書を役立てていただきたいと考え，注意深く今回の改訂を進めた．コンパクトながらも内容を充実することができたと考えている．生涯の座右の書として，ぜひ本書を活用していただければ幸いである．

2020年8月

執筆者を代表して

甲斐達男・小林秀光

エキスパート管理栄養士養成シリーズ　シリーズ刊行にあたって

社会環境とライフスタイルの著しい変化により飽食化が進み，生活習慣病が大きな社会問題となるにつれて，栄養指導概念を見直す必要に迫られてきた．科学の世界では，ヒトゲノムの全容が解明され，生命現象や多くの疾患が遺伝子レベルで解明されようとしている．これらを背景として，年々進行する少子・高齢社会にも対応した栄養指導を行える管理栄養士の養成が望まれるようになった．

平成14年4月に「栄養士法の一部を改正する法律」が施行されるとともに，制度と教育についての検討が行われ，管理栄養士の位置づけが明確にされた．新しいカリキュラムの修了者には，新制度による管理栄養士国家試験が課せられ，出題基準（ガイドライン）も提示された．

【エキスパート管理栄養士養成シリーズ】は，こうした状況に応えるべく企画された教科書シリーズである．ガイドラインに含まれる項目をすべて網羅し，各養成施設校では新カリキュラムの講義がどのように行われているか，その実情を先生方にうかがいながら構成を勘案し，まとめ上げた．かなりの冊数のシリーズとなったが，管理栄養士養成校における教科書の範ともいえるかたちを示せたのではないかと考えている．

このシリーズでは，各分野で活躍しておられるエキスパートの先生方に執筆をお願いした．また，さまざまな現場で実務に従事しておられる方がた，学生の教育に携わっておられる方がたからアドバイスを多々いただき，学生にもまた教師にも役立つ情報を随所に挿入した．さらに，学ぶ側の負担を必要以上に重くしないよう，また理解を少しでも助けるために，全体にわたって平易な記述を心がけた．こうしてできあがったシリーズの各冊は，高度な知識と技術を兼ね備えた管理栄養士の養成に必須の内容を盛り込めた教科書だと考えている．

加えて，各分野で研究に携わっている専門の先生方に細部にわたって検討していただき，それぞれが独立した専門書として利用できる，充実した内容となるようにも努めた．学生諸君が卒業後も使うことができるシリーズであると信じている．

栄養指導の業務がますます複雑多様化していくと考えられるいま，この教科書シリーズが，これらの業務に対応しうる栄養士・管理栄養士のエキスパート育成に役立つことを期待している．

エキスパート管理栄養士養成シリーズ
編集委員

食品衛生学 目次

1章 食品衛生とは

2章 食品衛生と法規

3章　食品と微生物

4章　食品の変質とその防止

5章　食 中 毒

6章 寄生虫および衛生動物

7章 有害物質による食品汚染

8章 食品添加物

9章 食品の器具・容器包装

本書の章末の予想問題の解答・解説は，小社ホームページ内にて掲載しています．
→ http://www.kagakudojin.co.jp

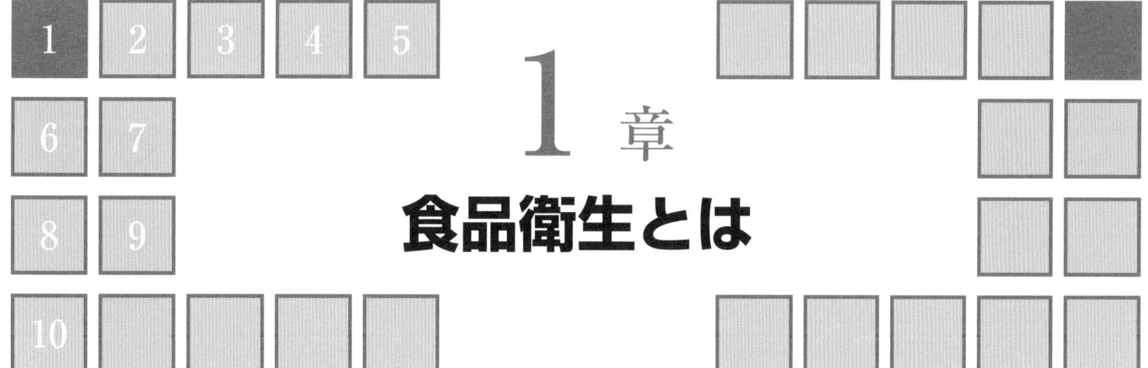

1章 食品衛生とは

人は生きていくために，食べ物を摂取しなければならない．人も動物種の一員であり，植物のように太陽エネルギーを自分で利用して生きていけないため，植物やほかの動物(それらの動物も植物やほかの小動物を食べて生きている)を食料として，エネルギーや栄養素を得て生きている．しかし，自然界の動植物には有害な物質や微生物を含むものも多く，また保存中や加工中に有害な変化(病原菌の増殖や有害化学物質の混入・付着など)を生じることもあるので，人は永い年月にわたる食経験を通じて「食べられるもの」を選別するだけでなく，「食べられる状態や条件」を見分け，また，「含まれる有害なものを軽減または排除する方法」などの知恵と工夫を重ねて，生きていくための食料を確保してきた．

食品衛生とは，まさに人がエネルギーや栄養素を得るために食べているそれらの動植物およびそれらの加工品(これらを「食品」とか「食料」とよんでいる[*1])が，期待に反して健康に障害をもたらすことがないようにするための知恵と工夫を指すといってよい．本書で学ぶ「食品衛生学」とは，そのような知恵と工夫，そしてそれらの積み重ねが科学的根拠に基づいて集約・体系化された学問であり，管理栄養士・栄養士などの食の専門家が必ず熟知しておくべき学問である．

1.1　食品に求められるもの

人が食品を食べる目的は，上記のとおり，エネルギーや栄養素を得ることにあり，人類発生以来，10 数万年間は「食べられるもの」を得ること，「空腹を満たせるもの」を得るために必死に生きてきた時代であったが，21 世紀の現代では，食品(食料)は単に食欲を満たすためだけでなく，同時に「おいしさ」や「食のバラエティ」を人びとが求めているため，多種多様な食品や料理が社会に溢れている．しかし，現代のように食品が豊かになり，さまざまな食品や料理が食べられるようになったのは，せいぜい，この 50 年以内であり，人類の 10 数万年間は空腹を満たすための「食べられるもの」(すなわち食料) を得るのに必死であった飢餓と貧困の時代であったことを決して忘れてはならない．

しかし，そのような飢餓と貧困の時代であっても，また現代社会のような食料が溢れて

＊1　人が食べるさまざまなものを個別に指す (扱う) 場合は「食品」といい，人が食べるもの全体をまとめて指す場合は食料(農産物食料の場合は食糧とよばれることもある)という．

いる時代であっても，食品に求められる最大の条件は，食べても健康被害を生じない安全な食べ物である．食品には栄養やおいしさも重要だが，何よりも安全であることが最も重要な条件であることはいつの時代でも変わらない．

なお，「食品衛生」と「食品の安全性」との違いは，食品衛生とは，その食品が衛生的かどうかという食品に視点を据えた概念であり，食品の安全性とは，その食品を人が食べても安全か（健康被害を生じないか）という食べる人側に視点を据えた概念であり，多少のニュアンスの違いはあるが，ほぼ同義語として一般に使われているので本書でもそれを踏襲する．

1.2　食品に含まれる可能性がある健康障害要因（リスク）

過去には，人が空腹を満たすために食べたものによって，そのなかに含まれていた有害な物質や微生物などによって死者や健康被害者が出た歴史も多数記録されているし，近代

表 1-1　食品に含まれる可能性がある代表的な健康障害要因（リスク）

区　分	要　因	群　名	代表的な食品または物質例
その食品に通常，含まれている成分	食品の主要な成分	食物アレルゲン	小麦，卵，乳などのタンパク質*
	有毒成分	植物性自然毒	キノコ毒（アルカロイドほか），ハシリドコロ，ヤマゴボウ
		動物性自然毒	フグ毒，シガテラ魚，アブラソコムツ（ワックス成分）
汚染，混入などが原因のもの	生物的要因	病原細菌	サルモネラ菌，カンピロバクター菌などの食中毒菌
			コレラ菌，赤痢菌などの感染症菌
		ウイルス	ノロウイルス，A 型肝炎ウイルス
		寄生虫	アニサキス，条虫，旋毛虫
		原虫	赤痢アメーバ，ランブル鞭毛虫
	化学的要因	産業排水有害物	重金属（Pb, Cd, As など），メチル水銀
		農水産残留物質	残留農薬，残留抗菌剤，残留ホルモン剤
		環境汚染物質	PCB，ダイオキシン，DDT などの環境残留農薬
		放射性物質	セシウム 137，コバルト 60
		容器溶出物	スズ，有害塗料
		添加物の不純成分	有害化学物質
	特殊なもの	感染性タンパク質	異常プリオン
保存中や調理加工中の変質・変性が原因のもの	光や加熱によるもの	化学的変質成分	油の酸化・過酸化物質，焦げ中のベンツピレン，フェオフォルバイト
	細菌増殖によるもの	アミン類	青魚で生じるヒスタミン
	カビ増殖によるもの	マイコトキシン（カビ毒）	アフラトキシンなどのカビ毒

＊ 食物アレルゲンは，ごく一部の特異体質の人にとって疾病を引き起こす原因となるが，ほかの人にとってはリスクとはならない．

でも産業の発達に伴って生じた人工の有害物質によって多数の健康被害者が発生した事例も少なくない．前者の例としては，毒キノコ中毒やボツリヌス菌中毒などが，後者の例としては水俣病や油症事件などが典型としてあげられる．このほかにも，人が経験してきたさまざまな健康被害の教訓から，食品に含まれる可能性がある健康障害要因(これらを「リスク」とよぶことが多いので，本書でも以下「リスク」と称する)には多様なものや原因があることがわかっている．過去の多くの教訓をもとに，食品に含まれる(または付着・混入・発生する)可能性がある代表的なリスクを表1-1に掲げた．また，わが国で近年に発生した代表的な食品事故・事件例を表1-2に示した．

近年にわが国で関心が高い食の安全にかかわる事柄としては，食品表示の偽装問題，輸入食品の安全性にかかわる不安(残留農薬や非許可添加物の含有など)，遺伝子組換え食品，

表1-2　近年にわが国で起こった代表的な食品事故・事件

年(年頃)	事故・事件名	概　要
1953年頃	水俣病の発生	熊本県水俣市で，工場排水中のメチル水銀が魚介類に蓄積し，それらの魚介類を食べた多数の人びとに手足のしびれやマヒなどの深刻な健康障害が発生した．
1955年頃	粉ミルク中毒事件	M乳業の粉ミルク製造過程で加えた添加物中に不純物としてヒ素化合物が含まれていたため，飲んだ多数の乳幼児が発症した．
1960年頃	イタイイタイ病事件	富山県神通川流域で米への鉱毒(カドミウム)汚染により，食べた人びとに激痛の骨障害を発生した．
1965年頃	新潟水俣病	新潟県阿賀野川流域で，工場排水由来の有機水銀が魚介類へ蓄積し，それらの魚介類を食べた多数の人びとに水俣病と同じ被害が発生した．
1968年頃	油症事件	北部九州を中心にPCB混入米ぬか油による中毒事故が多数発生した．
1986年頃	輸入食品の放射能汚染事件	旧ソ連のチェルノブイリ原発事故の影響で，放射能に汚染された輸入食品がわが国の検疫所でも発見され大きな社会問題となった．
1996年	O157集団発生	大阪府堺市ほかの全国で突如として腸管出血性大腸菌O157集団食中毒事件が発生し，死者も数名にのぼった．これをきっかけに「大量調理施設衛生管理マニュアル」が制定された．
2000年	大規模ブドウ球菌食中毒事件の発生	大阪の乳業工場で製造された牛乳による大規模ブドウ球菌食中毒事件(患者数；約14,000名)が発生した．
2001～2002年	BSE事件	アメリカから輸入された牛肉の一部から異常プリオンが検出され，わが国でもBSE(牛海綿状脳症)牛が数頭見つかると同時に牛肉の表示偽装事件が多発し，牛肉の安全性が大きな社会問題となった．この事件をきっかけに食品の安全性や表示に関する不安が一気に社会問題となったため「食品安全基本法」が制定された．
2011年	肉の生食による死亡事件	富山県や石川県を中心にした焼き肉チェーン店でのユッケ喫食により，腸管出血性大腸菌O111が原因の中毒事故(死者3名のほか発症者多数)が発生した．
2011～2012年	食品の放射能汚染	2011年3月の福島原発事故による放射能飛散により，周辺農作物などが放射能に汚染され，一部の農作物が出荷停止になるなど，不安が広がった．

食物アレルギー，放射能汚染食品，ノロウイルスやカンピロバクター菌による食中毒の増加，肉の生食を原因とする食中毒，養殖魚(ヒラメほか)からの寄生虫感染などがあげられる．これらの問題は，すべてがすぐに人の健康障害に直結する問題とはいえない漠然とした社会不安的な問題もあるが，いずれも「食の安全と安心」を揺るがす重要な課題であることは間違いない．また，食品への異物*2混入も，金属片などの混入により口内裂傷を起こすなどの例を除いては，ただちに身体的な健康被害を起こすものではないが，毛髪や虫体の混入などは消費者に精神的な不快感・嫌悪感をもたらすため，健康障害を惹起するリスクの一員として扱われる．

1.3 食品の安全性

一般に，消費者はその食品が安全であるか危険であるかと単純に2分しがちであるが，絶対に安全な食品(ゼロリスクの食品)というものは存在しない．リスクの程度が非常に小さな食品から，ある程度のリスクを包含する食品までが図1-1に示したように広く分散しているのが実態である．たとえば，どんな食品にもごく微量の有害化学物質や放射性物質は含まれているが，その含有量では表面化するような健康被害をもたらさないから，ずっと昔から問題がない食品として許容されてきただけであって，リスクが皆無(ゼロ)ということではない．身近な食品を例にとると，ワラビにはプタキロサイド(ptaquiloside) という発がん物質が含まれているが，アク抜き処理をすることで，ごく微量に減らすことができ

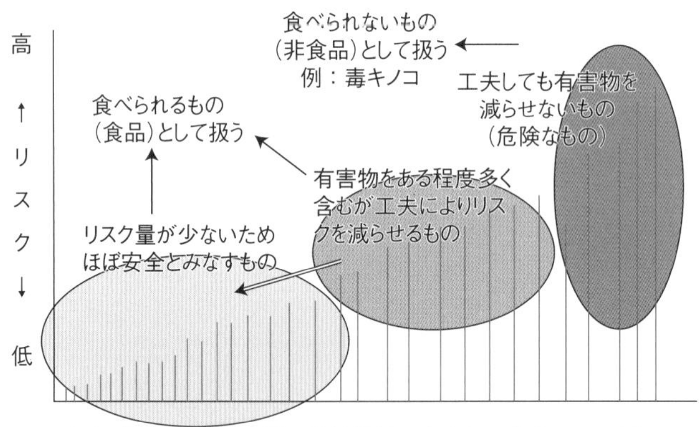

図1-1 食品または天然の動植物品に含まれるリスク量の概念モデル

各棒は，それぞれが個別の食品や天然の動植物品を示しており，それらが異なったリスク量を含んでいることを表し，ゼロリスクのものはないことを示している．

*2 異物とは，その食品に入っていては不自然なものすべてを指し，毛髪，虫体，虫卵，金属やガラス片などが食品異物の代表例である．肉眼で見えるカビの斑点も異物の1種として扱われる．異物が存在する食品は食品衛生法に違反する食品である．

きるため，昔も今も問題がない食品として食べられている．ホウレンソウにもシュウ酸(多量に摂取すると低カルシュウム血症などの中毒を起こす)が多量に含まれているが，茹でることでその量をわずかな濃度まで減らせるので，野菜として頻繁に食べられている．このような身近な例でもわかるように，われわれが通常に食べている食品にもわずかなリスクが含まれているのである．リスクが少ない食品を選ぶ知恵だけでなく，リスクが大きな食品では，そのリスクを減らす(軽減させる)対策や工夫を施して食べる知恵や工夫こそが食品衛生の究極目的であるともいえる．

1.4　食品の安全と安心

食品はほかの製品(たとえば電化製品など)と違って，人の健康に直結すると同時に，消費者には安全性や品質の評価ができにくい特性(鮮度などの一部の品質判断を除いて，健康障害につながる要因や原因物質が肉眼ではほとんど見ることができないとか，食べてしまうと製品そのものが残らないなど)があるため，消費者は製造者や販売者，また彼らが呈示した表示(食品のラベル)を信用するしかない．食品の「安全」と「安心」は，前者が科学的評価によって示される客観的な概念であるのに対し，後者は製造・販売者や表示への信頼感と喫食経験の積み重ねによる納得によって生まれるはなはだ主観的・感覚的な概念であることを食品提供者は心得ておく必要がある．一部の食品での表示の偽装や，食品取扱業者の消費者への不誠実な対応(極端な場合は，隠ぺいやごまかし)など，消費者が不安や不信感を抱くような行為が食品への信頼感を損ない，食品全体への不安感を高めることにつながることを忘れてはならない．

1.5　リスクアセスメント，リスクマネージメント，リスクコミュニケーション

前述のように，食品への安心感は消費者の主観的なものであるが，食品の安全性は客観的，科学的でなければならない．リスクを正確に評価(リスクアセスメントまたはリスク評価ともいう)し，その評価に基づいて，そのリスクによる健康被害を抑制または軽減させるための規制(ルール)や対策措置を政策的に講じ(リスクマネージメントまたはリスク管理ともいう)，またそれらのリスクに関する知識や情報を関係者(食品製造・販売などの食品取扱業者，消費者，関係行政機関)間で共有し，意見交換を行うこと(リスクコミュニケーションという)が，客観的な食品の安全性を担保する上に欠かせない．2000～2002年に世界的規模で大きな問題となったBSE(牛海綿状脳症)事件をきっかけに，わが国でもこのような考え方(リスク分析手法)が導入され，その概念を基本に2003年に食品安全基本法が制定された．同時に，それぞれの役割を担う行政組織も新たに位置づけされた．リスクアセスメント，リスクマネージメント，リスクマネージメントの関係を図1-2に示す．

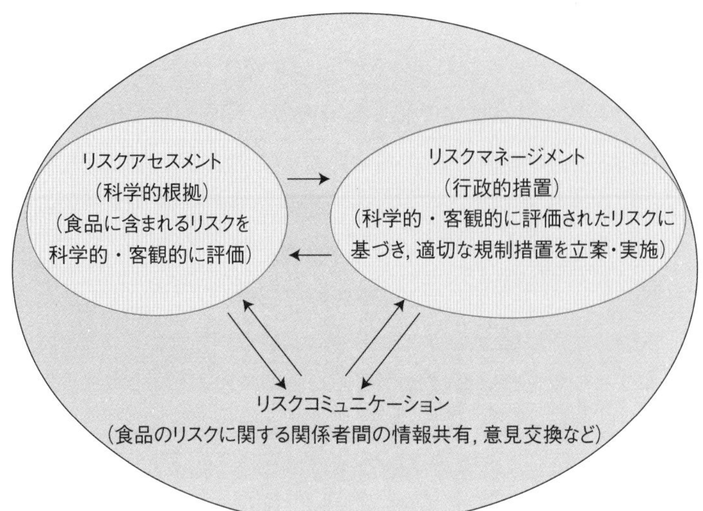

図1-2　リスク分析手法における3者の関係

わが国では，リスクアセスメントは内閣府「食品安全委員会」が担当する．リスクマネージメントは厚労省および農水省ならびに地方自治体の食品衛生関係部局が担当する．リスクコミュニケーションは，上記の行政機関，食品事業者，消費者が連携しながら情報発信・共有，意見交換する．

わが国では，食品に関わるすべてのリスクアセスメントは内閣府に付置されている「食品安全委員会」が科学的･客観的立場から実施し，リスクマネージメントは厚労省の食品衛生関係部局および農水省の農水産食品関係部局ならびに地方自治体の食品衛生関係部局が担当している．リスクコミュニケーションは，上記の関係行政機関と食品事業者と消費者の間で，広報，情報提供，意見交換などが，インターネットのホームページ(HP)や出版物，各種の会合・懇話会開催などを通じて実施されている．食品衛生関係行政部局から一般消費者や食品事業者らに対し意見を求めるパブリックコメント募集も随時実施されている．

食の安全に関わる法令との関係では，食の安全に関わる基本理念を定めたもの(食の安全に関する憲法的なもの)が「食品安全基本法」であり，その「食品安全基本法」に準拠して食品安全委員会がリスクアセスメントを所管し，第2章で詳述する「食品衛生法」(厚労省所管)のほか，「農林物資の規格化に関する法律」*[3](いわゆる「JAS法」農水省所管)，「食品表示法」および「消費者保護法」(両法とも消費者庁所管)，「行政機関の保有する情報の公開に関する法律」(総務省所管)などが，食の安全に関わるリスクマネージメントやリスクコミュニケーションを推進していく根拠法令となっている．

一方，世界的には，WHO/FAOの下部機関であるコーデックス(Codex) 委員会*[4]が食の安全に関する規約(Codex規約という)を定めており，その規約が世界的規模で流通する

＊3　2013年に食品に関する表示を一本化するために「食品表示法」が制定されたことに伴い，本法律名もこのように改訂された．

＊4　WHO(国連の世界保健機関)とFAO(世界食糧機構)でつくる食品の安全規格検討委員会．

食品の安全性確保の共通ルールとなっている．わが国も基本的にはCodex規約に基づいて，前記の各種法令を制定している．また，HACCP[*5]や食品に関連したISOシリーズ[*6]なども食の安全確保に関係した国際的なルールであり，世界的にもわが国においても，それらの利用が拡大してきている．

1.6 食品衛生（食品の安全性）と栄養士・管理栄養士

病院，学校，保育園，老人福祉施設，事業所などの集団給食施設（健康増進法では特定給食施設という）における食品衛生（食品の安全性）の責任は栄養士・管理栄養士が担っている．もしも，給食施設で食中毒が発生した場合には，栄養士・管理栄養士はその施設の食品衛生の責任者として食品衛生監視員[*7]からの聴取や原因究明のための調査に協力しなければならない．また，提供した給食の保存食の管理や調理員の健康管理や衛生教育，施設設備の衛生管理なども栄養士・管理栄養士の重要な責任職務である．給食施設以外で働く栄養士・管理栄養士も従業員の健康管理や衛生教育，施設設備の衛生管理などの食品衛生確保の責任者になる場合が多い．食品安全基本法や食品衛生法では，給食を含む「食品等事業者」が自ら食品の安全性確保に努める責任を明文化しており，栄養士・管理栄養士は食品衛生（食品の安全性）確保・向上に関する深い専門知識と衛生管理技術および責任感をもたなければならない．

予想問題

1 食品安全基本法における行政と食品等事業者の責務と消費者の役割についての記述である．正しいものはどれか．１つ選べ．

(1) 国は，食品の安全性確保に関する施策を総合的に策定し，および実施する．

(2) 地方公共団体は，国との適切な役割分担を踏まえて，食品の安全性確保に関する地域的な施策を消費者とともに策定する．

(3) 食品等事業者は，地方公共団体と協力して食品の安全性確保に関する地域的な施策立案を行う．

(4) 消費者は，食品の安全性確保に関する知識と理解を深め，食品の安全性の確保に関する施策の監視に努める．

＊5　HACCPについては，第10章「食品衛生対策」を参照のこと．

＊6　ISOとは，International Standard Organization（世界標準化機構）のことであり，そこが制定した食品関連のISOシリーズとしてはISO9000シリーズやISO22000シリーズがあり，いずれも食品製造における安全性確保のための基準（規格）が定められている．なお，以前からわが国独自に制定していたJIS（Japanese Industrial Standard，日本標準工業規格）も現在ではISO規格に準拠したものに改訂されている．

＊7　第2章2.3.4項「食品衛生監視員」を参照のこと．

2 食品の安全性にかかわるリスクに関する記述である．リスクとして適切ではないものはどれか．1つ選べ．

(1) カンピロバクター菌などの食中毒細菌
(2) キノコ毒やフグ毒などの自然毒
(3) 毛髪や虫体などの異物
(4) 変質油中の過酸化物
(5) 調理作業中の包丁によるケガ

3 給食提供現場における栄養士・管理栄養士の食品衛生に関する業務についての記述である．間違っているものはどれか．1つ選べ．

(1) 調理従事者の健康管理
(2) 調理従事者の衛生教育
(3) 食中毒発生時の保健所調査への協力
(4) 食中毒発生時の患者の看病
(5) 保存食の2週間冷凍保管

4 食品のリスク分析に関する記述である．正しいものはどれか．2つ選べ．

(1) リスクアセスメントは厚生労働省が実施する．
(2) リスクマネージメントは農林水産省が実施する．
(3) リスクコミュニケーションとは食の安全に関わる行政機関と食品等事業者ならびに消費者の間で，食の安全に関する情報を発信・共有することをいう．
(4) 食品安全基本法はリスク分析の考え方を基本に制定されている．

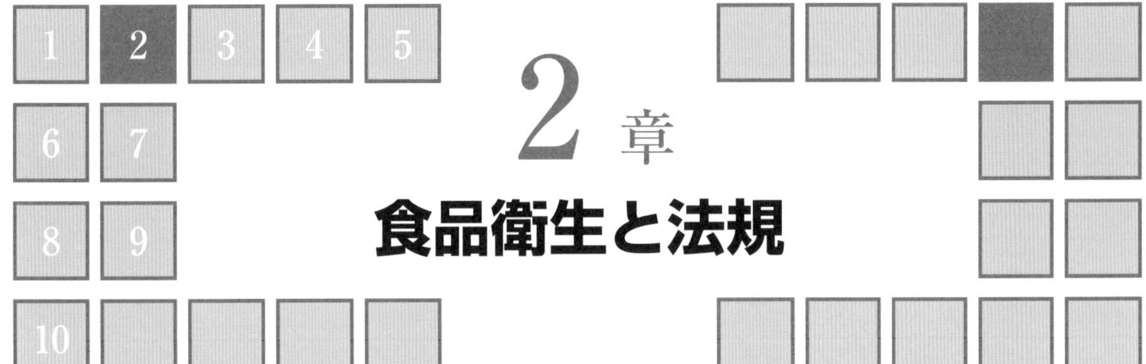

2章 食品衛生と法規

人は，好むと好まざるとにかかわらず，食べものを食べ，そこから栄養を摂取し，生きている．食べものは，その摂取量の多い少ないにより，過剰症や欠乏症を招くことがある．また，食べものに含まれている栄養成分以外の物質や付着している細菌により食中毒を起こすこともある．このように食に伴う悪影響があることが知られている．何をどう食べれば下痢や嘔吐などの症状を呈するのかは人類の経験の積み重ねの結果，今現在に伝えられてきており，今後も子孫に伝えて行かなければならない．

われわれ日本人が食に関して置かれている状況は，世界で最も安全な食品の供給を受け，それを消費しているといえる．これは，わが国において，食品衛生が確実に機能したためであり，その裏づけとなる法規(衛生関係法規)がしっかりしているからであると考えられる．

2.1 食品衛生法と食品安全基本法

2.1.1 食品衛生法

食品衛生法は，1947(昭和22)年に制定され，2003(平成15)年および2018(平成30)年に大改正された法律(法律第233号)で，11章79条で構成されている(表2-1)．所管官庁は，厚生労働省である．

食品衛生法の目的は，「食品の安全性の確保のために公衆衛生の見地から必要な規制その他の措置を講ずることにより，飲食に起因する衛生上の危害の発生を防止し，もって国民の健康の保護を図ること」(食品衛生法第1条)である．また，食品衛生法では，「食品とは，すべての飲食物をいうが，薬事法に規定する医薬品および医薬部外品は含まない」と規定されている(第4条第6項)．

つまり，食品衛生法は，食品の規格基準，設置基準，管理運営基準，表示基準などの基準策定の枠組みおよび国，都道府県などの監視指導の枠組みを定めたものである．たとえば，厚生労働大臣は，薬事・食品衛生審議会の意見を聞いて，食品または添加物の成分規格や製造，加工，使用などに関する基準を定めることができ，この規格基準に合致しないものは，製造，輸入，販売，使用などが禁止される(食品衛生法第9条)．

食品衛生法違反に対して，営業者に対する食品などの廃棄命令，回収命令，営業施設の

表２-１　食品衛生法の概要

第 1 章	総則(第 1 条～第 4 条)
第 2 章	食品及び添加物　(第 5 条～第 14 条)
第 3 章	器具及び容器包装　(第 15 ～第 18 条)
第 4 章	表示及び広告　(第 19 条～第 20 条)
第 5 章	食品添加物公定書　(第 21 条)
第 6 章	監視指導　(第 21 条の 2 ～第 24 条)
第 7 章	検査　(第 25 条～第 30 条)
第 8 章	登録検査機関　(第 31 条～第 47 条)
第 9 章	営業　(第 48 条～第 56 条)
第 10 章	雑則　(第 57 条～第 70 条)
第 11 章	罰則　(第 71 条～第 79 条)

表２-２　食品安全基本法の概要

第 1 章　総則	
第 1 条	目的
第 2 条	定義
第 3 条	食品の安全性の確保のための措置を講ずるに当たっての基本的認識
第 4 条	食品供給行程の各段階における適切な措置
第 5 条	国民の健康への悪影響の未然防止
第 6 条	国の責務
第 7 条	地方公共団体の責務
第 8 条	食品関連業者の責務
第 9 条	消費者の役割
第 10 条	法制上の措置等
第 2 章　施策の策定に係る基本的な方針	
第 11 条	食品健康影響評価の実施
第 12 条	国民の食生活の状況等を考慮し，食品健康影響評価の結果に基づいた施策の策定
第 13 条	情報及び意見交換の促進
第 14 条	緊急事態への対処等に関する体制の整備等
第 15 条	関係行政機関の相互の密接な連携
第 16 条	試験研究の体制の整備等
第 17 条	国の内外の情報の収集，整理及び活用等
第 18 条	表示制度の適切な運用の確保等
第 19 条	食品の安全性の確保に関する教育，学習等
第 20 条	環境に及ぼす影響等の配慮
第 21 条	措置の実施に関する基本的事項の決定及び公表
第 3 章　食品安全委員会	
第 22 条	設置
第 23 条	所管事務
第 24 条	委員会の意見の聴取
第 25 条	資料の提出等の要求
第 26 条	調査の委託
第 27 条	緊急時の要請等
第 28 条	組織
第 29 条	委員の任命
第 30 条	委員の任期
第 31 条	委員の罷免
第 32 条	委員の服務
第 33 条	委員の給与
第 34 条	委員長
第 35 条	専門員
第 36 条	会議
第 37 条	事務局
第 38 条	政令への委任

改善命令，本国への積み戻し命令，営業許可の取消し，営業の全部または一部の禁停止などの行政処分を科すことができる．さらに，違反行為者に対しては，1～3年の懲役，50万～300万円(法人の場合は1億円以下)の罰金などの処分をすることができる(食品衛生法第71～79条)．

2018(平成30)年の食品衛生法改正において，以下の点が大きく変わった．

① 広域におよぶ「食中毒」への対応の強化．
② 原則すべての事業者に「HACCPに沿った衛生管理」の強化．
③ 特定の食品による「健康被害情報の届出」の義務化．
④「食品用具・容器包装」にポジティブリスト制度の導入．
⑤「営業届出制度」の創設と「営業許可制度」の見直し．
⑥ 食品の「リコール情報」の行政への報告の義務化．
⑦「輸出入」食品の安全証明の充実．

2.1.2 食品安全基本法

食品安全基本法は，2003(平成15)年に制定された法律で，3章38条で構成されている(表2-2)．所管官庁は内閣府の食品安全委員会である．食品安全基本法は，「科学技術の発展，国際化の進展，そのほか国民の食生活を取り巻く環境の変化に的確に対応することの緊要性にかんがみ，食品の安全性の確保に関し，基本理念を定め，ならびに国，地方公共団体および食品関連事業所の責務ならびに消費者の役割を明らかにするとともに，施策の策定に係わる基本的な方針を定めることにより，食品の安全性の確保に関する施策を総合的に推進することを目的にしている」(食品安全基本法第1条)．

この法律により，関係者は，表2-3のような責務および役割を担うこととなった．

食品安全委員会は，食品安全基本法に基づき食品安全行政をつかさどる内閣府にある審議会の一つである．食品安全委員会は，「国民の健康の保護が最も重要であるという基本的認識のもと，規制や指導などのリスク管理を行う行政機関(厚生労働省，農林水産省など)から独立して，科学的知見に基づき客観的かつ中立公正にリスク評価を行う機関であ

表2-3 食品安全基本法の関係者の責務・役割

関係者	責　務
国	●食品の安全性の確保に関する施策を総合的に策定し，実施する
地方公共団体	●食品の安全性の確保に関し，国との適切な役割分担を踏まえ，その地方公共団体の区域の自然的経済的社会的諸条件に応じた施策を策定し，および実施する
食品関連事業者	●食品の安全性を確保するために必要な措置を食品供給行程の各段階において適切に講じる ●事業活動に係わる食品，そのほかに関する正確かつ適正な情報の提供に努める ●国または地方公共団体が実施する，食品の安全性の確保に関する施策に協力する
消費者	●食品の安全性の確保に関する知識と理解を深めるとともに，食品の安全性の確保に関する施策について意見を表明することによって食品の安全性の確保に積極的な役割を果たす

る」となっている*1.

2.2 そのほかの食品衛生関連法規

国民の健康の保持・増進に関する法規が衛生法規であるが，そのなかでもとくに食品衛生に関連した法，施行規則，施行令などを食品衛生関連法規という．食品衛生関連法規には，食品衛生法，食品安全基本法のほかに，製菓衛生士法，と畜場法，牛海綿状脳症対策措置法，食鳥処理の事業の規制および食鳥検査に関する法律，化製場等に関する法律，食品の製造過程の管理の高度化に関する臨時措置法（HACCP 法），健康増進法などがあげられる．

2.2.1 食品の製造過程の管理の高度化に関する臨時措置法

食品の製造過程の管理の高度化に関する臨時措置法（HACCP 支援法）は，1998（平成 10）年に制定され，2013（平成 25）年に改正された法律で，4 章 26 条からなる（表 2-4）．所管大臣は厚生労働大臣および農林水産大臣である．

HACCP 支援法は，食品の製造過程において，食品に起因する衛生上の危害の発生の防止と適正な品質の確保を図るため，その管理の高度化を促進する措置を講じ，もって公衆衛生の向上および増進に寄与するとともに，食品の製造または加工の事業の健全な発展に貢献することを目的として制定された．

表 2-4 食品の製造過程の管理の高度化に関する臨時措置法（HACCP 支援法）の概略

第 1 章 総則		第 14 条	欠格条項
第 1 条	目的	第 15 条	指定の基準
第 2 条	定義	第 16 条	認定の義務
第 2 章 製造の管理の高度化		第 17 条	事務所変更の届出
第 3 条	基本方針	第 18 条	認定業務規定
第 4 条	高度化基準の認定	第 19 条	業務の休廃止
第 5 条	高度化基準の変更等	第 20 条	事業計画等
第 6 条	高度化計画の認定	第 21 条	適合命令
第 7 条	高度化計画の変更等	第 22 条	指定の取消し等
第 8 条	高度化基盤整備計画の認定	第 23 条	公示
第 9 条	高度化基盤整備計画の変更等	第 24 条	報告徴収及び立ち入り検査
第 10 条	株式会社日本金融公庫からの貸付け	第 4 章 罰則	
第 11 条	（削除）	第 25 条	罰則
第 12 条	（削除）	第 26 条	罰則
第 3 章 指定認定機関			
第 13 条	指定		

*1 http://www.fsc.go.jp/iinkai/

2.2.2 健康増進法

健康増進法は，健康日本21の推進とともに，健康づくりや疾病の予防に重点を置いた施策を講じるために，栄養改善法の内容を引き継ぎ，さらに生活習慣病の予防の観点だけでなく，運動や飲酒･喫煙などの生活習慣の改善を通して健康増進を行うことを目指し，2003（平成15）年に施行された8章40条からなる法律である（表2-5）．主務官庁は厚生労働省であるが，表示関係は消費者庁である．

健康増進法が制定された背景として，わが国における急速な高齢化の進展および疾病構造の変化に伴い，国民の健康の増進の重要性が著しく増大していることをかんがみ，国民の健康の増進の総合的な指針に関し，基本的な事項を定めるとともに，国民の栄養の改善，

表2-5 健康増進法の概要

条	内容
第1章	総則
第1条	目的
第2条	国民の責務
第3条	国及び地方公共団体の責務
第4条	健康増進事業実施者の責務
第5条	関係者の協力
第6条	定義
第2章	基本方針等
第7条	基本方針
第8条	都道府県健康増進計画等
第9条	健康診査の実施等に関する指針
第3章	国民健康・栄養調査等
第10条	国民健康・栄養調査の実施
第11条	調査世帯
第12条	国民健康・栄養調査員
第13条	国の負担
第14条	調査票の使用制限
第15条	省令への委任
第16条	生活習慣病の発生の状況の把握
第4章	保健指導等
第17条	市町村による生活習慣相談等の実施
第18条	都道府県による専門的な栄養指導その他の保健指導の実施
第19条	栄養指導員，市町村による健康増進事業の実施，都道府県による健康増進事業に対する技術的援助等の実施
第5章	特定給食施設等
第20条	特定給食施設の届出
第21条	特定給食施設における栄養管理
第22条	指導及び助言
第23条	勧告及び命令
第24条	立ち入り検査等
第25条	受動喫煙の防止
第6章	特別用途表示，栄養表示基準
第26条	特別用途表示の許可，登録試験機関の登録，欠格事項，登録の基準，登録の更新，試験の義務，事業所の変更の届出，試験業務規程，業務の休廃止，財務諸表等の備付け及び閲覧等，秘密保持義務等，適合命令，登録の取消し等，帳簿の記載，登録試験機関以外の者による人を誤認させる行為の禁止，報告の徴収，立入検査，公示
第27条	特別用途食品の検査及び収去
第28条	特別用途表示の許可の取消し
第29条	特別用途表示の承認
第30条	特別用途表示がされた食品の輸入の許可，食事摂取基準
第31条	栄養表示基準,栄養表示基準の遵守義務
第32条	勧告等，誇大広告の禁止
第33条	再審査請求
第7章	雑則
第34条	事務の区分
第35条	権限の委任
第8章	罰則
第36条	罰則
第37条	罰則
第38条	罰則
第39条	罰則
第40条	罰則

そのほかの国民の健康の増進を図るための措置を講じ，国民保健の向上を図ることがあげられる．

食品衛生に関連する項目には，以下のようなものがある．

① 販売に供する食品のうち，乳児用，幼児用，妊産婦用，病者用，そのほか内閣府令で定める特別の用途に適する旨の表示（特別用途表示）をしようとする者は，内閣総理大臣の許可を受けなければならない．

② 内閣総理大臣または都道府県知事は，必要があると認められるときは当該職員（食品衛生監視員）に特別用途食品の製造施設，貯蔵施設または販売施設に立ち入らせ，特別用途食品を検査させまたは試験の用に供するのに必要な限度において，特別用途食品を収去させることができる．

③ 特別用途食品を除き販売に供する食品につき，栄養表示をしようとする者および栄養表示食品を輸入する者は，栄養表示基準に従い，必要な表示をしなければならない．

2.2.3　牛海綿状脳症対策特別措置法

牛海綿状脳症対策特別措置法は，牛海綿状脳症（BSE，bovine spongiform encephalopathy）の発生を予防し，蔓延を防止するための特別の措置を定めることなどにより，安全な牛肉を安定的に供給する体制を確立し，国民の健康の保護ならびに肉用牛生産および酪農，牛肉に係わる製造，加工，流通および販売の事業，飲食店営業などの健全な発展を図ることを目的に制定された法律である．

2.2.4　農林物質の規格化に関する法律（JAS 法）

農林物質の規格化に関する法律（JAS 法）は，農林水産分野において適正かつ合理的な規格を制定し，適正な認証および試験等の実施を確保する法律である．それとともに，飲食料品以外の農林物資の品質表示の適正化の措置を講ずることにより，農林物資の品質の改善並びに生産，販売その他の取扱いの合理化および高度化並びに農林物資に関する取引の円滑および一般消費者の合理的な選択の機会の拡大を図り，もって農林水産業およびその関連産業の健全な発展と一般消費者の利益の保護に寄与することを目的に制定された法律である．所轄官庁は農林水産省である．

2.2.5　食品表示法

食品表示法は，2013（平成 25）年に公布された法律である．食品に関する表示は，食品を摂取する際の安全性の確保および自主的かつ合理的な食品の選択の機会に関し重要な役割を果たしている．このことをかんがみ，販売の用に供する食品に関する表示について，基準の策定その他の必要な事項を定めることにより，その適正を確保し，もって一般消費者の利益の増進を図るとともに，食品衛生法，健康増進法および JAS 法による措置と相まって，①国民の健康の保護および増進，②食品の生産，および流通の円滑化，③消費者の需要に即した食品の生産の振興に寄与することを目的として制定された（表 2-6）．主管官庁は内閣府消費者庁である．

この法律の施行により，食品衛生法や JAS 法により別々に策定されていた食品の表示基

表2-6　食品表示法の概要

第1章　総則		第10条	センター*に対する命令
第1条	目的	第4章　施策の策定に係る基本的な方針	
第2条	定義	第11条	適格消費者団体の差止請求権
第3条	基本理念	第12条	内閣総理大臣等に対する申出
第2章　食品表示基準		第5章　雑則	
第4条	食品表示基準の策定等	第13条	内閣総理大臣への資料提供等
第5条	食品表示基準の遵守	第14条	不当景品類および不当表示防止法の適用
第3章　不適正な表示に対する措置		第15条	権限の委任等
第6条	指示等	第16条	再審査請求
第7条	公表	第6章　罰則	
第8条	立入検査等	第17～23条	罰則
第9条	センター*による立ち入り検査等		

*センター：独立行政法人農林水産消費安全技術センター.

準が統合され，消費者や事業者にわかりやすい表示となった．また，これまで任意表示であった栄養成分表示が，原則，消費者向けのすべての加工食品，添加物について，エネルギー(熱量)，たんぱく質，脂質，炭水化物，ナトリウム(食塩相当量)の5成分の表示が義務化された．

新しい食品表示法が2018年10月より生鮮食料品に対して適用され，2020年4月より加工食品に適用された．その変更箇所は以下のとおりである．

① 加工食品と生鮮食品の区分の統一.
② 製造所固有記号の使用にかかるルールの統一.
③ アレルギー表示にかかるルールの改善.
④ 栄養成分表示の義務化.
⑤ 栄養強調表示に関するルール改善.
⑥ 栄養機能食品にかかるルールの変更.
⑦ 原材料名表示などにかかるルールの変更.
⑧ 販売の用に供する添加物の表示にかかるルールの改善.
⑨ 通知などに規定されていた表示ルールの一部を基準に規定.
⑩ 表示レイアウトの改善.

今回の適用により，新しい食品表示法が全面的に適用されるに至った．

2.3　食品衛生行政組織

2.3.1　食品衛生行政の対象と範囲

日本国憲法第25条に「すべての国民は，健康で文化的な最低限度の生活を営む権利を有する．国は，すべての生活部面について，社会福祉，社会保障及び公衆衛生の向上及び増進に努めなければならない」と定められており，これを実践するのが衛生行政である．つまり，衛生行政，とくに食品衛生行政は，食べるものを通して，人の健康と公衆衛生に関わる行政であり，いろいろな法規に定められた事項により，国民の健康保持・増進および疾病の予防を図るものである．

食品衛生行政の守備範囲は非常に広く，食品，食品添加物，容器包装などの規格基準の設定，食肉・食鳥肉の安全性の確保，牛海綿状脳症（BSE）対策，食中毒対策，総合衛生管理製造過程（HACCP の認証制度）による食品衛生管理，輸出入食品の安全性の確保，組換え DNA 技術応用食品の安全性審査および輸入時のモニタリング検査，保健機能食品と栄養表示に関する事項など多岐にわたっている．さらに，乳幼児が口に入れる可能性があるおもちゃも食品衛生行政の対象の一つである．

2.3.2　わが国の食品衛生行政機構

わが国の食品衛生行政の中心は，厚生労働省，農林水産省および内閣府の食品安全委員である．厚生労働省と農林水産省は，おもにリスク管理に関する行政を行い，食品安全委員会はリスク評価を行い，三者は密接に連携をとっている．

厚生労働省においては，医薬・生活衛生局が食品衛生行政を所管している．また，全国に 31 カ所ある検疫所が，輸入食品の監視指導にあたっている．さらに，全国に 7 カ所ある地方厚生局は，HACCP 導入施設の承認，検査などの業務を通して食品などの事業者を監督し，消費者の食の安全・安心を守っている．

検疫所は，海外から感染症や病害虫などの侵入・持ち込みを防ぐために全国の主要港湾や空港に設置されている．検疫所の所管省庁は厚生労働省と農林水産省で，人ならびに植物および動物に対する検疫がある．食品衛生関係では，輸入業者の届出により，輸入される食品の検査を必要に応じて実施している．

国の研究機関として，国立医薬品食品衛生研究所があり，ここでは，食品や医薬品の検査を行うことで，国の研究機関として食品衛生行政に大きく関わっている．

2.3.3　地方における食品衛生行政機構

地方における食品衛生行政では，都道府県，保健所設置市，特別区がおもに監視・規制を行っている．実働の機関としては，全国にある各保健所がその保健所の管轄する地域における営業許可，立ち入り検査・監視指導，収去検査，検査命令，食中毒情報などの調査，苦情などの相談窓口，食品衛生の普及啓発に活躍している．

各都道府県には地方衛生研究所が設置され，食中毒の原因物質，食品添加物，残留農薬などに関する試験や検査を実施している．

2.3.4　食品衛生監視員，食品衛生管理者，食品衛生推進員

食品衛生行政に関係する人材としては，食品衛生監視員，食品衛生管理者，食品衛生推進員があげられる．

食品衛生監視員には国家公務員と地方公務員があり，食品の安全性を確保するための食品監視を職務とするもので，食品衛生法第 30 条に定められている．任命権者は，前者が厚

生労働大臣，後者が都道府県知事，保健所設置市長，特別区の長である．厚生労働大臣から任命されると，国家公務員として，検疫所に配置され，輸入食品の監視・指導を行う．都道府県知事などから任命されると，地方公務員として保管所に配置され，管轄地域の流通食品の監視・指導を行う．食品衛生監視員には，厚生労働大臣の指定した養成施設校*2で所定の課程を修了した者などがなることができる．ただし，自動的に得られる資格ではなく，公務員として採用され，その長から任命されて資格ができる，いわゆる任用資格である．

食品衛生管理者は，とくに衛生上の考慮を必要とする食品または添加物の製造および加工を行う場合に，その製造または加工を衛生的に管理させるために置かなければならない管理者である（食品衛生法第48条）．食品衛生管理者の責務は，該当施設でその管理に関わる食品または添加物に関し，食品衛生法などに関する違反が行われないように従事する者を監督すること（食品衛生法第48条第3項），食品衛生法などに基づく命令や処分に関する違反の防止および食品衛生上の危害の発生の防止のために，必要な注意をするとともに，営業者に対して必要な意見を述べなければならない（食品衛生法第48条第4項）．食品衛生管理者には，学校教育法に基づく医学，歯学，薬学，獣医学，畜産学，水産学または農芸化学の課程を修めて卒業した者などがなれる（食品衛生法第48条第6項）．

食品衛生推進員は，食品などの事業者の食品衛生の向上に関する自主的な活動を促進するため，社会的信望があり，かつ，食品衛生の向上に熱意と識見を有する者のうちから，都道府県などから委嘱を受けた者である（食品衛生法第61条第2項）．食品衛生推進員は，飲食店営業の施設の衛生管理の方法そのほかの食品衛生に関する事項につき，都道府県などの施策に協力して，食品などの事業者からの相談に応じ，およびこれらの者に対する助言そのほかの活動を行うことにより，食品衛生行政の一翼を担う（食品衛生法第61条第3項）．

2.4 国際機関：世界保健機関（WHO），国際連合食糧農業機関（FAO），コーデックス（Codex）委員会

現在，食品の流通は，日本国内だけでなく，他国からの輸入や他国への輸出が盛んに行われている．各国の食品衛生制度は大きく異なっており，食の安全・安心を守るためには，もはや日本国内のみの対策では対応できない状態にあるともいえる．そこで，わが国は，世界保健機関（WHO，World Health Organization），国連食糧農業機関（FAO，Food and Agriculture Organization of the United Nations）などを通じて，多くの国際的な活動を行っている．

＊2 国立保健医療科学院，大学の理工系学部の生物系学科，農学部，健康栄養系の学部，食品衛生に関わる学部・学科など．

2.4.1 世界保健機関

世界保健機関(WHO)は，国際連合の専門機関の一つで，本部はスイスのジュネーブにあり，世界に六つの地域事務所*3を置いている．日本は，西太平洋事務局(本部はマニラ)に所属している．多種多様な事業活動を行っていて，食品衛生分野では，国際基準の策定などの事業を行っている．

2.4.2 国際連合食糧農業機関

国連食糧農業機関(FAO)は，世界各国国民の栄養水準および生活水準の向上，食料および農産物の生産および流通の改善，農村住民の生活条件の改善などの施策を通じて，世界経済の発展と人類の饑餓からの解放を目的に設立された国際連合の専門機関の一つである．本部はイタリアのローマにあり，世界各地に五つの地域事務所，六つの連絡事務所，11の地域支所がある．日本には，横浜市に連絡事務所がある．活動としては，国際条約等の執行機関としての国際的ルールの策定，世界の食料・農林水産物に関する情報収集・伝達，調査分析および各種統計資料の作成など，国際的な協議の場の提供，開発途上国に対する

コーデックス総会 CAC
執行委員会（CCEXEC）
事務局
一般問題部会（10 部会）
一般原則
CCGP（フランス）
食品添加物
CCFA（中国）
食品衛生
CCFH（アメリカ）
食品表示
CCFL（カナダ）
分析・サンプリング法
CCMAS（ハンガリー）
残留農薬
CCPR（中国）
食品残留動物用医薬品
CCRVDF（アメリカ）
食品輸出入検査・認証制度
CCFICS（オーストラリア）
栄養・特殊用途食品
CCNFSDU（ドイツ）
食品汚染物質
CCCF（オランダ）
個別食品部会（12 部会）
生鮮果実・野菜
CCFFV（メキシコ）
油脂
CCFO（マレーシア）
スパイス・料理用ハーブ
CCSCH（インド）
魚類・水産製品
CCFFP（ノルウェー）
穀類・豆類
CCCPL（アメリカ）
加工果実・野菜
CCPFV（アメリカ）
乳・乳製品
CCMMP（ニュージーランド）
糖類
CCS（コロンビア）
食肉衛生
CCMH（ニュージーランド）
植物たんぱく質
CCVP（カナダ）
ナチュラルミネラルウォーター
CCNMW（スイス）
ココア製品・チョコレート
CCCPC（スイス）
地域調整部会（6 部会）
アフリカ
CCAFRICA（ウガンダ）
アジア
CCASIA（中国）
ヨーロッパ
CCEURO（ドイツ）
ラテンアメリカ・カリブ海
CCLAC（エクアドル）
近東
CCNE（サウジアラビア）
北アメリカ・南西太平洋
CCNASWP（フィジー）

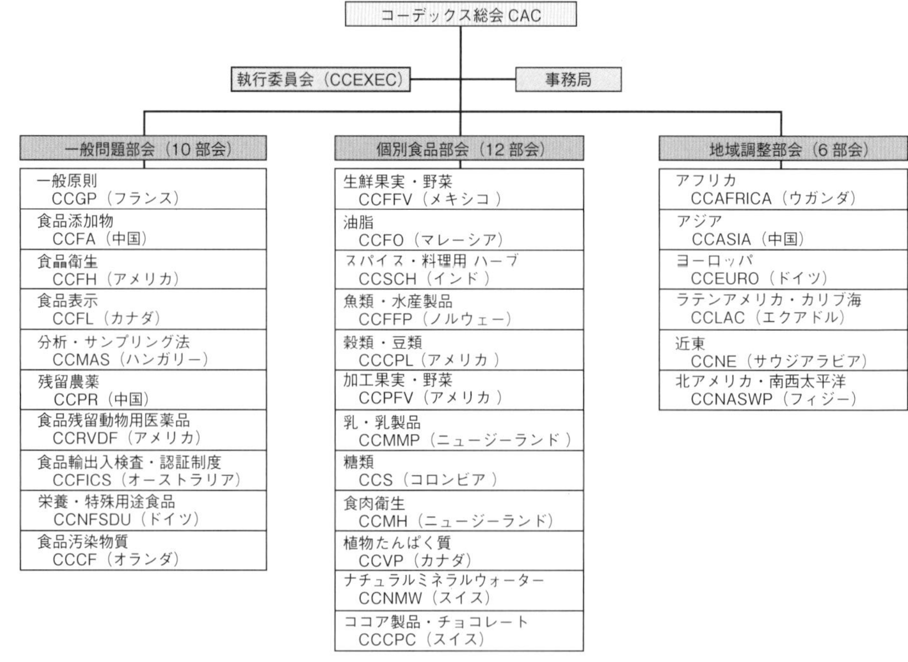

図2-1 コーデックス委員会の組織図(2023年4月現在)

注1)( )内は議長国.
2)執行役員会は，議長，副議長，地域調整国および各地域(アフリカ，アジア，ラテンアメリカ・カリブ海，欧州，近東，北米，南西太平洋)から選ばれた代表およびそのアドバイザーが出席する．
第30回総会(2007年)において日本がアジア地域代表として選出された．
3)第33回総会(2010年)において，家畜の飼養に関する特別部会が設置された．
参考：厚生労働省HP.

---

*3 六つの地域とは，アフリカ，米州，南東アジア，欧州，東地中海，西太平洋地域のことである．

技術助言，技術協力などを行っている．

2.4.3 コーデックス委員会

コーデックス委員会（Codex Alimentarius Commission）は，消費者の健康の保護，食品の公正な貿易などを目的として，1963（昭和38）年にFAOとWHOにより設置された国際的な政府間機関である．加盟国は，188カ国，1加盟機関（EU）〔2019（平成31）年現在〕で，本部はローマにある．コーデックス委員会には，総会，執行委員会，一般問題部会（10部会），個別食品部会（11部会），特別部会（2部会）および地域調整部会（6部会）が置かれ，活動している（図2-1）．日本は1966（昭和41）年より加盟している．

コーデックス委員会が策定した食品規格は，世界貿易機関（WTO，World Trade Organization）の多角的貿易協定のもと，国際的調和を図るものとして位置づけられている．各国の食品規格の基準は，この国際基準と調和を図るように推奨されている．

このように，コーデックス委員会が策定した食品規格基準は，わが国の食品リスク評価や管理にも大きな影響を及ぼすため，厚生労働省，農林水産省をはじめとする関係行政機関，研究機関などが連携しながら，コーデックス委員会の活動に参加している．

なお，関係機関として，FAO/WHO合同食品添加物専門家会議（JECFA，Joint FAO/WHO Expert Committee on Food Additives）やFAO/WHO合同残留農薬専門家会議（JMPR，Joint FAO/WHO Meetings on Pesticide Residues）などがある．これらの機関は，専門家の立場から食品添加物，残留農薬，汚染物質などの安全性評価や一日摂取許容量（ADI，Acceptable Daily Intake）などの設定も行っている．これらのデータをもとに，各国で，食品添加物や残留農薬の安全性評価などを行っている．

予想問題

1 食品衛生法に関する記述である．正しいものはどれか．２つ選べ．

(1) 食品衛生法は，飲食に起因する衛生上の危害の発生の防止を目的とする．
(2) 食品衛生法でいう食品とは，すべての飲食物である．
(3) 食品衛生法では，食品の規格基準に合致しないものでも，製造，輸入，販売，使用などが許される．
(4) 食品衛生法では，おもちゃは飲食物ではないので，取り締まりの対象外である．
(5) 食品衛生法には罰則があるので，違反した場合は，行政処分ができる．

2 食品安全委員会に関する記述である．誤っているのはどれか．２つ選べ．

(1) 厚生労働省に設置されている．
(2) 食品安全基本法により設置されている．
(3) 食品に含まれる有害物質などの規制を行う．
(4) 食品安全に関するリスクコミュニケーションを行う．
(5) 食品に含まれる有害物質などのリスク評価を行う．

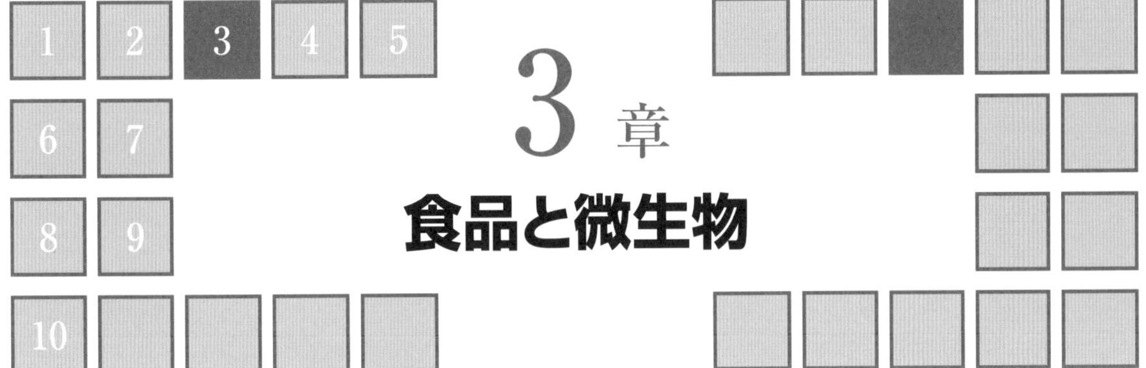

3章 食品と微生物

栄養豊富な食品は，われわれ人間だけでなく，環境中に無数に存在する微生物にとっても格好の栄養源となる．太古の昔より人類は微生物に食品を幾度となく横取りされてきた．ごくまれに，微生物につまみ食いされることで良い結果を産むこともあった（発酵食品）．しかし，ほとんどの場合，微生物につまみ食いされた食品は食べられなくなる（腐敗）．さらに，食べられたとしても健康被害を被る場合が多い（食中毒）．このため，人類は食品を微生物につまみ食いされることなく保存する方法を開発し発展してきた．しかし，現代においてさえも，人間が少しでも油断すると微生物は食品をつまみ食いし，健康被害を起こすことを忘れてはならない．

本書で学ぶみなさんには，この章で解説する敵（微生物）の正体や性質，弱点を理解し，調理場や食品工場の衛生管理に役立てていただきたい．

3.1 微生物の分類

微生物とは肉眼で見ることができない，およそ 100 μm 以下の大きさの生物の総称で，分類学上の用語ではない．微生物は，動植物と同様に膜に囲まれた核をもつ真核細胞であ

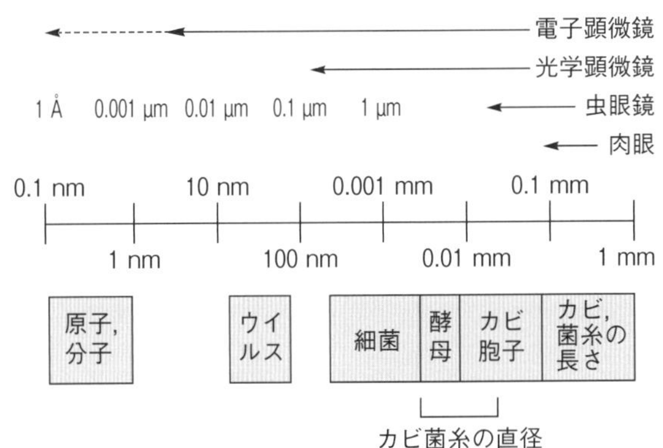

図 3-1　微生物の相対的な大きさ

参考：文部科学省　カビ対策マニュアル http://www.mext.go.jp/b_menu/shingi/chousa/sonota/003/houkoku/08111918/002.htm

る原生動物や真菌（カビ類，酵母類）と，核膜のないむきだしの染色体DNAをもつ原核細胞の細菌類に分けられる．細菌よりも小さなウイルスは，細胞構造をもたず生物と非生物の中間的な存在として扱われることが多いが，生きた細胞に寄生して増殖する．20 nmくらいのポリオウイルスや300 nmくらいの痘瘡（とうそう）ウイルスなど，さまざまな大きさのものがある．図3-1に微生物の相対的な大きさを示す．

3.1.1 細　菌

(1) 細菌の分類

細菌は，その性質によりさまざまに分類することが可能であるが，食品衛生上は（a）グラム染色性，（b）形態，（c）酸素要求性による分類がとくに重要である．

(a) グラム染色性

グラム染色とは，オランダのハンス・グラム（Hans Christian Jachim Gram, 1853～1938　細菌学者，病理学者，医師）によって1884年に考案された染色性の違いによる細菌分類法である．細菌の細胞表層の構造により細菌を分類する方法として広く用いられており，グラム陰性とグラム陽性に分類することができる．グラム染色性の違いは，細菌の物理的なストレス耐性だけでなく，抗生物質や消毒薬といった化学的なストレスへの抵抗性の違いを理解する上でも重要である．

(b) 形　態

球状の球菌（coccus），棒状の桿（かん）菌（bacillus），らせん菌に分けられる（図3-2）．球菌は分裂様式により，単球菌，双球菌，連鎖球菌，四連球菌，八連球菌，ブドウ球菌に分かれる．桿菌は分裂様式により連鎖するものもいる．大きさは細菌により異なるが，球菌は0.5～1.0 μm, 桿菌は0.5～1.0 × 1.5～4.0 μmである．らせん菌は数μmから数十μmのものがあるが，環境からは数μmのものが多く検出されている．

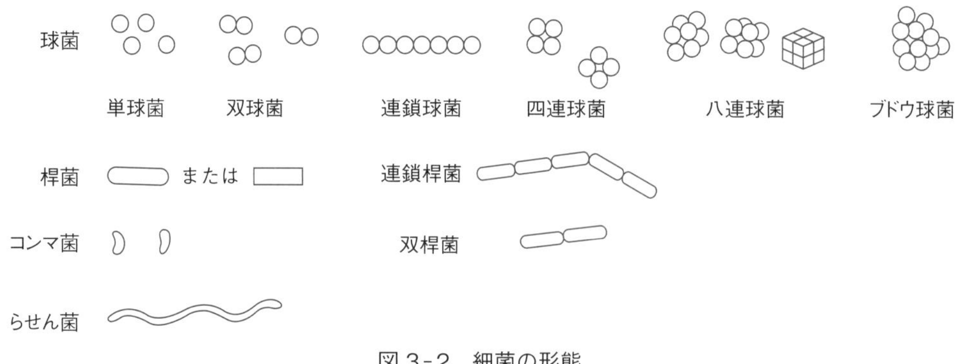

図3-2　細菌の形態

(c) 酸素要求性

生存に酸素が必要な好気性菌，酸素があると死滅する嫌気性菌，酸素があってもなくても生存できる通性嫌気性菌に分類される（詳しくは表4-5を参照）．

その他，炭素源の利用性，エネルギーの利用性，DNA の塩基配列，細胞壁の組成により分類することができる．

(2) 細菌の構造

細菌の細胞膜は，通常，細胞壁に囲まれている．グラム陰性菌と陽性菌では細胞壁の厚さが大きく異なり，さらにグラム陰性菌は細胞壁の外側に外膜という構造をもつ．内部構造の細胞質は，リボソームや核様体を含む（図 3-3）．また，細菌によっては芽胞を形成する．外部構造として，莢膜，鞭毛，線毛をもつ．

ここでは，食品衛生を考える上で重要な細菌構造に絞って解説する．

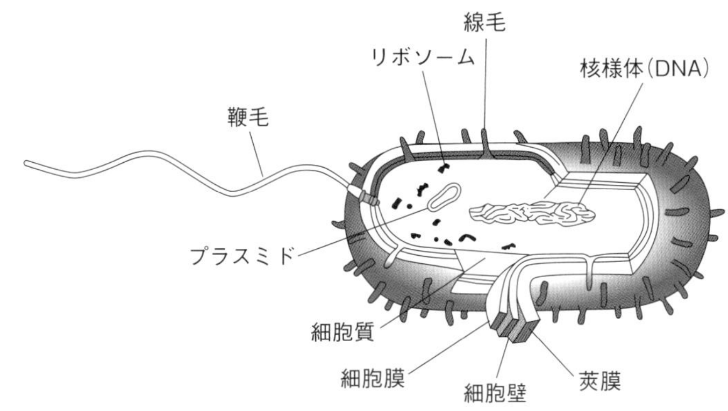

図 3-3　細菌の構造

参考：神谷茂ほか 監訳，『ブラック 微生物学 第 3 版』，丸善出版（2014）．

(a) 細胞壁（cell wall）

ほぼすべての細菌は，細胞膜の外側に細胞壁をもつ．細胞壁には細胞特有の形態の維持と，浸透圧により液体が過剰に細胞内に流入したときに細胞が破裂するのを防ぐ，二つの役割がある．「壁」という名前がついているため，堅牢で液体を通さない印象があるが，多くの場合，とても柔軟で孔も多く，細胞内への物質の流入をコントロールするチャネルやトランスポーターなどの役割はもたない．分厚い 1 枚の壁というより，1 枚 1 枚は薄い金網が幾重にも重なってできている塀というイメージである．

細胞壁の構成成分であるペプチドグリカンは，N-アセチルグルコサミンと N-アセチルムラミン酸が β-1,4 結合した高分子である．また，N-アセチルムラミン酸は四つのアミノ酸の鎖であるテトラペプチドを側鎖にもち，直鎖上の高分子がテトラペプチドで架橋されることにより，網目状の構造となっている（図 3-4）．グラム陽性菌と陰性菌では，ペプチドグリカンの割合やその他の物質の割合が異なる（図 3-5）．

(b) グラム陽性菌の細胞壁

厚さ 20 ～ 80 nm と，比較的厚いペプチドグリカン層をもつが，グラム陰性菌に比べ内圧が強いことが一つの理由だと考えられている．細胞壁の 60 ～ 90% がペプチドグリカンである．また，この厚いペプチドグリカン層を支える役割をもつタイコ酸が 10 ～ 40% 含

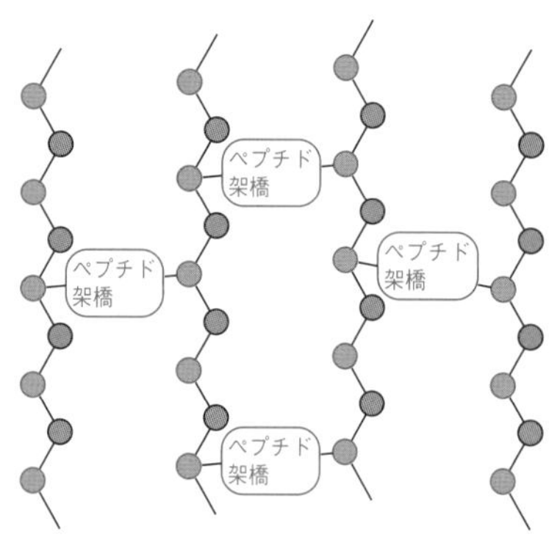

図 3-4　ペプチドグリカンの構造

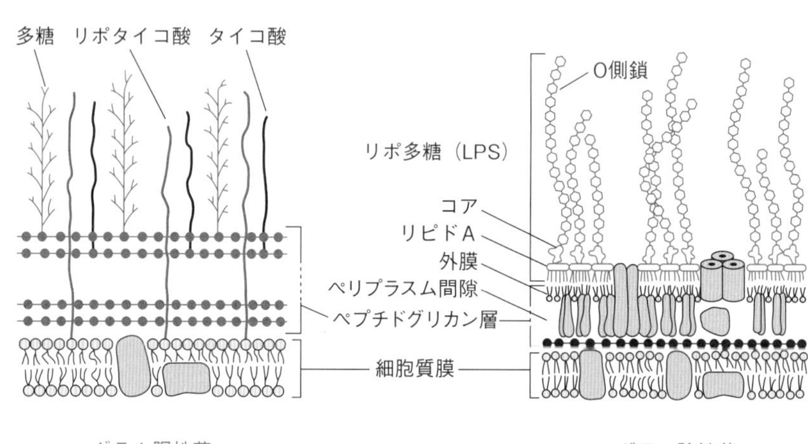

図 3-5　細胞壁のモデル

まれる.

(c) グラム陰性菌の細胞壁

グラム陽性菌の細胞壁に比べて薄い（数 nm）が，複雑な構造である．ペプチドグリカンは細胞壁の 10 ～ 20% であり，残りはさまざまな多糖類やタンパク質，脂質などで構成されている．細胞壁は外側表面を構成している外膜と，狭いペリプラズム間隙からなる．細胞壁の内側表面と細胞膜の間は，より広いペリプラズム間隙によって隔てられている．細胞から放出した毒素や酵素は有効濃度でペリプラズム間隙に蓄えられるので，外から入ってくる細菌に対して有害な物質を破壊するのに役立っている．

(d) 外膜（outer membrane）

グラム陰性菌がもつ，細胞壁の外側にある脂質二重層膜である．外膜は目の粗いザルのような働きをしており，細胞内外への物質の移動にはほとんど制御機能を果たしていない．

しかし，ポーリンと呼ばれるタンパク質は外膜を貫通する孔（チャンネル）を形成していて，特定の物質の移動に関与している．たとえば，グラム陰性菌はグラム陽性菌と比べ抗生物質であるペニシリンの効果が低いが，この理由の一つはポーリンが細胞内へのペニシリンの流入を阻害しているからである．

(e) 芽胞（endspore）

バチルス（*Bacillus*）属やクロストリジウム（*Clostridium*）属などの細菌は，菌体が置かれている環境が悪化すると芽胞と呼ばれる休眠状態を菌体内部につくる（図3-6）.

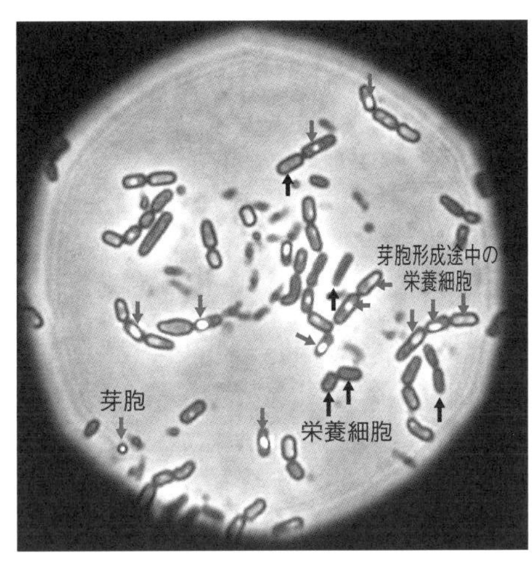

図3-6　枯草菌の栄養細胞（黒矢印）と芽胞（赤矢印）

芽胞は，通常の細胞（栄養細胞）と比べ，水分含量がきわめて少なく，熱，乾燥だけでなく消毒剤にも強い抵抗性を示す．また環境が好転すると，芽胞は発芽し，栄養細胞へと戻り活発な増殖を開始する．前日に加熱調理した食品を次の日に食べて食中毒になる事例がとくに家庭で多く報告されている．この原因は，最初の加熱によって芽胞が形成され，その後の不適切な保存（細菌にとっては適切な保存）により，発芽，増殖し，翌日の加熱が不完全であるために生じるものである．

3.1.2　真核生物

(1) 原生動物

大きさとしては，5～50 μm 程度で数千種類が知られており，形態や生活環もさまざまである．このうち水や原料を汚染し，人間に健康被害を起こすものとして，赤痢アメーバ（水），トキソプラズマ（水，豚肉），ランブル鞭毛虫（水），大腸バランチジム（水），クリプトスポリジウム（水），クドア・セプテンプンクタータ（ヒラメ），サルコシスティス・フェアリー（馬肉）が重要である．

(2) 真　菌

(a) 酵母類

酵母は菌類のうち真菌類に属する単細胞微生物である．形状は球形，卵形，だ円形，レモン形，ソーセージ形，円筒形などがあり，分裂して増殖するものもあるが，出芽で増殖するものが多い．酵母は，有害性よりも有用性でよく知られており，清酒，ワイン，ビール，しょう油，みそなど発酵食品の製造には不可欠な存在である．一方，食品の腐敗・変敗の原因となる酵母も多い．

(b) カビ類

カビは酵母，細菌とは異なり多細胞生物である．その形態はかなり複雑で，多くは体細胞と繁殖器官に分化している点で，微生物の中では最も進化したものと見なされている．普通，糸状に分岐した菌糸の集合した菌糸体からなっているので糸状菌とも呼ばれる．

菌糸体は肉眼でも見ることができ，栄養摂取と生育の役割をしているが，成熟すると空中に突き出た菌糸の上に多数の胞子を形成する．この胞子は単細胞であり，通常直径3～10 μm の球状で肉眼では見えないが，空中に飛散して適当な水分および栄養分の存在する場所で発芽し，菌糸体にまで生育して繁殖の目的を達成する．

カビは，水分活性や pH が低い環境でも生存することができるので，乾燥食品や塩蔵・砂糖漬け食品でも増殖できる．一般に，カビが発生した食品は食用には適さない．ある種のカビは，人体にとって害となる毒素（マイコトキシン）を生産する．マイコトキシンは通常の調理・加工の温度や時間では分解されないため，保存原料や食品のカビ制御は重要である．

一方，わが国では昔から米，大豆，麦などにデンプン糖化力（アミラーゼ）およびタンパク質分解力（プロテアーゼ）の強いコウジカビ（*Aspergillus oryzae*）を増殖させて麹をつくり，日本酒，みそ，しょう油，泡盛，焼酎（しょうちゅう），甘酒，みりんなどの製造に利用している．

3.2 微生物の増殖

微生物は適当な環境に置かれると，細菌は分裂によって，酵母はおもに出芽によって増殖する．カビは菌糸の伸長によって増殖する．その増殖速度および生理的性質は環境因子に支配される．環境因子の中でも，水分，栄養，酸素，温度，pH，浸透圧の6因子はとくに重要である．

3.2.1 微生物の増殖に影響を与える要因

微生物の増殖に影響を与える要因には，栄養要求性，水分，酸素要求性，温度，水素イオン濃度（pH），浸透圧がある．これらの要因については，第4章の 4.1.1 (2)で解説されている食品の変質を促進する因子と同じ内容であるため，そちらを参照して頂きたい．

3.2.2 細菌の増殖様式

細菌は分裂により増殖する．その形態と分裂様式は細菌の種類により異なるが，増殖の段階は同じであり，これを対数グラフで示したものを細菌の増殖曲線（図3-7）という．細菌は，環境条件がある程度良ければ，分裂を繰り返す．一度分裂したものが，成長して次に分裂するまでの時間を世代時間（doubling time）という．これは，細菌の種類や環

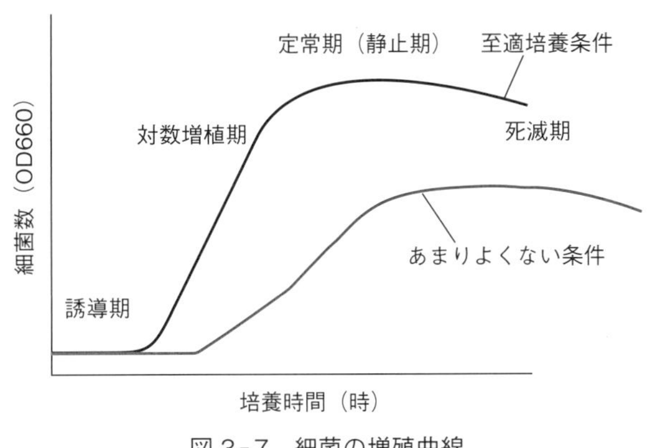

図 3-7　細菌の増殖曲線

境条件により異なるが，最適な環境下では大腸菌やサルモネラ属菌では 20 分，腸炎ビブリオでは 10 分である．

(1) 誘 導 期（lag phase）

細菌が新しい環境に置かれると，しばらくの間は分裂増殖が見られない．この間に細菌は新しい環境に適応したり，損傷から回復したりして分裂増殖の準備をしている．

(2) 対数増殖期（log phase）

細菌が新しい環境に適応して，一定の世代時間で分裂を続ける期間である．このとき，細菌数は指数関数的に増加する．

前述のように最適条件下では，大腸菌では 20 分，腸炎ビブリオでは 10 分である．2 種の菌の分裂時間の差は 10 分間であり，一見大きい違いには感じないかもれしれない．しかし，ある食品中にそれぞれの菌が 1 個存在し，最適条件下で 3 時間増殖した場合の菌数はどうなるであろうか．大腸菌は 3 時間で 9 回分裂するため $2^9 = 512$ 個であるが，腸炎ビブリオは 3 時間で 18 回分裂するため $2^{18} = 262{,}144$ 個になり，その差は歴然としている．

(3) 定 常 期（stationary phase）

分裂増殖を続けると，環境中の栄養源が欠乏したり，細菌自身が生産した老廃物が蓄積したりして環境が悪化する．このときは，死滅していく細菌と新たに分裂で誕生する細菌の数が同等のため，見かけ上の細胞数は変化しない．静止期ともいう．

(4) 死 滅 期（death phase）

栄養源が枯渇してくると，細菌は自己の生産したタンパク質分解酵素により徐々に分解され死滅するため，細菌数はしだいに低下する．

食品従事者は，とくに調理後は誘導期を意識した食品の微生物管理が重要である．大量調理施設衛生管理マニュアルでは，調理したものは 2 時間以内に消費することが望ましいとしているが，これは食品と関連ある多くの細菌の誘導期が室温では 2 ～ 3 時間であるためである．たとえば，大腸菌の最適条件下（35 ℃）での誘導期は 1.5 ～ 2.5 時間であるが，至適生育温度から外れると誘導期は延長する．15 ℃では12時間まで延長する．このことからも，食品を低温で保存することの重要性がわかるであろう．また，仮に誘導期を過ぎた場合でも，最適条件にさえ置かなければ，対数増殖期における分裂時間も長くなるため，微生物の増殖によるさまざまなリスクを低減することができる．

3.2.3 細菌数の測定

(1) 平板培養法

細菌数を測定する方法としては，一定容量の培養液を寒天平板培地に塗抹して，適切な温度で培養する方法（公定法）がある．近年は，スタンプ型の寒天培地（簡易法）も普及している．スタンプ型の寒天培地は，細菌検査対象に寒天培地を押し当てて，対象の場所から細菌を培地上に移し取り培養することができるため，食品を扱う環境の清浄度を検査したいときに用いられている（図3-8）．

寒天培地上に置かれた1個の細胞は鞭毛を使って移動することができずに，最初に置かれた場所で分裂増殖を続ける．このため一定時間培養すると肉眼でも見ることができる塊になる．これをコロニーと呼び，コロニー数（colony forming unit，CFU）を測定することで，もともといた細胞数を算出することができる．通常は，CFU/mL, CFU/g で表される．

培養法は古くからの実績がある信頼性の高い方法であり，公定法（食品衛生法や厚生労働省の通知で定められた検査法）においても用いられている．その結果は公的に通用するものではあるが，検査結果が得られるまで時間がかかる．このため，食品事業者は自主検査には公定法と精度が等しい簡易で迅速な検査方法を取り入れている．

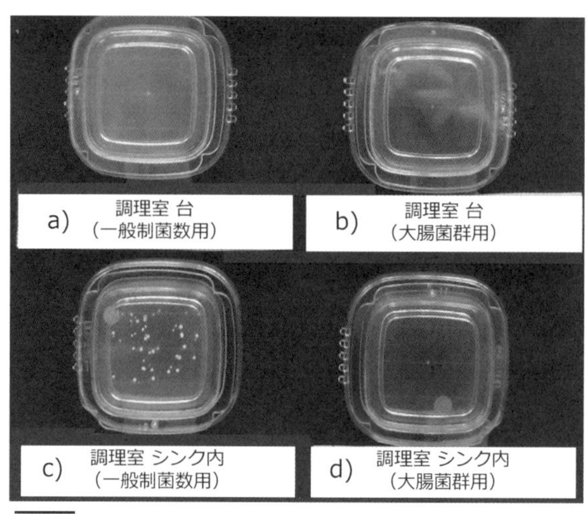

図3-8　スタンプ式寒天培地による調理場の清浄度検査（実施例）

清浄度を検査したい場所に寒天培地を軽く押し当て，フタをして培養する．対象菌別にさまざまな培地が発売されている〔フードスタンプ®（日水製薬）を使用〕．（写真提供：福岡女子大学 笠原優子助手）

(2) 濁 度 法

液体培地で細菌を培養すると，その細菌の濃度に応じて液体培地は混濁するため，吸光度（測定波長 600 nm 前後）を測定することで細菌数を推定することができる．ただし，一般的な分光光度計を用いた場合，推定できる菌数は 10^7 ～ 10^8 CFU/mL 程度までである．

(3) 直接測定法

顕微鏡観察により，一定量の検液中の細胞数を測定する方法は，試料中の菌数を培養することなく測定することが可能である．生乳の受入検査時に用いられている．さまざまな微生物が混在している場合は，微生物の核酸をアクリジンオレンジなどで特異的に染色し，蛍光顕微鏡で直接計測する．いずれも生死の判別はできない．

(4) ATP 法

近年，菌体のもつ ATP 量を測定して生菌数を測定する方法も広く普及している．ATP は微生物由来だけでなく，食品由来の有機物の ATP も測定できるため，菌数測定よりも食品を扱う場所の清浄度を評価するための，ふき取り検査にも使われている（図 3-9）．

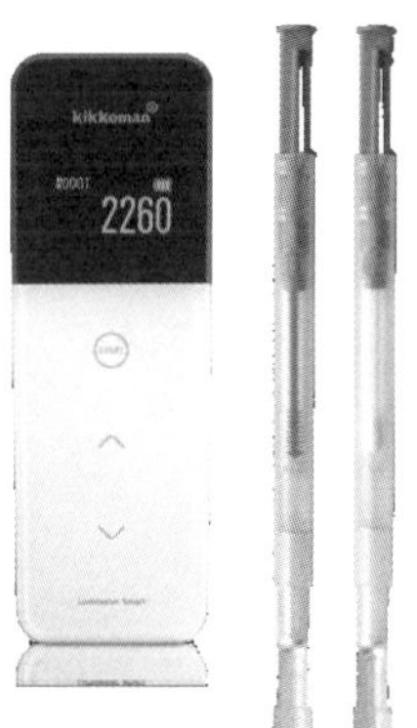

図 3-9　ATP ふき取り検査の測定装置（左）とふき取り検査試薬（右）
清浄度を検査したい場所を綿棒でふき取り，測定装置に入れて測定する（ルミテスター Smart，ルシパック A3，キッコーマンバイオケミファ株式会社）．
写真：https://biochemifa.kikkoman.co.jp/la/smart/

3.3 食環境と微生物

3.3.1 衛生指標細菌

食品や飲料水が，非衛生的な取扱いや汚水汚染，人畜の糞便汚染などによって病原菌に汚染されている可能性がないかどうかを病原菌検査の代わりに調べる細菌群を衛生指標細菌という．食品衛生法に基づいて「乳及び乳製品の成分規格等に関する省令」や「食品，添加物等の規格基準」として定められている成分規格では，食品ごとに細菌数（一般細菌数，大腸菌群，大腸菌，腸球菌，芽胞菌や食中毒菌など）の限界値が定められている．これ以外にも製造基準，調理基準，保存基準，加工基準などとして微生物の規格が定められ

表 3-1　おもな食品の細菌学的規格基準

食品別	細菌数	大腸菌群および大腸菌（E.coli）	食中毒細菌
清涼飲料水	100 /mL 以下	陰性	
粉末清涼飲料水	3,000 /g 以下	陰性	
生食用生肉		腸内細菌科群　陰性	
食用卵　殺菌液卵			サルモネラ属菌　陰性 /25 g
未殺菌液卵	1,000,000 g 以下		
食肉製品　乾燥食肉製品		E.coli 陰性	
非加熱食肉製品		E.coli 100 g/ g 以下	黄色ブドウ球菌が 1,000 /g 以下 サルモネラ属菌　陰性
特定加熱食品		E.coli 100 g /g 以下	クロストリジウム属菌が 1,000 g / 以下 黄色ブドウ球菌が 1,000 /g 以下 サルモネラ属菌　陰性
生食用かき	50,000 g/ 以下	E.coli 230 /100 g 以下	
冷凍食品　無加熱摂取冷凍食品	100,000 g/ 以下	陰性	
生食用冷凍魚介類	100,000 g/ 以下	陰性	腸炎ビブリオ　100 g/ 以下

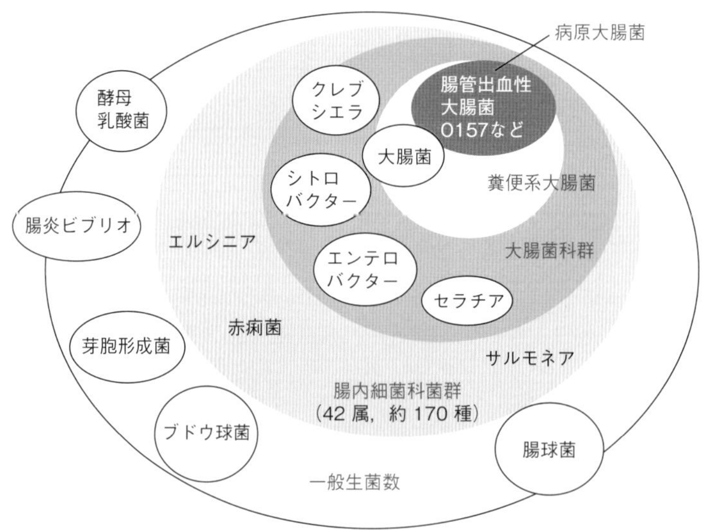

図 3-10　食品の微生物検査における微生物の分類

ている（表 3-1）．また，図 3-10 に各衛生指標による微生物の分類を示す．それぞれの指標が何を意味するのか，十分に理解してほしい．

(1) 一般生菌数（viable bacteria count）

標準寒天培地を用いて，35 ℃で 48 時間の好気培養によって発育したすべてのコロニーを測定して算出された菌数である．好気培養するため嫌気性細菌（ウェルシュ菌やボツリヌス菌）や微好気性細菌（カンピロバクター）は検出できないが，酵母やカビなどは測定することができる．一般生菌数が多かった場合，その食品の加工・製造過程の衛生管理が不適切だった，あるいは貯蔵や流通時の温度管理が不適切であったことを意味する．このため，食品の微生物学的な安全性を総合的に判断するための重要な指標となる．

(2) 大腸菌群（coliforms）

大腸菌群は，グラム陰性の無芽胞桿菌で乳糖を分解して酸とガスを産生する好気性もしくは通性嫌気性の一群の菌として定義されている．大腸菌（*Escherichia coli*）だけなく，シトロバクター（*Citrobacter*），クレブシエラ（*Klebsiella*），エンテロバクター（*Enterobacter*），プロテウス（*Proteus*）といった腸内細菌科属の細菌だけでなく，エロモナス（*Aeromonas*）といった非腸内細菌科属の細菌も含まれ40科を超える細菌が属している．

一方，腸内細菌科属の細菌でありながら，赤痢菌（*Shigella*）やサルモネラ属菌（*Salmonella spp.*）は乳糖を分解しないために大腸菌群には含まれない．すなわち，「大腸菌群」とは衛生学領域で使われる名称であり，細菌学の分野では用いられない．大腸菌群は，土壌や河川など環境中に広く生息しているため，野菜や魚介類などの生鮮食品からは頻繁に検出され，これらの食品では衛生指標細菌にはならない．一方，加熱処理した食品から大腸菌群が検出された場合は，食品の加熱不十分，加熱後の二次汚染，調理後の保存や取り扱いが不適切だったことを意味する．

(3) 糞便系大腸菌群

大腸菌群のなかで，44.5 ℃で生育するものを糞便系大腸菌群といい，これは食品衛生法上の用語である．糞便系大腸菌群は，動物の糞便に存在する確率が高く，かつ自然界で死滅しやすいため，本菌が検出された場合，食品が比較的新しい糞便汚染があったことを示し，大腸菌群が検出された場合よりも粗悪な取り扱いを受けたことを意味する．生鮮食品や生食用生ガキの衛生指標となっている．

さらに糞便系大腸菌群のうち，IMViC試験〔インビック試験：インドール酸産生能，メチルレッド反応，VP（Voges-Proskauer）反応によるアセトインの検出，クエン酸塩利用能〕のパターンによる分類において，「＋＋－－」を示す細菌の一群を大腸菌（E. coli，斜体でないことに注意）という．これも食品衛生学上の用語である．試験法が簡便であるため，食品や飲料水の衛生指標としてよく利用されている．

(4) 腸 球 菌

グラム陽性の通性嫌気性の球菌であるエンテロコッカス（*Enterococcus*）属に含まれる，十数種の菌種の総称である．糞便中の菌数としては大腸菌より少ないが，大腸菌群と比較して，冷凍，乾燥，加熱の条件下に置いても生残するため，冷凍食品などの衛生指標菌としては大腸菌群よりも適していると考えられている．現在，未殺菌のミネラルウォーター類の成分規格として，「陰性」が定められている．

(5) 腸内細菌科菌群

従来は，一般細菌数，大腸菌群や大腸菌，腸球菌などが指標として一般に用いられてきたが，2011（平成23）年に発生したユッケを原因とする腸管出血性大腸菌O111食中毒を受け，同年10月より生食用食肉（牛肉であって内臓肉を除く）には腸内細菌科菌群が新しい指標として用いられるようになった．

腸内細菌科菌群は「Violet Red Bile Glucose（VRBG）培地上で赤，ピンク，紫のコロニーを形成する，ブドウ糖発酵性でオキシダーゼ陰性の細菌」と定義されており，約170種の細菌が属している．サルモネラ属菌や赤痢菌は大腸菌群には属さないが，腸内細菌科菌群には属する．

3.3.2 食品従事者の健康管理指標

細菌やウイルスの感染を受けたにも関わらず，感染症状を発症しないことを不顕性感染という．不顕性感染者は保菌者となり，自覚のないまま病原体を排出し，感染源となる．古くは1900年代にアメリカで47人の感染者と3人の死者を出した料理人“腸チフスのメアリー”事件が知られている．今日でも不顕性感染者が原因となった食中毒事件は多いため，食品従事者には次に示す指針が通知されている．

(1)「大量調理施設衛生管理マニュアル」

調理従事者などは臨時職員も含め，定期的な健康診断および月に1回以上の検便を受けること，検便検査には腸管出血性大腸菌の検査を含めることとし，10月から3月までの間には月に1回以上または必要に応じてノロウイルスの検便検査に努めることとされている．また，ノロウイルスが検出された場合，ノロウイルスが検出されなくなるまで調理に従事することができない．

(2)「学校給食衛生管理の基準」

赤痢菌，サルモネラ属菌，腸管出血性大腸菌血清型O157について，毎月2回以上の検便を促している．

3.3.3 微生物はどこにいるのか

この地球上で微生物の存在しない場所はない．人類が活動している地球の表層はもちろんのこと，水深6,000 mよりも深い海の底，高度10 km以上の成層圏，地表の奥深く，海底火山の熱水の吹き溜まりなど，地球上のありとあらゆる場所に微生物は生息している．

われわれ人間の皮膚や腸内に，人間を構成する細胞数以上の微生物が生息している．このため，食品の原料となる野菜，肉，魚などはすべて環境由来の微生物が付着している．また，加熱調理された食品でさえ，無菌的な加工・包装がされていない限り，環境からの微生物の汚染を受け，保存環境や期間に応じて増殖し，腐敗の原因となる．環境中の微生物のうち，ごく一部は腐敗を起こさないような少数でも人間に健康被害を及ぼすものもいる．

(1) 土壌微生物

一般に土壌には，10^3～10^8/gの微生物が存在する．野菜類に微生物が存在するのはこのためである．割合としては細菌が最も多く，そのなかでもバチルス（*Bacillus*）属やクロストリジウム（*Clostridium*）属などグラム陽性の芽胞形成細菌が多い．次いで，糸状菌，酵母のような真菌が存在する．

(2) 水生微生物

水環境中に生育する微生物にも細菌が多く，河川などに生育する淡水細菌と海水に生息する海水細菌に分けることができる．

河川は，風雨により土壌微生物や野生動物の糞便など地表の物質が流れ込むため，上流域では微生物数は少ないが，河口付近では多い．さらに河口付近では人間の生活雑排水なども流れ込むため，腸内細菌科菌群などの衛生指標細菌もよく検出される．

海水は，約 3 %の塩分濃度であるため，ビブリオ（*Vibrio*）属のような好塩性の細菌が多い．細菌数としては，河川からの栄養が流入する沿岸部では $10^3 \sim 10^6$/mL，外洋では 10^3/mL 程度である．また，ウイルスの数も多く沿岸の海水には 10^8/mL 程度と試算されている．このなかには，食中毒を引き起こすノロウイルスや A 型肝炎ウイルスも含まれている．これらのウイルスは，濾過摂食者である二枚貝に蓄積し，人間が生や不十分な加熱により二枚貝を食べると感染する．

(3) 空中浮遊微生物

空中を生息場所とする微生物はいない．しかし，土壌などから風によって舞い上げられた微生物は長時間空中に滞在，あるいは上昇気流によってさらに高く舞い上げられるため，空中には常に一定数の微生物が存在する．大気は乾燥しており，さらに紫外線も降り注いでいるため，微生物にとっては過酷な生育環境である．一般的に，乾燥に強いグラム陽性球菌や，芽胞，糸状菌の胞子が多く検出され，これらの微生物は落下し，食品を汚染する可能性がある．

厚生労働省が作成した「弁当及び惣菜の衛生規範」では，清潔作業区域での落下細菌数（直径 9 cm の標準寒天培地上に 5 分間に落下・生育してくる細菌数）は 30 以下が推奨されるなど，食品の加工場所では空気の清浄度も考慮すべき重要な項目となっている．

(4) 動物由来微生物

動物の表皮や腸管には細菌が常在している．とくに，腸管には $10^{10} \sim 10^{11}$/g の細菌が生息している．食用となる部位の肉は，健康であれば無菌であるが，解体の過程で，腸管内容物や使用器具に付着した病原微生物に汚染される可能性がある．牛枝肉（屠畜後に取引される牛肉）の腸内細菌科菌群陽性率は 80 ～ 90 %という報告もあり，さらに体の小さな豚や鶏も同等以上の汚染があると考えられている．腸内細菌科菌群に属する細菌には病原性が強いものも含まれるため，生肉の取り扱いには十分に気をつける必要がある．

原材料だけでなく，それを取り扱う人間からの汚染も忘れてはならない．人間の表皮の常在菌には，黄色ブドウ球菌のような病原性をもつものもいる．また，排便後にお尻をふいたときに腸内細菌科菌群の細菌が手指に付着することもあり，これが食中毒の原因となった事例も数多くある．このように，人間の手指は微生物の運び屋となり得るため，手指の洗浄は重要である．食品従事者や医療従事者は，マニュアルに定められた手指の洗浄を行わなければならない．

予想問題

1 細菌の構造に関する記述である．正しいのはどれか．2つ選べ．

(1) 細菌は核膜をもつ．
(2) 細胞壁はペプチドグリカンを主たる構造骨格としている．
(3) グラム陽性菌は細胞壁の外側に外膜をもつ．
(4) 芽胞は調理による加熱で失活させることができる．
(5) 外膜は脂質二重膜である．

2 微生物に関する記述である．正しいのはどれか．1つ選べ．

(1) 酵母は食品の腐敗や変敗の原因にはならない．
(2) カビ類は原核生物である．
(3) マイコトキシンは，通常の調理加熱では失活しない．
(4) サルコシスティスはヒラメに寄生する．
(5) カビは低 pH 下では死滅する．

3 微生物の増殖に影響を与える要因についての記述である．正しいのはどれか．1つ選べ．

(1) 微生物は，食品中の結合水を利用することができる．
(2) 水分活性が低い食品では微生物が増殖しやすい．
(3) 微好気性微生物は，酸素の有無に関わらず増殖することができる．
(4) 生育温度より低い温度になると細菌は死滅する．
(5) 微生物の増殖にはビタミン類も必要である．

4 細菌の増殖に関する記述である．誤っているのはどれか．1つ選べ．

(1) 新しい環境に置かれると，細菌は一定時間増殖しない．
(2) 対数増殖期における細菌の分裂時間は，菌種により異なる．
(3) 定常期になると細菌は増殖を止める．
(4) 死滅期には，細菌は自己の生産したタンパク質分解酵素で分解される．
(5) 低温管理をすることにより細菌の誘導期を延長させることができる．

5 衛生指標細菌に関する記述である．正しいものはどれか．1つ選べ．

(1) 一般生菌数には，カンピロバクター数も含まれる．
(2) サルモネラ属菌は，腸内細菌科菌群に属する．
(3) 大腸菌群は，加熱処理した食品から頻繁に検出される．
(4) 腸球菌は，大腸菌群に比べて乾燥に弱い．
(5) 糞便系大腸菌群は，生食用生肉の衛生指標である．

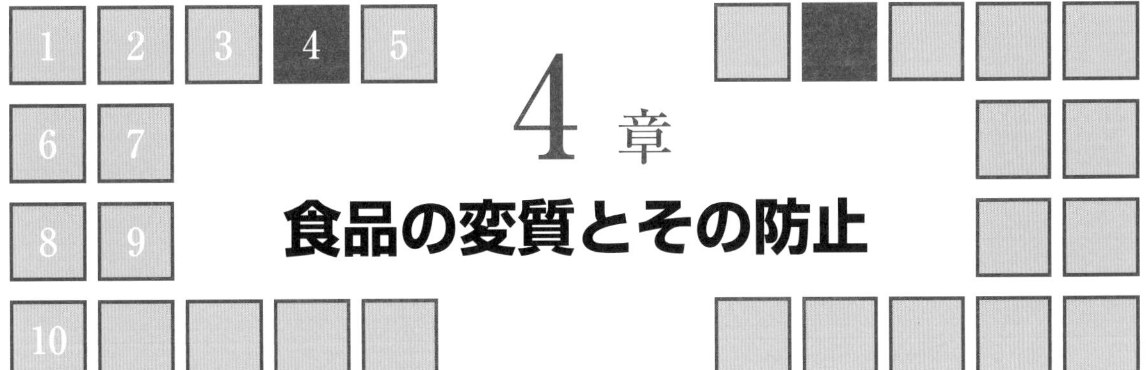

4章 食品の変質とその防止

4.1 食品の変質

食品の変質とは，おもに食品中の微生物，酵素または酸素，光などによる作用をいう場合が多い．そのなかで食品自体の自己消化が起こったあと，微生物が増殖し，食品中のタンパク質や窒素化合物が微生物の作用により分解され，悪臭や有害物質を生じて可食性が失われることを腐敗という．また糖質や脂質が微生物，酸素，光などにより変質することを変敗あるいは酸敗と呼ぶことが多い．これに対して，糖質が分解されて有機酸やアルコールを生成することを発酵と呼ぶ．これを変質のなかに含む場合もあるが，人間にとって好ましい事象が生じる場合，一般には腐敗，変敗，酸敗と区別して使用することが多い．食品の変質の起こり方の例を図4-1に示す．

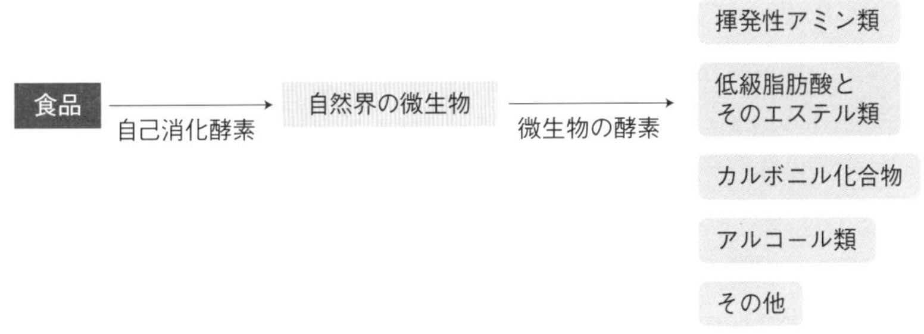

図4-1　食品の変質の起こり方の例

4.1.1 微生物による変質

(1) 変質の機序

食品に付着した微生物が増殖することによって食品の鮮度は低下し，変質へと移行する．この現象を最初に発見したのはパスツール（Louis Pasteur, 1861）で，白鳥の首形のフラスコを用いた実験は有名な話である．しかし，食品は通常タンパク質，糖質，脂質などが混合しているものが多いので，変質を起こす微生物が特定されているわけではない．ここでは，タンパク質を分解する場合の腐敗の機序について述べることにする．

(a) 脱アミノ反応

脱アミノ反応(deamination)は，アミノ酸からアミノ基($-NH_2$)が取れてアンモニアが生じる反応である(表 4 - 1)．食品中のタンパク質がペプチドやアミノ酸まで分解され，食品の pH が中性からアルカリ性になるとき，一般に好気性菌や通性嫌気性菌が食品の表面で増殖し，アミノ酸分子の加水分解，酸化，還元，不飽和化が起こる．アンモニアを生成するのと同時に，脂肪酸やケト酸などいろいろな有機酸が生成される．

(b) 脱炭酸反応

脱炭酸反応(decarboxylation)は，アミノ酸からカルボキシル基($-COOH$)の$-COO$が取れて，アミンと二酸化炭素が生じる反応である(表 4 - 1)．魚介類の表面に付着しているモルガン菌(*Morganella morganii*)が強い作用をもつ．食品自体の自己消化酵素によりペプチドやアミノ酸まで分解され，食品の pH が酸性のとき偏性嫌気性菌や一部の通性嫌気性菌が食品の内部で増殖する．アミノ酸分子の脱炭酸を繰り返して，いろいろなアミン類と二酸化炭素が生成される．

(c) 脱アミノ反応と脱炭酸反応の併行反応

上記(a)，(b)の反応のほかにこの二つの反応が併行して起こる場合もある．これらの反応は加水分解，酸化，還元による場合があり，アンモニアと二酸化炭素を生成すると同時に，アルコール，脂肪酸，炭化水素などを生じる．

(a)，(b)，(c)の反応で生じた物質は，このほかに硫化水素，フェノール，インドール，スカトール，メルカプタン，カルボン酸，アルデヒドなどがあり，これらがタンパク質分解の際の悪臭の原因となっている．

脱アミノ反応と脱炭酸反応を表 4 - 1 にまとめる．

(2) 変質を促進する因子

食品の変質は栄養素，水分，温度，酸素，pH，浸透圧などに影響される．

(a) 栄 養 素

微生物は無機物だけで増殖できる独立栄養菌と無機物のほかに有機物を必要とする従属栄養菌とがある．従属栄養微生物が一般に利用する栄養素を次に示す．

① 炭素源：おもにエネルギー源になるもので，炭素源として一般に二酸化炭素を利用できないため，炭水化物(とくにブドウ糖)，ついで有機酸，アルコール，脂肪酸などが利用される．

② 窒素源：従属性の強い微生物は菌体のタンパク質を合成するため，窒素源として無機アンモニウム塩を利用するものから，1 種類または多種類のアミノ酸を要求するものまである．タンパク質分解力をもっている菌は菌体外にプロテアーゼを産生して，食品などのタンパク質をペプチドあるいはアミノ酸に分解したあと，菌体内に取り込んで利用する．

③ ビタミン：乳酸菌種(*Streptococcus faecalis, Lactobacillus casei*)やクロストリジウム属(*Clostridium sporogenes, Cl. perfringens*)のように炭素源，窒素源があっても，さらに微量

表 4-1　脱アミノ反応と脱炭酸反応

(a) 脱アミノ反応

a) 加水分解

$R \cdot CHNH_2 \cdot COOH + H_2O \longrightarrow R \cdot CHOH \cdot COOH + NH_3$

アミノ酸　ヒドロキシ酸　アンモニア

b) 酸化

$R \cdot CHNH_2 \cdot COOH + \frac{1}{2}O_2 \longrightarrow R \cdot CO \cdot COOH + NH_3$

α-ケト酸

c) 還元

$R \cdot CHNH_2 \cdot COOH + H_2 \longrightarrow R \cdot CH_2COOH + NH_3$

飽和脂肪酸

d) 不飽和化

$R \cdot CHNH_2 \cdot COOH \longrightarrow R \cdot CH{=}CHCOOH + NH_3$

不飽和脂肪酸

(b) 脱炭酸反応

$R \cdot CHNH_2 \cdot COOH \longrightarrow R \cdot CH_2NH_2 + CO_2$

アミノ酸　アミン　二酸化炭素

(例) ヒスチジン→ヒスタミン
リジン→カダベリン
アルギニン→アグマチン
チロシン→チラミン
アスパラギン酸→β-アラニン
グルタミン酸→γ-アミノ酪酸(GABA)

(c) 脱アミノ反応と脱炭酸反応の併行反応

a) 加水分解

$(CH_3)_2CH \cdot CHNH_2 \cdot COOH + H_2O \longrightarrow (CH_3)_2CH \cdot CH_2OH + NH_3 + CO_2$

バリン　イソブチルアルコール

b) 酸化

$CH_3 \cdot CHNH_2 \cdot COOH + O_2 \longrightarrow CH_3 \cdot COOH + NH_3 + CO_2$

アラニン　酢酸

c) 還元

$CH_2 \cdot NH_2 \cdot COOH + H_2 \longrightarrow CH_4 + NH_3 + CO_2$

グリシン　メタン

の発育因子を必要とするものがある．この発育因子として，ナイアシン，ビタミンB_1，ビタミンB_2，ビタミンB_6，パントテン酸，ビオチン，葉酸などがある．

④　無機質：微生物の要求性の多いものは硫黄(S)，リン(P)である．そのほかに微量であるが，マグネシウム(Mg)，カリウム(K)，鉄(Fe)，銅(Cu)，コバルト(Co)，マンガン(Mn)，亜鉛(Zn)，モリブデン(Mo)などを利用するものが多い．

(b) 水　分

生物にとって，水分は生命維持に欠かすことができないものである．微生物の場合も例外でなく，増殖するために食品中の水分は第一の因子になり得る．食品中の水分には，微

表 4 - 2　水溶液の溶質と水分活性(Aw)との関係(25 ℃)

NaCl		ショ糖		
モル濃度	%	モル濃度	%	Aw
0.150	0.87	0.272	8.52	0.995
0.607	3.43	1.03	26.1	0.980
2.31	11.9	3.48	54.4	0.920
2.83	14.2	4.11	58.5	0.900

生物が利用できる水，すなわち自由水と利用できない水，結合水がある．この自由水の総水に対する割合を表したものが水分活性(Aw)で，Aw = P / P_0で示される．Pは溶液(ここでは食品中の自由水)の蒸気圧，P_0は水の蒸気圧である．純水の場合にはAwは1であるが，水に溶質が加わるとPの値は溶質の濃度に応じて低下する．これらの関係を表4-2に示す．

日常食品の成分を分析することにより，含水量の割合を把握できるが，微生物の発育可能な範囲，あるいは発育阻止限界を一様に示すことができない．よって，微生物が増殖に利用できる水分の割合を水分活性(Aw)で示すことは重要なことである．微生物の増殖に必要な水分活性と日常食品の各水分割合を表 4 - 3 に示す．

表 4 - 3　微生物の増殖に必要な最低の Aw 値と日常食品の水分割合との関係

Aw	微生物	日常食品
0.95	グラム陰性桿菌，芽胞細菌の一部，ある種の酵母	40 % のショ糖または 7 % の食塩を含む食品(多くの肉製品，パンの中身)
0.91	大部分の球菌，乳酸菌，バチルス，ある種のカビ	55 % のショ糖または 12 % の食塩を含む食品(ドライハム，中程度熟成チーズ)
0.87	大部分の酵母	65 % (飽和)のショ糖または 15 % の食塩を含む食品(サラミ，長期熟成チーズ)
0.80	大部分のカビ	15 ～ 17 % の水分を含む小麦粉，米，豆類，フルーツケーキ
0.75	好塩細菌	26 % (飽和)の食塩を含む食品，ジャム，マーマレード
0.65	耐乾燥カビ	約 10 % の水分を含むロールドオーツ
0.60	耐浸透圧酵母	15 ～ 20 % の水分を含む乾燥果実，約 8 % の水分を含むキャンディー，キャラメル

これらから，好塩細菌，耐乾燥カビ，耐浸透圧酵母などの例外的な微生物を除いて，一般の微生物は食品中の Aw を 0.65 以下に保っていれば増殖を阻止することができる．

(c) 温　度

地球上の生物が存在する場所は，暑いところから寒いところまでさまざまである．微生物の増殖の温度範囲も菌種，菌株によって連続的に変化するため，増殖温度範囲で分類することは簡単でない．分類に明確な根拠はなく，人為的なものになるが，食品の変質や微生物による食中毒を解説するとき，次のような分類が便利なため昔から用いられている．

① 低温性菌(psychrotrophic microorganisms)：0℃，2週間で明確な増殖が認められる微生物．とくに発育最適温度が20℃ 以下のものを好冷菌という．

② 中温性菌(mesophilic microorganisms)：0℃ 以下，あるいは55℃ 以上の温度では増殖が認められない微生物．発育最適温度にはヒトの体温(37℃)も含まれるため，病原微生物でこれに含まれるものが多い．

③ 高温性菌(thermophilic microorganisms)：55℃ 以上の温度で増殖が認められる微生物．

これらの微生物の種類と温度との関係を表4-4に示す．

表4-4　微生物の増殖と温度との関係

	発育可能な温度(℃)	最適温度(℃)	種　類
低温性菌	−10～40	20～35	シュードモナス，アクロモバクター，フラボバクテリウムなどの水中細菌
中温性菌	5～50	25～45	枯草菌，大腸菌，一般のカビ・酵母，病原微生物
高温性菌	25～70	40～60	バチルス・コアギュランス，クロストリジウム・サルモサッカロリティクム

(d) 酸素と酸化還元電位

一般に，地球上の生物は植物から供給された酸素を利用する．ところが微生物では，増殖に酸素を必要とするもの(好気性菌)，増殖に低濃度の酸素が必要なもの(微好気性菌)，酸素があってもなくても増殖できるもの(通性嫌気性菌)，酸素があると増殖が阻害されるもの(偏性嫌気性菌)とさまざまである．これらの微生物の種類と酸素との関係を表4-5に示す．

表4-5　微生物の増殖と酸素との関係

分　類	酸素必要性	微生物の種類
好気性菌	必要	シュードモナス，バチルス，ミクロコッカス，カビなど．
微好気性菌	必要(3～15％)	カンピロバクター，ラクトバチルスなど．
通性嫌気性菌	無関係	腸内細菌科，ビブリオ科，酵母など．
偏性嫌気性菌	酸素により増殖阻止	クロストリジウム，バクテロイデス，ビフィズス菌など．

酸素は，食品中の酸化還元電位(E_h)の状態に影響されるため，食品中の酸素濃度が高いとE_hが高く(＋200 mV 以上)なり，好気性菌が増殖しやすくなる．また，E_hが低いと

(－200 mV 以下)偏性嫌気性菌が増殖しやすくなる．

真空包装された食品などは E_h が低い食品である．

(e) pH(水素イオン濃度)

ヒトが食料としている食品は，動植物に由来する．動植物の最適 pH は 6.0 ～ 8.0 付近が多いので，食品もこの付近の pH をとるものが多い．

微生物が食品中で増殖して食品を変質させる pH は 6.0 ～ 9.0 のものが多く，これが食品中の pH の範囲とほぼ一致するので，ほかの条件(温度や水分)が合えば微生物はいつでも食品中で増殖する．pH 5.0 以下では，一般に微生物は増殖せず，細菌芽胞も発芽しないことがわかっているが，乳酸菌や真菌類は増殖する．

したがって，食品中の pH を低下させることは食品の保存性を高めることになる．

(f) 浸 透 圧

生物の細胞内では，その種類によって生存・増殖に適した浸透圧が保たれている．微生物も例外ではなく，一般に食塩濃度 0.9 %(等張環境)付近で好んで増殖する．海水中(塩濃度約 3.0 %)に存在する微生物(好塩菌)や塩濃度 8 ～ 10 % でも増殖できる微生物(耐塩菌)は高張環境を好むため，淡水のような低張環境に置かれると細胞内に水が入り，一般に細胞が大きくなり破裂する．また，等張・低張環境を好む微生物を高張環境に置くと，一般に細胞が収縮して(半透膜現象)，小さくなるため増殖できなくなる．

塩蔵・砂糖漬けは脱水法と高浸透圧による方法を利用した食品保存法である．

(3) 変質の判別法

食品が腐敗して生じる腐敗臭は，一般に感知することができる．われわれはこれをふつう五感で感知しているが，食品の臭気，色調変化，弾力の低下，軟化，粘液化が起こる，いわゆる初期腐敗は，五感での感知に個人差があるため正確な判定法とはいえない．そこで，これらの感知を科学的に判定する方法が必要になってくる．化学的，物理学的，細菌学的な方法があるが，ここではよく用いられる化学的，細菌学的な判定方法について述べることにする．

(a) 化学的判定法

食品中の栄養素は，微生物の作用によりさまざまな物質に分解される．このなかでタンパク質から生じる物質が感知しやすいため，判定によく用いられる．以下，それらについて述べる．

① 揮発性塩基窒素(VBN，volatile basic nitrogen)：タンパク質性食品では，タンパク質がアミノ酸，アンモニア，アミンなどに分解されて，揮発性塩基窒素が蓄積される．食品 100 g 中に 30 mg (30 mg %) 以上蓄積されると初期腐敗と判定している．しかし，サメ肉は尿素を多く含んでいるため，この値は用いられない．

さらに，トリメチルアミンは食品 100 g 中 4 ～ 5 mg の検出で初期腐敗と判定する．

前述したヒスタミンでは，魚肉 1 g 中に対して 4 ～ 10 mg 蓄積した食品を摂取すると湿疹やアレルギー様食中毒を引き起こす．この場合，脱炭酸反応が起こっているため，

VBN は増加しない．

② K 値：食肉（おもに魚介類）中に含まれる ATP（アデノシン三リン酸）とその分解物質（イノシン，ヒポキサンチン）を測定することにより，食品の鮮度（生きのよさ）を表す方法である．K 値（%）＝（ATP 分解物質 / ATP 関連物質）× 100 で示し，ATP 関連物質には ATP，ADP（アデノシン二リン酸），AMP（アデノシン一リン酸），IMP（イノシン酸），イノシン，ヒポキサンチンが含まれる．K 値が大きいほど鮮度が悪いことになる．判定は，魚介類では一般に，10 % 以下で鮮度良好，20 % 以下で刺し身，すし種，40 ～ 60 % でかまぼこ，すり身などの加工原料に利用し，60 ～ 80 % で初期腐敗としている．

(b) 細菌学的判定法

これには，食品中の生菌数を求める方法があるが，食品中に付着している微生物には有用菌や無作用菌に属するものがあり，食品中で増殖したりあるいは単なる汚染であれば菌数の意義が異なるため，生菌数だけで腐敗の進行度を判定することは難しい．しかし，米飯は初期腐敗を判定できる数少ない食品であるため，これを参考にして食品 1 g 当たりの生菌数が 10^7 で初期腐敗になったと判定する場合が多い．

4.1.2 化学的変質

(1) 油脂の変敗

食品の変質には，前述した微生物によるもの，光や熱などによる物理的なもの，酵素や油脂の酸化による化学的なものとがある．ここでは，食品の化学的変質としてよく知られている油脂の変質（変敗あるいは酸敗ともいう）について述べる．

油脂を空気中に放置したり，加熱したりすると，異臭，着色，粘度変化などの品質の劣化が起こり，この現象を油脂の変敗とよぶ．

油脂の変敗では，リパーゼや熱によって遊離した不飽和脂肪酸（RH）が光，金属，放射線などの作用により，脱水素して反応性の高い脂質ラジカル（R･，不対電子をもった脂質分子種）になる．R･ は酸素と結合して脂質過酸化ラジカル（ROO･）となり，ついでこの

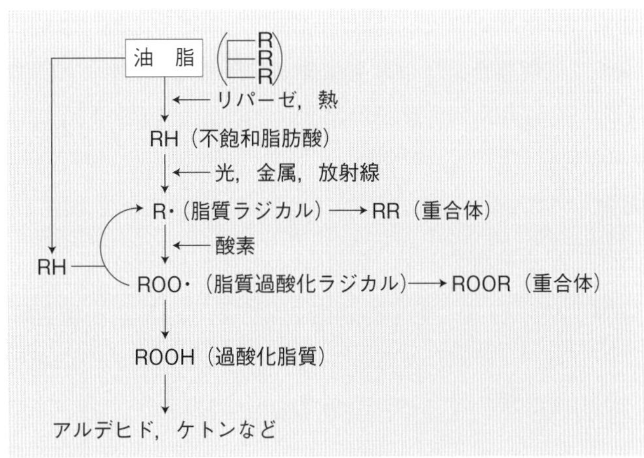

図 4-2 油脂の変敗の機序

ROO･がほかのRHを攻撃して水素を引き抜き，別の新しいR･を生成するとともに，自身は過酸化脂質(ROOH)になる(図4-2)．この反応は連鎖的に進行するため，自動酸化(autooxidation)と呼ばれる．この自動酸化で生じたROOHは不安定なため，アルデヒドやケトンなどに変わる．この反応が停止するのは，RRやROORの重合体を生成したときである．

(2) 変敗を促進する因子

油脂の変敗は高温，水分，光線(とくに紫外線)，放射線，酸素，金属(鉄，銅，コバルトなど)などにより促進される．

(3) 変敗の判別法

変敗の進行度は次のような試験値で判定することができる．

(a) 酸価(AV，acid value)

AVは，変敗した油脂のリパーゼによる加水分解と，カルボニル化合物の酸化により生じた遊離脂肪酸を中和するのに必要な油脂1g中の水酸化カリウムのmg数のことをいう．植物油脂は0.1～0.7，動物油脂は0.5～2.5の値をとるものが多い．

(b) 過酸化物価(POV，peroxide value)

POVは，油脂類にヨウ化カリウムを加え，過酸化物の活性酸素の示す酸化力によって遊離されたヨウ素をチオ硫酸ナトリウムで滴定し，油脂1kg中のミリ当量数(mEq)で示したものである．油脂類のPOVは一般に0.5～4.0のものが多い．

(c) チオバルビツール酸(TBA)価

変敗油脂の酸化生成物であるマロンアルデヒドとTBAを酸性で加熱すると縮合し色素をつくる．これを530nmで比色し，油脂1g当たりの吸光度で示したものをTBA価という．わずかに変敗臭のするもので0.12～0.4，変敗した油脂は0.2～1.2の値をとる．

そのほかにカルボニル価，ヨウ素価などがあるが，一般に油脂の変敗においては，POVはある時期に極大値を示し，AV，カルボニル価，TBA価は徐々に増加し，ヨウ素価はしだいに減少する．過酸化物価は変敗が進行すると上昇するが，やがて下降に転じる．

食品・食品添加物等規格基準では，油脂で処理した即席めん類はAV3以下，POV30以下と規定され，油脂で処理した菓子は厚生労働省の指導要領として，油脂を10％以上含むものはAV3以下，POV30以下，菓子に含まれる油脂はAV5以下，POV50以下と規定されている．

(4) トランス脂肪酸

(a) トランス型脂肪酸とシス型脂肪酸の違い

脂肪酸には飽和脂肪酸$\left(\begin{matrix} \mathrm{H} & \mathrm{H} \\ -\mathrm{C}- & -\mathrm{C}- \\ \mathrm{H} & \mathrm{H} \end{matrix}\right)$と不飽和脂肪酸があり，不飽和脂肪酸は炭素間の結合様式によってシス(*cis*)型$\left(\begin{matrix} \mathrm{H} & \mathrm{H} \\ -\mathrm{C} & =\mathrm{C}- \end{matrix}\right)$とトランス(*trans*)型$\left(\begin{matrix} \mathrm{H} & \\ -\mathrm{C} & =\mathrm{C}- \\ & \mathrm{H} \end{matrix}\right)$に分けられる．トランス脂肪酸はこのトランス型の脂肪酸で，トランス酸ともよばれている．代表的なトラン

$$\begin{array}{c} H \quad\quad H \\ \diagdown \quad \diagup \\ C{=}C \\ \diagup \quad \diagdown \\ CH_3(CH_2)_7 \quad (CH_2)_7COOH \end{array}$$

オレイン酸（シス型）

$$\begin{array}{c} CH_3(CH_2)_7 \quad\quad H \\ \diagdown \quad \diagup \\ C{=}C \\ \diagup \quad \diagdown \\ H \quad\quad (CH_2)_7COOH \end{array}$$

エライジン酸（トランス型）

ス脂肪酸としては，オレイン酸(9 *cis* - 18 : 1，融点約 16 ℃)の異性体であるエライジン酸(9 *trans* - 18 : 1，融点約 44 〜 45 ℃)が知られている．したがって，トランス脂肪酸の定義は，少なくとも一つ以上のメチレン基で隔てられたトランス型の非共役炭素-炭素二重結合をもつ単価不飽和脂肪酸および多価不飽和脂肪酸のすべての幾何異性体をいうことになる．

(b) トランス脂肪酸の含まれている食品

① 天然に含まれるもの

天然の不飽和脂肪酸の多くはシス形で存在している．しかし，ウシやヒツジなどの反芻(はんすう)動物では，胃のなかの微生物の働きにより，トランス脂肪酸が合成されている．したがって，牛肉や羊肉，牛乳や乳製品のなかには微量のトランス脂肪酸が含まれている．

② 工業的につくられるもの

常温で液体である植物油は，扱いにくいため，不飽和脂肪酸の二重結合部分に水素を添加すると固形化して扱いやすくなり，また酸化に対して安定化する．そのため，マーガリンやショートニング(ラードの代用品として製菓・製パン用に開発された固形油脂)の製造に水素添加が行われ，この操作によりトランス脂肪酸が生成する．そのほかに，植物油を精製する工程で，高温処理による脱臭を行う際にも微量のトランス脂肪酸が生成する(サラダ油などの精製)．

なお，トランス脂肪酸には，天然由来のものと工業的につくられたものとが存在するが，これらを正確に区別して分析することができないため，区別して取り扱わない．

(c) 代　謝

トランス脂肪酸はシス形脂肪酸と同様に吸収され β 酸化系で代謝される．その過剰摂取は，LDL - コレステロール濃度を増加させ，HDL - コレステロール濃度を低下させるので，心臓疾患のリスクを高める作用が大きい．飽和脂肪酸が血清中の LDL・HDL - コレステロール濃度を高める点が異なっている．また，トランス脂肪酸は動脈硬化を促進する血清中のトリアシルグリセロール(トリグリセリド)とリポタンパク質(a)の濃度を増加させることが報告されている．

(d) 疫　学

トランス脂肪酸の摂取量と心臓疾患のリスクの増加には相関関係があることは，疫学的研究からも示されており，この摂取量が 2 %(エネルギー比率)増加すると心疾患のリスクが 1.25 倍になるといわれていることから，この摂取量が 5 〜 15 g(総エネルギー比率で約 2 〜 5 %)以上になると心疾患のリスクが高まるとされている．

(e) 各国の取組み

① デンマーク

2004年1月から，この脂肪酸の加工食品の含有率を2％(重量比)までとし，これを超えたものは販売できないこととなった.

② アメリカ

2006年1月から，このラベル表示が義務づけられ，摂取量は総エネルギーの1％未満とする勧告をだしている.

③ カナダ

2005年12月より，表示対象になった.

④ EU

ヨーロッパ食品安全機構(EFSA)が2004年に，心疾患との関係を明確にし，水素添加したトランス脂肪酸が食品に含まれる場合は表示することになった.

⑤ WHO/FAO合同専門家協議会報告書

この摂取量は最大でも1日当たりの総エネルギー摂取量の1％未満とする勧告をだしている.

⑥ 日本

摂取エネルギーの0.7％程度(1日当たりの摂取量は約1.56 g)であることから，現在のところ，食品に対する表示の規制ならびに摂取量の勧告などはだされていない.

4.2 食品の変質の防止

食品の変質を防止するためには，微生物による変質と化学的変質で述べた促進因子を抑制するようにすることが重要である．変質防止方法には，物理的な方法と化学的な方法とがある(表4-6)．これらのうち，おもなものについての概要を述べる.

表4-6 食品の変質防止方法

物理的な方法
冷蔵・冷凍法，脱水法，加熱法，電磁波(紫外線，放射線)を用いる方法，くん煙法，真空包装法，マイクロ波加熱による方法など.
化学的な方法
浸透圧を利用する方法(塩蔵・糖蔵法)，酸を用いる方法(酢漬け)，食品添加物(保存料，防カビ剤，酸化防止剤など)を用いる方法，不活性ガス(窒素，二酸化炭素など)を用いる方法など.

4.2.1 冷蔵・冷凍法

食品の低温保存は，微生物の増殖を遅延，抑制させたり，また，食品内の化学変化や酵素反応を抑制したりする方法である.

冷蔵法は食品を10℃以下で，凍結させずに保存する方法である．0℃付近のチルド，－3

〜0℃のパーシャルフリージングもこのなかに含まれる．この保存法では低温菌の増殖が抑制できないので，食品は短期保存になる．冷蔵庫での保存は過信しないようにする．

冷凍法は食品を－15℃以下の凍結状態で保存する方法で，食品中の水分が凍結し，水分活性も低下するため，微生物の増殖は，ふつうは起こらない．大部分の微生物は死滅することなく生存しているため，解凍後の食品の温度管理には注意する．

冷蔵保存では，バター，マーガリンは0〜3℃，食肉は3〜5℃，卵や野菜は5〜10℃が適当である．さつまいも，やまいも，かぼちゃ，きゅうり，なす，トマト，バナナなどは低温障害により変質するものもある．

4.2.2　脱 水 法

食品中に存在し，微生物が増殖に利用する自由水(水分活性)を熱などにより少なくして乾燥させ，微生物の増殖を抑制するものである．

食品の乾燥方法には，天日・かげ干しを利用した自然乾燥や加圧・加熱による熱風乾燥，常圧下で行う噴霧乾燥，減圧下で行う凍結乾燥などの人工乾燥がある．

微生物は食品中の水分活性を0.65以下に保持すればほとんど増殖できない．

4.2.3　加 熱 法

加熱することによって食品に付着している微生物を死滅させ，食品の変質を防止する方法で，よく利用されてきた．この方法は，食品と微生物の種類により，加熱温度と時間が異なるのが特徴である．次におもなものをあげる．

(1) 低温殺菌法(low temperature longtime sterilization, LTLT法)

食品の性状をできるだけ維持し，かつ病原微生物は死滅させる目的で行う．液体食品に使用される．一部の牛乳は63℃，30分の加熱処理，果汁やビールなどは密封後75℃，30分の加熱処理を行う．この方法で，すべての微生物を死滅させることはできない．

(2) 高温殺菌法(high temperature shorttime sterilization, HTST法)

一般に100℃以上の高温で加熱処理し，食品中の微生物を死滅させる方法．食品の種類や大きさ，水分含量などにより加熱条件が異なる．牛乳は上記のLTLT法のほかに130℃，2秒間加熱処理したものや150℃，数秒間の加熱で室温で保存できるようにしたLL牛乳(long life milk)がある．

(3) 高圧殺菌法(レトルト)

缶詰食品，びん詰め食品，プラスチック容器詰め食品(レトルトパウチ食品)のように脱気後密封し，高圧滅菌器(高圧釜)で加熱する方法で，長期保存が可能になる．

殺菌温度は食品中のpHにより異なる．すなわち，魚，肉，野菜などのpH 5.3以上の非酸性食品と，しょう油味付け食品などのpH 4.5〜5.3の弱酸性食品は120℃以上で，トマト製品などの酸性食品とみかんなどの強酸性食品は100℃以下で行われる．

4.2.4　電磁波による殺菌

(1) 紫 外 線

紫外線は波長260 nm付近で殺菌効果が最も強い．その殺菌効果は微生物の核タンパク質分子と共鳴し，これを破壊するためと考えられている．効果は細菌には強く作用するが芽胞，酵母，カビには弱い．また，この作用は表面的であるため，実験室，調理室，室内の空気などの殺菌に利用されている．

(2) 放 射 線

放射線は殺菌，殺虫，発芽防止などに利用され，その殺菌作用はDNAに作用しながら生物体の水に励起と電離を起こさせる．日本では原子力基本法に，食品に放射線を照射してはならないとあるが，食品の製造工程または加工工程の管理のために，食品吸収線量が0.10グレイ(Gy)以下の場合およびじゃがいもの発芽防止にコバルト60(^{60}Co)のγ線が吸収線量150グレイ以下において認められている．この発芽防止の場合，再照射はできない．

外国では，たまねぎ，小麦，スパイス，冷凍エビなどに許可している国もあるので，輸入食品については日本の法律と合わないと問題が起こる場合もある．

4.2.5 くん煙法

魚介類，肉類などを脱水・乾燥したあと，サクラ，ナラ，クヌギなどの薪やおが屑を不完全燃焼させたときに生じる煙でいぶす方法である．この煙中に存在する微量のホルムアルデヒド，クレオソート，アセトン，酢酸などが食品中に吸収されて特有の風味と抗菌作用を示すようになる．その殺菌効果は細菌に強く，カビ，酵母には弱い．

4.2.6 真空包装法

食品をガス透過度の低い包装材の容器に入れて脱気後密封する方法で，その容器内には脱酸素剤(酸化鉄)を封入する場合が多い．好気性微生物の増殖と酸化による食品の変質を抑制することができる．

4.2.7 マイクロ波加熱による方法

食品を2,450 MHz(メガヘルツ)の高周波電磁界(電子レンジ)のなかに入れ，加熱する方法である．これにより殺菌される．

4.2.8 浸透圧を利用する方法

食品を高濃度の食塩(塩蔵)や砂糖(糖蔵)に漬けると，食品の周囲が高張液(高浸透圧)になり，食品中の水分が外部に浸出し，水分活性値が低下するため微生物の増殖が抑制される方法である．食塩(塩蔵)の場合，好塩あるいは耐塩微生物が問題になる．

4.2.9 食品添加物

食品添加物は多数あるが，その中で食品の保存および殺菌の目的で使用されるものに保存料，防カビ剤，殺菌料，酸化防止剤がある．

保存料には，酸性域で抗菌性がある酸型保存料(安息香酸，ソルビン酸，プロピオン酸など)と幅広い抗菌性を示す非解離型保存料(パラオキシ安息香酸エステル類など)とがある．

防カビ剤には，おもにかんきつ類に用いられるジフェニル，オルトフェニルフェノール，チアベンダゾール，イマザリルなどがある．

殺菌料には，過酸化水素，次亜塩素酸ナトリウムなどがある．

酸化防止剤はおもに食品中の油脂の変敗を防止するものとして，ジブチルヒドロキシトルエン(BHT)，ブチルヒドロキシアニソール(BHA)，*dl*-α-トコフェロール(合成ビタミンE)，エリソルビン酸(D-アスコルビン酸)などの電子捕獲型のものと，EDTA-Ca-Na_2などの金属封鎖型のものがある(第8章参照).

予想問題

1 食品の変質と保存に関する記述である．正しいのはどれか．2つ選べ.

(1) 温菌は冷蔵庫で死滅する.

(2) 食品中の全水分量は水分活性値で示すことができる.

(3) 多くの微生物はpH 6～8でよく増殖するが真菌類ではpH 5付近で増殖するものが多い.

(4) 多くの微生物は食塩濃度では0.9 % 付近の等張環境を好む.

(5) 通性嫌気性菌は酸素の存在下に置かれると死滅する.

2 微生物による食品の変質に関する記述である．正しいのはどれか．2つ選べ.

(1) 脱アミノ反応は一般に偏性嫌気性菌が食品の表面で増殖したときに起きるものである.

(2) 脱炭酸反応は一般に好気性菌が食品の内部で増殖したときに起きるものである.

(3) 有機物だけで増殖できる微生物を独立栄養菌，無機物だけで増殖できる微生物を従属栄養菌という.

(4) 微生物が増殖に利用できる水のことを自由水という.

(5) 0℃，2週間で増殖が認められるものを低温性菌という.

3 食品の変質の判別法に関する記述である．正しいのはどれか．2つ選べ.

(1) 揮発性塩基窒素は食品中の脂質が微生物の分解により生じる.

(2) トリメチルアミンは食品中で1～2 mg % 検出されると初期腐敗と判定する.

(3) 脱炭酸反応で生じたヒスタミンはアレルギー様食中毒を起こす.

(4) 食品中のATPとその分解物質の量を測定することにより得られる値をK値という.

(5) 食品中の生菌数を測定すれば食品の腐敗の進行度を判定することができる.

4 トランス脂肪酸に関する記述である．正しいのはどれか．2つ選べ.

(1) トランス脂肪酸は飽和脂肪酸のなかに分類される.

(2) 植物油に水素添加することによりつくられる.

(3) ウシなどの胃内の微生物により生成される.

(4) トランス脂肪酸の代表例はステアリン酸である.

(5) 日本人の摂取量は，一般に摂取エネルギーの5 % 程度である.

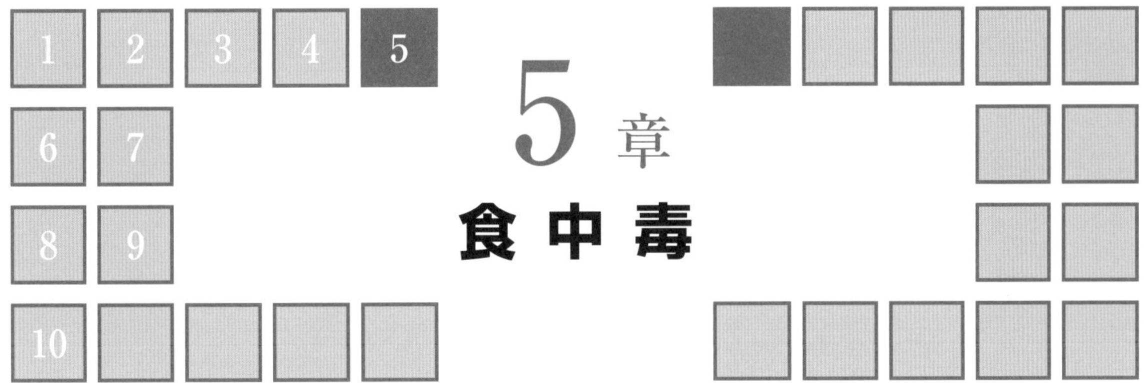

5章 食中毒

5.1　食中毒の定義と概要

食中毒とは，飲食物の摂取によって有害な微生物や化学物質などが体内に入り，その結果発症した健康被害のことをいう．明確な定義はないが，現在，わが国では食品衛生法第58条において「食品，添加物，器具若しくは容器包装に起因して中毒した患者若しくはその疑いのあるもの」を食中毒患者等と定義しており，食品安全委員会は食中毒を「食品に起因する急性胃腸炎，神経障害などの中毒症状の総称」と説明している．

これまで食中毒の取り扱いについては，微生物(細菌，ウイルス)，自然毒(植物性，動物性)，化学物質などが原因物質としてあげられ，原虫，寄生虫，カビ毒，アレルギー様食中毒を起こす化学物質(ヒスタミンなど)，消化器系感染症の原因となる赤痢菌やチフス菌などはその対象にしてこなかった．しかし，1996(平成8)年に岡山県邑久町を発端に，各地で続発した腸管出血性大腸菌が原因の集団食中毒や，伝染病予防法の廃止とその後に成立した「感染症の予防及び感染症の患者に対する医療に関する法律」〔感染症法，1999(平成11)年〕の施行により，新たに腸管出血性大腸菌，アニサキスなどの寄生虫，およびこれまで法定伝染病として扱われてきた赤痢菌やチフス菌などが食品を介して体内に入り急性胃腸炎などを引き起こした場合は，食中毒として扱われることとなった(表5-1).

表5-1に記載されている3類感染症のコレラ，細菌性赤痢，パラチフス，腸チフス，腸管出血性大腸菌感染症，4類感染症のE型肝炎，A型肝炎，ボツリヌス症(食餌性のもの)，5類感染症のメチシリン耐性黄色ブドウ球菌感染症等は，食中毒として扱われる法の類型であるが，飲食物以外のものを介して感染する場合のほか，人から人へ二次感染する症例も多いため，感染症法の類型に基づき，とくに注視されている．

食中毒と診断およびその治療を行った医師は，保健所への届出を義務づけられている．保健所は，医師から届け出があった場合，必要に応じて調査を行い，原因を特定し，対策を講じる．また，保健所で集められた届出の情報は，保健所長から都道府県知事，厚生労働大臣へと報告される．得られたデータは食中毒事件録として集積し，将来のための予防資料とする．厚生労働省のホームページではデータの公開も行っている．

5.1.1　食中毒の分類

わが国では食中毒を病因物質によって微生物性(細菌およびウイルス)食中毒，自然毒

表5-1　感染症の種類(感染症法に基づく分類)

平成30年12月31日現在

	感染症名等	性　格
感染症類型	【1類感染症】 エボラ出血熱，クリミア･コンゴ出血熱，痘そう，南米出血熱，ペスト，マールブルグ病，ラッサ熱	感染力，罹患した場合の重篤性等に基づく総合的な観点からみた危険性が極めて高い感染症
	【2類感染症】 急性灰白髄炎，結核，重症急性呼吸器症候群(SARS)，ジフテリア，鳥インフルエンザ(H5N1)，中東呼吸器症候群(病原体がベータコロナウイルス属MERSコロナウイルスであるものに限る)，鳥インフルエンザ(H7N9)	感染力，罹患した場合の重篤性等に基づく総合的な観点からみた危険性が高い感染症
	【3類感染症】 コレラ，細菌性赤痢，パラチフス，腸チフス，腸管出血性大腸菌感染症	感染力，罹患した場合の重篤性等に基づく総合的な観点からみた危険性が高くないが，特定の職業への就業によって感染症の集団発生を起こしうる感染症
	【4類感染症】 E型肝炎，A型肝炎[1]，黄熱，Q熱，狂犬病，炭疽，鳥インフルエンザ〔鳥インフルエンザ(H5N1)を除く〕，ボツリヌス症，マラリア，野兎病，その他の感染症(政令で規定)	動物，飲食物等の物件を介して人に感染し，国民の健康に影響を与える恐れのある感染症(人から人への伝染はない)
	【5類感染症】 インフルエンザ(鳥インフルエンザおよび新型インフルエンザ等を除く)，クリプトスポリジウム症，ウイルス性肝炎(E型肝炎およびA型肝炎を除く)，性器クラミジア感染症，梅毒，麻疹，メチシリン耐性黄色ブドウ球菌感染症[2]，その他の感染症(省令で規定)，百日咳，風疹	国が感染症発生動向調査を行い，その結果に基づいて必要な情報を一般国民や医療関係者に提供・公開していくことによって発生・拡大を防止すべき感染症
新型インフルエンザ等	新型インフルエンザ	新たに人から人に伝染する能力を有することとなったウイルスを病原体とするインフルエンザ
	再興型インフルエンザ	かつて，世界的規模で流行したインフルエンザであって，その後流行することなく長期間が経過しているものが再興したもの
		両型ともに全国的かつ急速なまん延により国民の生命・健康に重大な影響を与えるおそれがあると認められるもの
指定感染症	政令で1年間に限定して指定される感染症	既知の感染症の中で上記1～3類，新型インフルエンザ等感染症に分類されない感染症で一～三類に準じた対応の必要性が生じた感染症
新感染症	【当初】 都道府県知事が厚生労働大臣の技術的指導・助言を得て個別に応急対応する感染症	人から人に伝染すると認められる疾病であって，既知の感染症と症状等が明らかに異なり，その伝染力，罹患した場合の重篤度から判断した危険性が極めて高い感染症
	【要件指定後】 政令で症状等の要件指定をした後に一類感染症と同様の扱いをする感染症	

1）E型肝炎，A型肝炎：実際に肝炎を起こしている状態を「4類感染症」としている．これらのウイルスが原因になって起こる食中毒は「その他のウイルス性食中毒」となる．

2）メチシリン耐性黄色ブドウ球菌感染症：一般に全身症状を起こしている状態を示すものを「5類感染症」とする．食中毒症状では「黄色ブドウ球菌食中毒」となる．

＊食中毒(飲食物が原因となって一次感染が成立する感染症)を赤い文字で示す．ただし「ボツリヌス症」は食餌性ボツリヌス症のみが該当する．

＊「3類感染症」に分類されるすべての食中毒菌は，ごく少ない菌量(100個程度…推定)でも感染が成立するため，二次感染(人から人への伝染)が起こりやすい．

厚生の指標増刊，「国民衛生の動向2011/2012」，58巻(No.9)，厚生労働統計協会より改変．

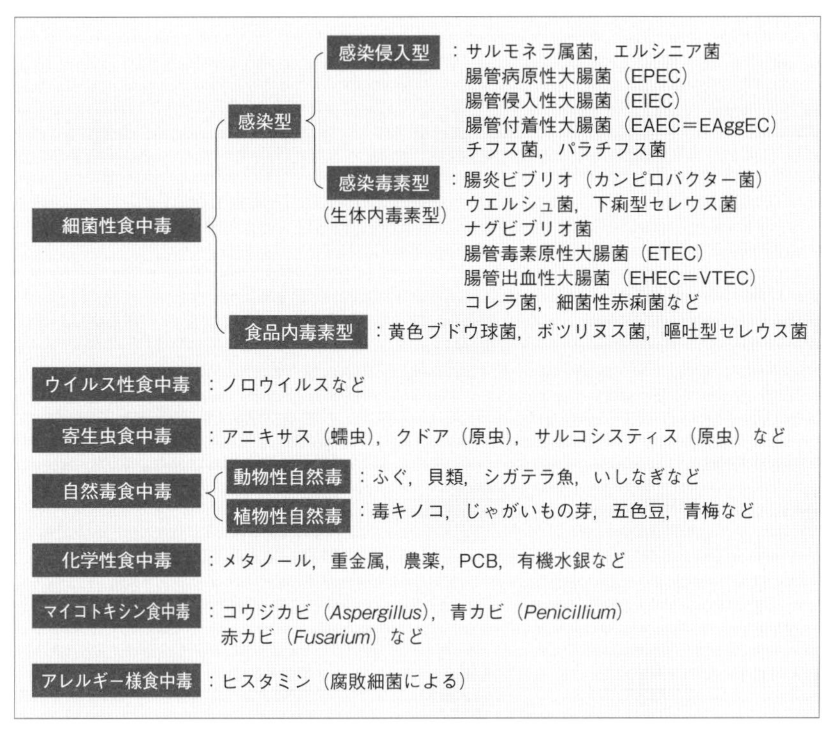

図 5 - 1　原因物質による食中毒の分類

（フグ，貝類や毒キノコなど）食中毒および化学性食中毒の三つとその他に分類している．2013（平成 25）年からは新たに寄生虫が分類され，微生物性，寄生虫，自然毒，化学性食中毒の四つとその他に分類されている．その他には，カビ毒，原虫，アレルギー用食中毒などが含まれる（図 5 - 1）．

(1) 微生物性食中毒

微生物性食中毒は，細菌性食中毒とウイルス性食中毒に分類される．

(a) 細菌性食中毒

細菌性食中毒は，感染型と食品内毒素型の大きく二つに分けられる．このうち，感染型食中毒は一定数以上の生菌が生体内へ感染する必要があるもので，さらに感染侵入型と感染毒素型に分類することができる．食品内毒素型食中毒は，食中毒菌由来の外毒素が食品とともに生体内に摂取されることで起こるものである（図 5 - 1 および 5.3 節参照）．

感染侵入型食中毒は，食品とともに摂取された生菌が腸管内で定着，増殖後，腸管上皮細胞または組織内にて発症するものであり，食中毒症状に関連する明確な外毒素が見出されない．一方，感染毒素型食中毒（生体内毒素型食中毒ともいう）は，腸管内で産生される細菌特有のタンパク質性毒素によって発症するものである．いずれのタイプも細菌が腸管内で増殖することにより食中毒症状が現れるため，一般的に潜伏期は食品内毒素型食中毒より長くなる傾向にある．食品内毒素型食中毒は，食品中で細菌が増殖するときに産生する毒素が直接の原因となる．したがって，潜伏期は，ボツリヌス食中毒を除き短くなるのが一般的である.

細菌性食中毒は一般に，晩春から初秋の間の発生頻度が高い.

(b) ウイルス性食中毒

貝類(とくに生カキ)などを感染源とするノロウイルス，ロタウイルス，A型肝炎ウイルスなどが引き起こす胃腸炎である．晩秋から春先にかけて発生頻度が高くなる(5.4節も参照).

(2) 寄生虫食中毒

寄生虫はその他の食中毒の分類に属していたが，厚生労働省がまとめている2013(平成25)年の統計から独立して分類された．病因物質として，アニサキス，おもにヒラメに寄生するクドア属，おもに馬肉に寄生するサルコシスティス属があげられている.

(3) 自然毒食中毒

自然毒食中毒は動物性食中毒と植物性食中毒に分類される.

(a) 動物性食中毒

フグや貝類など海産魚介類が，プランクトンの産生する毒素を体内に蓄積し，その濃縮毒素を摂取することによって発症する(5.5.1項も参照).

(b) 植物性食中毒

毒キノコ，ジャガイモの芽などによるもので，各種アルカロイドや青酸配糖体を原因物質とする．毒キノコ中毒の多くは，食用キノコとの誤食によって起きており，秋に多発する(5.5.2項も参照)．近年，イヌサフランやスイセンの誤食が数多く報告されている.

(3) 化学性食中毒

化学物質のすべてが有害ではないが，比較的毒性の強い毒物や劇物などの誤用により発生する場合が多い．また，輸入食品に添加されていた指定外の食品添加物や添加物の精度の悪さによる不純物，あるいは使用基準を大幅に超えた添加物使用なども原因となる.

(4) マイコトキシン食中毒

食品に増殖する糸状菌(カビ)が産生する二次代謝産物(低分子化合物)により発症する．急性毒性ばかりでなく，発がん性や慢性毒性が問題となることが多い(5. 6節参照)．食中毒統計(厚生労働省発表)においては，本食中毒の病院物質は「化学物質」に含められる(表5 - 3参照).

5.1.2 厚生労働省による分類

保健所に届出られた食中毒のデータは厚生労働省がまとめている．病因物質，原因食品，原因施設などによって分類される.

病因物質については，食中毒統計とりまとめ開始時には5分類であったが，時代とともに新しい食中毒の発生や，それに伴う法律の改正によって随時追加され，2012年に食品衛生法施行規則が一部改正され，2013(平成25)年以降表5 - 2に示すように16分類の細菌，2分類のウイルス，4分類の寄生虫，2分類の自然毒，化学物質，その他，不明に分類されている.

表5-2 病因物質の分類項目

1	サルモネラ属菌	2	ブドウ球菌	3	ボツリヌス菌	4	腸炎ビブリオ
5	腸管出血性大腸菌（VT*産生）	6	その他の病原性大腸菌	7	ウエルシュ菌	8	セレウス菌
9	エルシニア・エンテロコリチカ	10	カンピロバクター ジェジュニ／コリ	11	ナグビブリオ	12	コレラ菌
13	赤痢菌	14	チフス菌	15	パラチフスA菌	16	その他の細菌
17	ノロウイルス	18	その他のウイルス	19	クドア	20	サルコシスティス
21	アニサキス	22	その他の寄生虫	23	化学物質	24	植物性自然毒
25	動物性自然毒	26	その他	27	不明		

* Vero Toxin

5.2 食中毒の発生状況

厚生労働省は各都道府県知事，政令都市市長，特別区区長を通して報告された食中毒を「食中毒事件一覧速報」および年次ごとの「食中毒発生状況」として公表している．食中毒発生状況の公表形態は，年次別発生状況，月別発生状況，病因物質別発生状況，原因食品別発生状況，原因施設別発生状況などである．

しかし，すべての食中毒患者が医師を受診するわけではなく，また，医師が食中毒と判断しない事例は届出ていない可能性もあるため，年間に発生する食中毒の実数は公表された数値よりはるかに多いと推測されている．

5.2.1 年次別発生状況

食品衛生法の規定によって食中毒統計がまとめられるようになってから，食中毒の発生件数，患者数とも最も多かったのは1955（昭和30）年の3,277件，63,745人で，この年にはヒ素ミルク中毒事件や魚介類による大規模な食中毒が発生している．

1981年以降の年次別発生状況を図5-2に示した．発生件数は徐々に減少し，1986年からは1,000件をきっていたが，学校給食を原因とするO157食中毒が発生した1996年以降から再び増加し，1998年には3,000件を超えた．その後減少し，2011年ごろから1,000件前後で推移している．患者数は，2013年以降，年間20,000人前後で推移していたが，2017年以降徐々に減少している．1件当たりの平均患者数は，1960年には約20人であったが，1990年代前半には50人以上に増加した．その後発生件数，患者数とも減少し，現在では15人程度である．

図5-3に1996年以降のおもな微生物食中毒の年次発生状況（発生件数および患者数）を示す．1998年ごろまでは腸炎ビブリオとサルモネラ属菌が発生件数の上位を占めていたが，近年はカンピロバクターとノロウイルスによる食中毒の発生件数が増えてきており，その他の菌による食中毒発生件数は年間30件程度まで減少している．ノロウイルスは1事件当たりの患者数がほかの細菌性食中毒に比べて比較的多く，圧倒的にノロウイルス患者

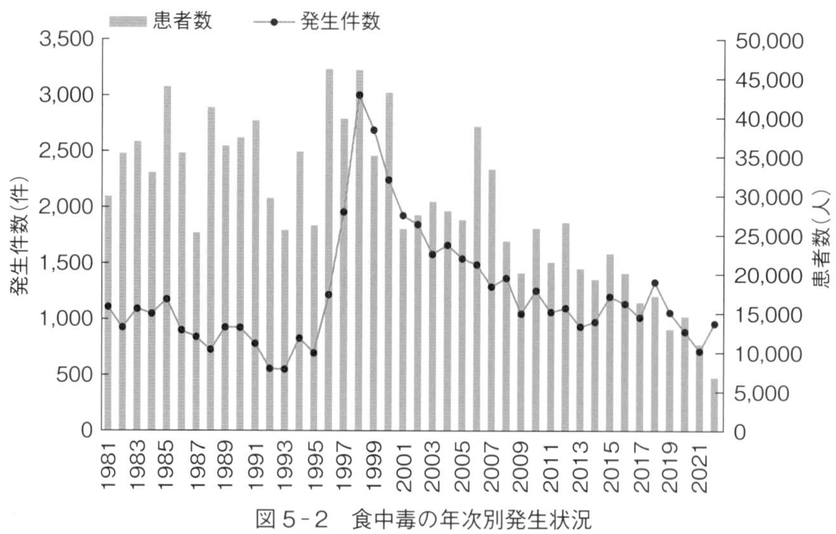

図5-2　食中毒の年次別発生状況

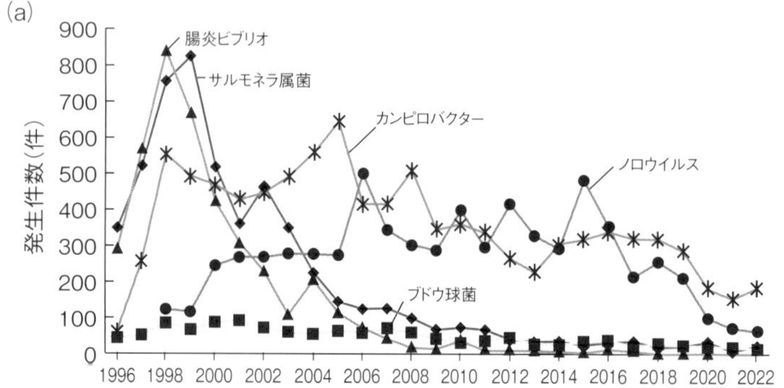

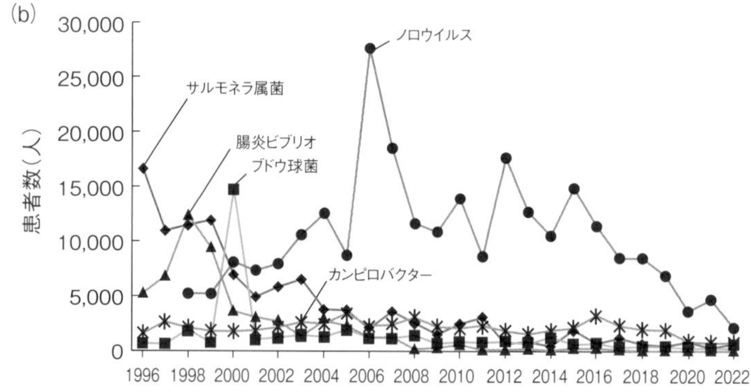

図5-3　微生物性食中毒の発生件数，および患者数

(a) おもな微生物食中毒の発生件数の推移，(b) おもな微生物食中毒の患者数の推移.
＊2003(平成15)年8月の食品衛生法施行規制の改正により，食中毒事件票の病因物質欄の「小型球形ウイルス」が「ノロウイルス」に変更されたが，2003年の統計では小型球形ウイルスとして集計している.

数が多い．ブドウ球菌による食中毒患者数は，2000年に一時的に多かったが，これはY食品会社による大規模な集団食中毒が原因である．

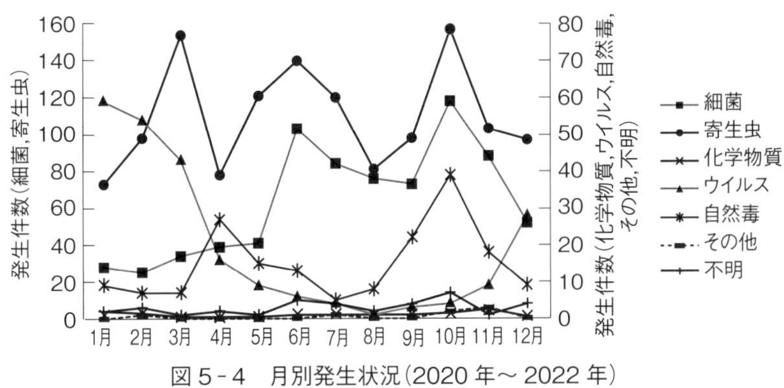

図5-4　月別発生状況(2020年～2022年)

5.2.2　月別発生状況

2020年～2022年の3年間の月別発生状況(累計)を図5-4に示す．細菌性食中毒は，高温多湿となる夏季に多発する．2000年ごろまでは7月から9月に多発していたが，最近は3月から10月と多発する期間が長くなっており，注意が必要である．ウイルス性食中毒は，そのほとんどがノロウイルスによるものであり，冬季(12月～3月)に多発する傾向にある．また，自然毒および寄生虫に関しては，関係する動植物を採取，摂食する季節に多く見られる．

5.2.3　病因物質別発生状況

2017年から6年間の病因発生状況を表5-3に示す．食中毒の病因物質は食生活の変化などにより変化している．最近ではウイルスによる食中毒の割合が多いのが特徴であったが，2020年から顕著に減少している．2020年に流行した新型コロナウイルス感染症の対策として全国的に手洗いの徹底を促したことも原因の1つと考えられる．その他に分類された多数の病因物質不特定の食中毒を厚生労働省が調査した結果，ヒラメからクドア・セプテンプンクタータ(*Kudoa Septempuctata*. 粘液胞子虫)，馬肉からサルコシスティス・フェアリー(*Sarcocystis fayeri*. 住胞子虫)が病因物質と特定され，この2種の寄生虫を新たに食中毒病因物質として扱うように通知された．その結果，2013年からは病因物質の分類項目が追加され，その他の食中毒発生数が減少している．

5.2.4　原因食品別食中毒発生状況

表5-4に2017年から2022年における原因食品別発生状況を示す．原因食品は17項目に分類されており，なかでも魚介類に関しては加工品も含め，五つに細かく分類されている．

6年間の平均を見ると原因食品が明らかなものは81.5％である．この数値は2020年以降年々少しずつ減少している．原因食品のうちで最も発生件数の多いものは，魚介類と魚介類加工品をまとめたもので31.1％を占める．そのほか，複合調理食品5.3％，肉およびその加工品4.6％，野菜およびその加工品3.6％が発生件数の多い食品である．

患者数が最も多い原因食品は複合調理食品で15.6％を占めている．続いて魚介類と魚介類加工品をまとめたもの(6.3％)，肉類およびその加工品(3.8％)と続く．

表５-３　病因物質別発生件数

			2017(H 29)年	2018(H 30)年	2019(R1)年	2020(R2)年	2021(R3)年	2022(R4)年
総数		件　数	1,014	1,330	1,061	887	717	962
		患者数	16,464	17,282	13,018	14,613	11,080	6,856
		死者数	3	3	4	3	2	5
病因物質判明件数		件　数	985	1,306	1,044	872	705	953
		患者数	15,865	16,665	12,742	14,262	10,930	6,754
		死者数	3	3	4	3	2	5
細菌	総数	件　数	449	467	385	273	230	258
		患者数	6,621	6,633	4,739	9,632	5,638	3,545
		死者数	2	–	–	–	1	1
	サルモネラ属菌	件　数	35	18	21	33	8	22
		患者数	1,183	640	476	861	318	698
		死者数	–	–	–	–	1	–
	ブドウ球菌	件　数	22	26	23	21	18	15
		患者数	336	405	393	260	285	231
		死者数	–	–	–	–	–	–
	ボツリヌス菌	件　数	1	–	–	–	1	1
		患者数	1	–	–	–	4	1
		死者数	1	–	–	–	–	–
	腸炎ビブリオ	件　数	7	22	–	1	–	–
		患者数	97	222	–	3	–	–
		死者数	–	–	–	–	–	–
	腸管出血性大腸菌（ＶＴ産生）	件　数	17	32	20	5	9	8
		患者数	168	456	165	30	42	78
		死者数	1	–	–	–	–	1
	その他の病原大腸菌	件　数	11	8	7	6	5	2
		患者数	1,046	404	373	6,284	2,258	200
		死者数	–	–	–	–	–	–
	ウェルシュ菌	件　数	27	32	22	23	30	22
		患者数	1,220	2,319	1,166	1,288	1,916	1,467
		死者数	–	–	–	–	–	–
	セレウス菌	件　数	5	8	6	1	5	3
		患者数	38	86	229	4	51	48
		死者数	–	–	–	–	–	–
	エルシニア・エンテロコリチカ	件　数	1	1	–	–	–	–
		患者数	7	7	–	–	–	–
		死者数	–	–	–	–	–	–
	カンピロバクター・ジェジュニ／コリ	件　数	320	319	286	182	154	185
		患者数	2,315	1,995	1,937	901	764	822
		死者数	–	–	–	–	–	–
	ナグビブリオ	件　数	–	–	–	–	–	–
		患者数	–	–	–	–	–	–
		死者数	–	–	–	–	–	–
	コレラ菌	件　数	–	–	–	–	–	–
		患者数	–	–	–	–	–	–
		死者数	–	–	–	–	–	–
	赤痢菌	件　数		1				
		患者数	–	99	–	–	–	–
		死者数	–	–	–	–	–	–
	チフス菌	件　数	–	–	–	–	–	–
		患者数	–	–	–	–	–	–
		死者数	–	–	–	–	–	–
	パラチフスA菌	件　数	–	–	–	–	–	–
		患者数	–	–	–	–	–	–
		死者数	–	–	–	–	–	–
	その他の細菌	件　数	3	–	–	1	–	–
		患者数	210	–	–	1	–	–
		死者数	–	–	–	–	–	–
ウイルス	総数	件　数	221	265	218	101	72	63
		患者数	8,555	8,876	7,031	3,701	4,733	2,175
		死者数	–	–	1	–	–	–
	ノロウイルス	件　数	214	256	212	99	72	63
		患者数	8,496	8,475	6,889	3,660	4,733	2,175
		死者数	–	–	1	–	–	–
	その他のウイルス	件　数	7	9	6	2	–	–
		患者数	59	401	142	41	–	–
		死者数	–	–	–	–	–	–
寄生虫	総数	件　数	242	487	347	395	348	577
		患者数	368	647	534	484	368	669
		死者数	–	–	–	–	–	–
	クドア	件　数	12	14	17	9	4	11
		患者数	126	155	188	88	14	91
		死者数	–	–	–	–	–	–
	サルコシスティス	件　数	–	1	–	–	–	–
		患者数	–	8	–	–	–	–
		死者数	–	–	–	–	–	–
	アニサキス	件　数	230	468	328	386	344	566
		患者数	242	478	336	396	354	578
		死者数	–	–	–	–	–	–
	その他の寄生虫	件　数	–	4	2	–	–	–
		患者数	–	6	10	–	–	–
		死者数	–	–	–	–	–	–
化学物質	総数	件　数	9	23	9	16	9	2
		患者数	76	361	229	234	98	148
		死者数	–	–	–	–	–	–

			2017(H 29)年	2018(H 30)年	2019(R1)年	2020(R2)年	2021(R3)年	2022(R4)年
自然毒	総数	件　数	60	61	81	84	45	50
		患者数	176	133	172	192	88	172
		死者数	1	3	3	3	1	4
	植物性	件　数	34	36	53	49	27	34
		患者数	134	99	134	127	62	151
		死者数	1	3	2	2	1	3
	動物性	件　数	26	25	28	35	18	16
		患者数	42	34	38	65	26	21
		死者数	−	−	1	1	−	1
その他	総数	件　数	4	3	4	3	1	3
		患者数	69	15	37	19	5	45
		死者数	−	−	−	−	−	−
不明	総数	件　数	29	24	17	15	12	9
		患者数	599	617	276	351	150	102
		死者数	−	−	−	−	−	−

＊「ブドウ球菌」とは，ぶどうの房状に増殖形態をとるスタフィロコッカス属細菌全般を指すものであるが，このうち，食中毒の原因となるのは，「黄色ブドウ球菌」のみである．

Column コラム　マスターテーブル法

食中毒が発生した場合，行政は素早くその原因究明と対策をとり，次の食中毒発生を予防しなければならない．そのためにまず，事件を探知し，その原因食品と病因物質を特定する必要がある．患者の症状と喫食状況の調査から病因物質や原因物質をある程度推定することが可能であるが，とくに集団食中毒の場合，原因食品が推定できない場合は，食中毒の原因食品の推定を統計学的に行う．その方法がマスターテーブル法である．

それぞれの食品で，「その食材を食べた人」の「発症者」(a)，「非発症者」(b) の人数，「食べなかった人」の「発症者」(c)，「非発症者」(d) の人数を表（マスターテーブル）にする．この表をもとにして，ad>bc を対象にカイ二乗（χ^2）検定を行い，ある特定の食品を食べた人の間で食中毒を発症した確率の有意差（$\chi^2 > 3.84$：危険率５％，$\chi^2 > 6.63$：危険率１％）を調べて有意差が認められれば原因食品を推定することができる．

次の表はある施設の 125 人の会食で 68 人の食中毒患者が発生した集団食中毒の事例におけるマスターテーブルである．すべての χ^2 検定を行うと，煮物 B，刺身 E に 1% の危険率で有意差が認められ，この事例の食中毒の原因食品は煮物 B か刺身 E である可能性が高いことが推定できる．しかし，このような統計学的方法だけでは食中毒原因の確定はできない．本当に有発症者であるのか症状の内容を検討したり，摂食の有無を正確に把握するとともに，微生物学的検査，科学的分析などによって病因物質を検出する必要がある．

表　マスターテーブル

食品	食べた人 発症者	食べた人 非発症者	食べなかった人 発症者	食べなかった人 非発症者	χ^2	有意差
A	a	b	c	d	$\frac{(ad-bc)^2(a+b+c+d)}{(a+b)(c+d)(a+c)(b+d)}$	
煮物 B	60	4	8	52	76.7	あり（1 %）
煮物 C	47	27	21	27	4.61	あり（5 %）
揚げ物 D	45	28	23	28	3.32	なし
刺身 E	66	35	2	22	30.2	あり（1 %）
刺身 F	5	28	62	28	ad(140)<bc(1736)	−

表 5-4　原因食品別発生状況(2017 年～ 2022 年)

		発生件数						患者数					
		2017 年	2018 年	2019 年	2020 年	2021 年	2022 年	2017 年	2018 年	2019 年	2020 年	2021 年	2022 年
総数		1,014	1,330	1,061	887	717	962	16,464	17,282	13,018	14,613	11,080	6,856
原因食品判明数		871	1,119	909	716	535	715	15,241	15,867	12,495	14,285	10,572	6,532
魚介類	総数	196	414	273	299	223	384	469	1,209	829	711	335	745
	貝類	7	28	16	16	2	5	68	301	133	50	8	52
	ふぐ	19	14	15	20	13	10	22	19	18	26	19	11
	その他	170	372	242	263	208	369	379	889	678	635	308	682
魚介類加工品	総数	12	26	10	13	2	4	67	420	90	69	24	4
	魚肉練り製品	–	–	1	–	–	–	–	–	47	–	–	–
	その他	12	26	9	13	2	4	67	420	43	69	24	4
肉類及びその加工品		61	65	58	28	31	29	638	451	826	682	158	227
卵類及びその加工品		2	1	–	2	–	2	4	39	–	107	–	113
乳類及びその加工品		–	3	–	–	1	–	–	38	–	–	1,896	–
穀類及びその加工品		5	7	3	–	1	2	113	214	59	–	29	27
野菜類および その加工品	総数	27	34	46	43	29	35	295	216	259	161	212	225
	豆類	1	–	1	–	–	–	17	–	28	–	–	–
	きのこ類	16	21	26	27	12	9	44	43	52	71	42	27
	その他	10	13	19	16	17	26	234	173	179	90	170	198
菓子類		5	4	6	2	5	–	182	72	536	63	106	–
複合調理食品		51	77	53	45	41	50	1,546	2,124	1,168	4,403	1,039	2,060
その他	総数	512	488	460	284	202	209	11,927	11,084	8,728	8,089	6,773	3,131
	食品特定	33	23	22	13	11	15	2,416	443	223	39	116	444
	食事特定	479	465	438	271	191	194	9,511	10,641	8,505	8,050	6,657	2,687
不明		143	211	152	171	182	247	1,223	1,415	523	328	508	324

表 5-5　原因施設別発生状況(2017 年～ 2022 年)

		発生件数						患者数					
		2017 年	2018 年	2019 年	2020 年	2021 年	2022 年	2017 年	2018 年	2019 年	2020 年	2021 年	2022 年
総数		1,014	1,330	1,061	887	717	962	16,464	17,282	13,018	14,613	11,080	6,856
原因施設判明数		897	1,142	899	687	516	673	15,942	16,803	12,626	14,171	10,390	6,487
家庭		100	163	151	166	106	130	179	224	314	244	156	183
事業場	総数	23	40	33	31	31	25	623	1,959	865	984	1,189	949
	給食施設	20	29	27	28	27	21	580	1,715	772	846	1,134	899
	寄宿舎	0	1	3	–	2	1	–	33	47	–	44	23
	その他	3	10	3	3	2	3	43	211	46	138	11	27
学校	総数	28	21	8	12	10	13	2,675	1,075	228	331	542	393
	給食施設	8	7	2	4	2	6	2,079	695	143	144	66	277
	寄宿舎	6	2	–	5	6	3	244	47	–	131	390	51
	その他	14	12	6	3	2	4	352	333	85	56	86	65
病院	総数	6	5	4	4	5	2	332	103	211	81	283	43
	給食施設	6	4	4	4	4	2	332	90	211	81	273	43
	寄宿舎	–	–	–	–	–	0	–	–	–	–	–	0
	その他	–	1	–	–	1	0	–	13	–	–	10	0
旅館		39	31	29	11	12	8	1,852	1,266	1,719	508	386	245
飲食店		598	722	580	375	283	380	8,007	8,580	7,288	6,955	2,646	3,106
販売店		48	106	50	49	40	87	85	173	61	90	44	154
製造所		8	11	13	7	10	3	164	345	871	631	2,127	12
仕出屋		38	30	19	26	16	20	1,605	2,682	868	4,310	3,010	1,323
採取場所		1	3	1	–	1	0	43	3	2	–	3	0
その他		8	10	11	6	2	5	377	393	199	37	4	79
不明		117	188	162	200	201	289	522	479	392	442	690	369

5.2.5 原因施設別食中毒発生状況

表5-5に2017年から2022年における原因施設別食中毒発生状況を示す．原因施設は大きく12に分類され，このうち事業場，学校，病院はさらに細かく分類されている．

その他および不明を除く10の分類の6年間の発生件数および患者数の平均を見ると，発生件数・患者数ともに最も多いのは，飲食店(発生件数49.2 %，患者数46.1 %)である．続いて仕出屋，事業場，旅館が比較的多い．家庭の発生件数は多いが患者数は少ない．病院，製造所は比較的発生率が低い．

5.3 細菌性食中毒

前述のように，細菌性食中毒は感染侵入型，感染毒素型，食品内毒素型に分けられる．それぞれの食中毒について説明し，原因菌と菌のおもな特徴については，それぞれの箇所で表5-6，5-7，5-8でまとめる．

5.3.1 感染侵入型食中毒

食品中で増殖した細菌(通常10^6個以上)が飲食物とともに摂取され，腸管内で定着，増殖後，ニードル型分泌システムによってエフェクタータンパク質を腸管上皮細胞に注入，組織内へ侵入して発症する．したがって，食中毒症状に関連するタンパク質性外毒素が見いだされないものを感染侵入型食中毒という．サルモネラ中毒，下痢原性大腸菌中毒，エルシニア中毒などがあり，症状として発熱を伴う急性胃腸炎症状を呈する(表5-6)．

(1) サルモネラ中毒

食中毒の原因となるサルモネラ(*Salmonella*)属の細菌には，ゲルトネル菌(*S. enterica* serovar Enteritidis)やブタコレラ菌(*S. enterica* serovar Choleraesuis)のほかにネズミチフス菌(*S. enterica* serovar Typhimurium)などがある．近年，わが国でのサルモネラ食中毒は発生件数，患者数ともに多いが，1事件あたりの患者数が大きくなる傾向がある．サルモネラは摂取菌数の増加に伴って潜伏期間が短くなり，発症率も増大する．発症機序は不明確な点も多いが，菌体外に産生されるような外毒素(腸管毒素)が見つかっていないことから，菌がⅢ型分泌システム(ニードル型)によりSPI群エフェクタータンパク質を腸粘膜細胞に注入して侵入することにより，食中毒症状が引き起こされると考えられている．

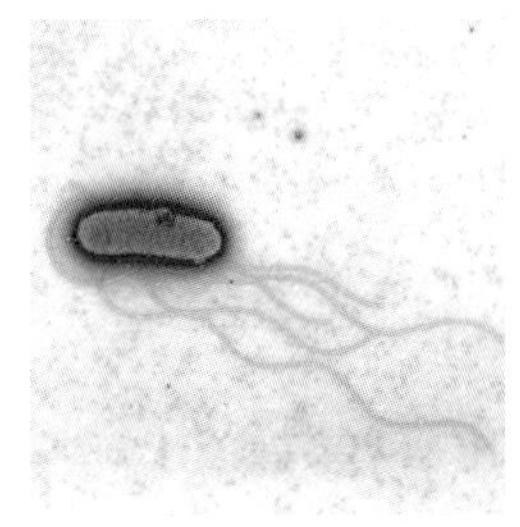
サルモネラ
岡山県立大学保健福祉学部栄養学科　有田美知子氏提供

【臨床症状】 潜伏期間は摂食後12～48時間である．一般的な症状は腹痛，下痢，嘔吐および発熱で，下痢は水様性便で，ときには血便を排し赤痢と誤診される場合もある．38℃以上の高熱になることも多い．発病後1～2日で回復に向かい，排菌期間も2週間以内が通常であるが，1か月以上も排菌が続き，乳幼児や高齢者で死亡する重症例も見られる．また回復後，健康保菌者(healthy carrier)となり長期間排菌し続ける場合も見られる．

表5-6　感染侵入型食中毒菌の原因菌とおもな特徴

中　毒	原因菌	おもな特徴
サルモネラ中毒 *Salmonella*	ネズミチフス菌 (S. Typhimurium)* ゲルトネル菌 (S. Enteritidis)* ブタコレラ菌 (*S*. Choleraesuis)*	グラム陰性桿菌，芽胞を形成せず，周毛性の鞭毛をもつ通性嫌気性菌で，腸内細菌科に属する細菌である 細胞壁に存在するリポ多糖(O抗原)とタンパク質性の鞭毛抗原(H抗原)の組合せにより数多くの血清型に細別されている 至適生育温度は30～37℃で，高温に弱く60℃，15～30分程度で死滅する ブドウ糖を分解して酸およびガスを産生するが，乳糖を分解しない点で大腸菌（群）と区別できる クエン酸を炭素源として利用可能なことも特徴の一つである
下痢原性大腸菌中毒	病原性大腸菌 (EPEC) 侵入性大腸菌 (EIEC)	グラム陰性無芽胞桿菌で周毛性鞭毛をもつことが多い 細胞壁のリポ多糖(O抗原)と鞭毛に対する血清型(H抗原)の組合せにより細別される 至適生育温度は30～37℃で，高温に弱い点でもサルモネラ菌に類似する 乳糖を分解して酸とガスを産生する点で，乳糖非分解のサルモネラ菌と鑑別できる．
カンピロバクター中毒	*Campylobacter jejuni / coli*	細長いらせん状またはS字状のグラム陰性桿菌で，一端または両端に1本の鞭毛をもち，スクリュー状の活発な運動性を示す 通常の培養条件では生育せず，培養には3～10％の酸素の存在を必要とする微好気性菌 長く培養すると球菌状へ形態が変化し，死滅はしないが増殖できない状態となる 後遺症としてギランバレー症候群を発症することがある．
エルシニア中毒	*Yersinia enterocolitica*	グラム陰性小桿菌で，1～10本以上の周毛性鞭毛を有する ウレアーゼ陽性は，食中毒原因菌として特徴的である 低温でも増殖可能な好冷性状をもつが，本来は動物の腸内温度である37℃付近を増殖至適温度とする中温細菌であるが，低温でも増殖が可能 現在50以上のO抗原，20以上のH抗原および六つの莢膜多糖抗原(K抗原)が知られている
ビブリオ　フルビアリス中毒	*Vibrio fluvialis*	グラム陰性，通性嫌気性，桿菌
エロモナス中毒	*Aeromonas hydrophila* *A. sobria*	グラム陰性，通性嫌気性，桿菌 東南アジアの河川(淡水中) 淡水魚など 感染毒素型に分類される場合がある
プレシオモナス中毒	*Plesiomonas shigelloides*	
チフス	チフス菌 (*Salmonella* Typhi) パラチフスA菌 (*S*. Paratyphi A)	グラム陰性通性嫌気性桿菌で，鞭毛により活発に運動する Vi抗原と呼ばれる莢膜様物質を菌体周辺に産生する．鞭毛やVi抗原は病原性に関連すると考えられているが，はっきりとした外毒素は見いだされていない 3類感染症(経口伝染病)

＊簡略法で記載した．

【感染経路，原因食品と予防】　動物由来の食品，とくに鶏卵および鶏肉がサルモネラ食中毒の主原因となる(とくに，鶏卵はゲルトネル菌による汚染が多い)．鶏肉は屠畜や精肉段階で内臓から汚染を受け，流通や貯蔵などの環境により汚染が広がる．一方，鶏卵がサルモネラ菌で汚染される過程は，卵殻表面に付着した糞便等に存在する菌が卵内部に侵入する場合（on egg 汚染）と，感染鶏の卵巣や卵管に定着している菌が卵の形成過程で内部に取り込まれる場合（in egg 汚染）がある．in egg 汚染の場合，菌体は卵白から高い頻度で分離されるが，卵黄からも分離されることがある．殻付き卵における on egg 汚染卵の発生率は 0.03 % 程度とされるが，パック詰め前に卵殻の洗浄・殺菌が実施された後は 0.003% 程度まで減る．in egg 汚染卵の発生率は食品安全委員会の推定では 0.0029% とされる．

(2) 下痢原性大腸菌（感染侵入型）

下痢原性大腸菌（*Escherichia coli*）とは，食品あるいは飲料水を介して下痢を引き起こす感染侵入型の食中毒菌のことである．

① 腸管病原性大腸菌（EPEC，enteropathogenic *E. coli*）：特定の血清型（O18，O20，O44，O55，O86，O119，O125，O128，O142，O146，O158 など）を示す大腸菌である．食品中で菌が増殖し，多量の菌（10^6 個以上と推定される）が食品とともに摂取され，腸内細菌叢のバランスを崩して定着し，さらに増殖する．

【臨床症状】 感染すると発熱，嘔吐を伴う胃腸炎を引き起こす．成人での潜伏期間は12時間程度で，サルモネラ食中毒様の下痢と腹痛を起こす．乳幼児では血便，膿粘血便（のうねんけつべん）などの赤痢様症状が見られることがあり，低年齢ほど重篤になる場合が多い．

【予防】 動物由来の食品が食中毒の原因となることが多いが，他の食品への二次汚染についても十分に注意する．食品の低温保存と加熱による殺菌である．

② 腸管侵入性大腸菌（EIEC，enteroinvasive *E. coli*）：EPEC と同様，多くの菌が特定の血清型（O28，O112，O124，O136，O143，O152，O164 など）を示す．これらは乳糖遅分解で，運動性をほとんどもたないものもある．EIEC による食中毒は，夏季に限らず年間を通して発生する．

【臨床症状】 おもには発熱，腹痛，下痢．大腸粘膜上皮細胞に侵入して組織内感染を起こす．細胞の壊死や剥離による潰瘍形成のため赤痢様粘血便を排する．

【感染経路，原因食品と予防】 家畜やペット，健常者や自然環境にまで分布しているため，原因食品は多種にわたる．予防は，サルモネラと同様，食品の低温保存，加熱殺菌および調理環境の整備である．

③ 腸管付着性大腸菌（EAEC，enteroadherent *E. coli*）：腸管凝集性大腸菌（EAggEC，enteroaggregative *E. coli*）と呼ばれることもある．細胞付着性およびガラス面への付着性を特徴とする．EPEC と同様に乳幼児の持続性下痢症（サルモネラ食中毒様下痢）の原因菌として重要である．

(3) エルシニア・エンテロコリチカ

エルシニア（*Yersinia enterocolitica*）は 1972 年に，静岡県で 2 回にわたり小中学校の学童および幼稚園児に集団食中毒事件が発生して以来，小児下痢症の原因菌として注目されるようになった．しかし，比較的歴史が浅いため解明されていない点も多い．同属菌に，1 類感染症に分類されるペスト菌(*Y. pestis*)がある.

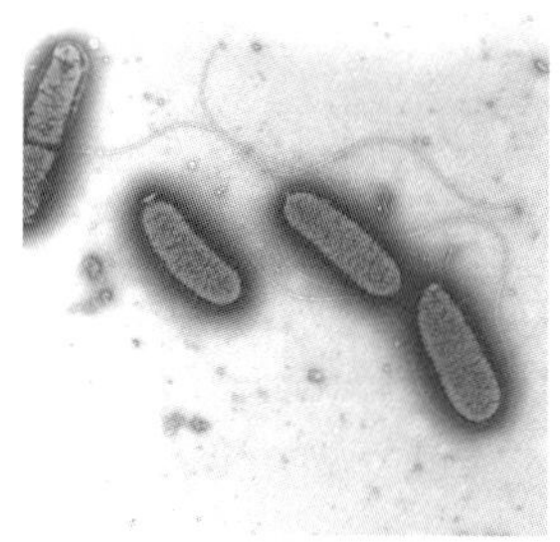
エルシニア
岡山県立大学保健福祉学部栄養学科　有田美知子氏提供

【臨床症状】 潜伏期間は24時間以内であることが多いが，3～7日と長くなる場合もある．おもには，発熱，腹痛，下痢で，咳嗽(がいそう)，咽頭痛などの上気道炎症状が見られることもある．リンパ組織に親和性が強いため，口から摂取された菌は小腸内で増殖して腸炎を起こし，回腸末端のパイエル板から侵入して腸間膜リンパ節炎を起こし，さらには敗血症を引き起こす．胃腸炎は比較的軽症で，一般に予後は良好である．

【原因食品】 ブタ，ウシなどの畜肉に存在し，食肉が原因食品の一つと考えられているが，飲料水の汚染も原因となる．イヌ，ネコなどの保菌率が高く，ペット類からの感染にも注意する．低温環境(冷蔵庫内)でも増殖するので，冷蔵庫保存を過信しない．

(4) エロモナスおよびプレシオモナス

エロモナス・ヒドロフィラ(*Aeromonas hydrophila*)，エロモナス・ソブリア(*A. sobria*)およびプレシオモナス・シゲロイデス(*Plesiomonas shigelloides*)は，東南アジア諸国の河川などに広く生息する．飲料水や淡水魚が原因となる旅行者下痢症(輸入下痢症)を引き起こすが，症状は比較的軽度で，予後も良好な場合が多い．エロモナスからは外毒素が分離され，感染毒素型に分類される場合もある．

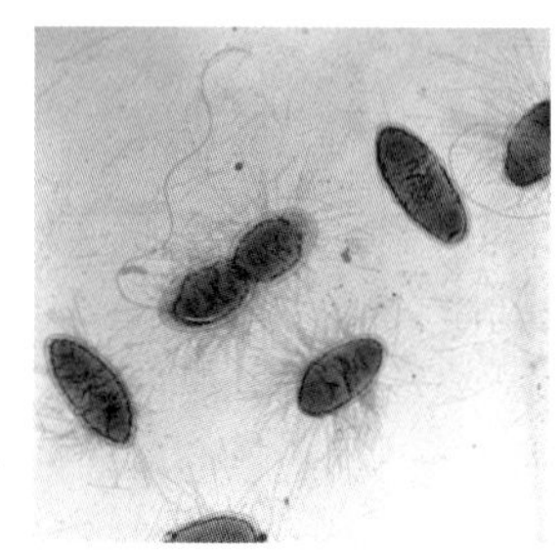
エロモナス
岡山県立大学保健福祉学部栄養学科　有田美知子氏提供

(5) チフス

原因菌は，チフス菌(*Salmonella enterica* subsp. *enterica* serovar Typhi)とパラチフスA菌(*Salmonella enterica* subsp. *enterica* serovar Paratyphi A)である．チフス菌はパラチフス菌Aよりも高病原性であるが，いずれも感染症法において3類感染症に分類されている．東南アジアやアフリカなどへの渡航者において発症が見られる輸入感染症である．

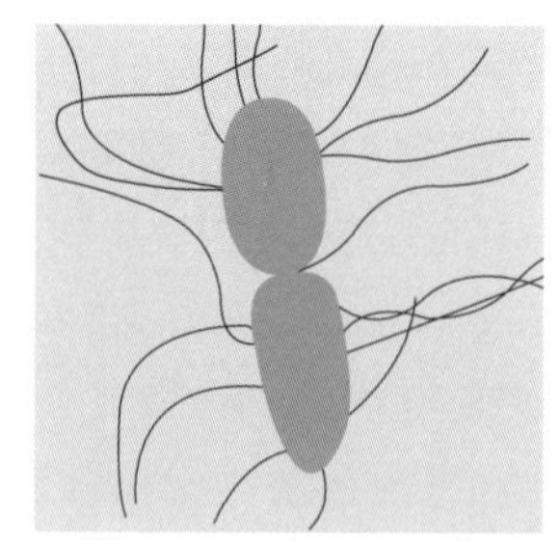
腸チフス菌

【臨床症状】 7～14日の潜伏期間を経て，感染初期は，下痢や便秘などが見られ，中期になると，小腸回盲部のリンパ節へ侵入して増殖する．全身感染となると，高熱が続き，体幹にピンク～赤色の発疹(バラ疹)が現れる．感染末期では，敗血症となり死亡することもある．回復後，永久保菌者になる場合も多く，また，感染しても発症しない健康保菌者も存在する．

【予防と治療】 腸チフスワクチンがWHOにより事前認定され，わが国でも海外渡航前の任意接種を特定の医療機関にて行うことができる．不衛生な食材や調理環境では危険性が高まるため，流行地域では生もの，生水や氷を避けるべきである．

5.3.2 感染毒素型食中毒

感染毒素型食中毒は，食品とともに摂取された細菌が，腸管内で増殖あるいは芽胞を形成し腸管毒素（エンテロトキシン）を産生し，これが原因となって発症する食中毒である．

表5-7　感染毒素型食中毒（生体内毒素型食中毒）菌の原因菌とおもな特徴

中　毒	原因菌	おもな特徴
腸炎ビブリオ中毒	腸炎ビブリオ（*Vibrio parahaemolyticus*）	グラム陰性，通性嫌気性であり，芽胞は形成できない桿菌 太い極単毛性の鞭毛と周毛性の鞭毛の2種類をもち活発に運動する 84の血清型に分類されている 臨床分離株には，神奈川現象（KP）が見られる
ウエルシュ中毒	ウエルシュ菌（*Clostridium perfringens*）	グラム陽性偏性嫌気性であり，鞭毛はもたないが，莢膜と芽胞を形成する 発育至適温度は43～46℃ではかの細菌より高温である ふつうの嫌気性菌とやや異なり，空気と接触しても簡単に死滅することはない 毒素の血清型によりA～Eの5型に分類されるが，食中毒原因菌としてはエンテロトキシンを産生するA型菌が重要
下痢型セレウス中毒	*Bacillus cereus*	グラム陽性大桿菌連鎖状．好気性菌で，菌体の中央に楕円形の芽胞を形成し，周毛性の鞭毛をもつ 起病性のセレウス菌はβ溶血を示し，レシチナーゼを産生する マンニットを発酵せず，デンプン分解性陽性（嘔吐型セレウスは陰性）である エンテロトキシン（腸管毒）によって起こり，この毒素は易熱性のタンパク質である
下痢原性大腸菌中毒	毒素原性大腸菌（ETEC）	グラム陰性，通性嫌気性，桿菌 コレラ様エンテロトキシンを分泌
	出血性大腸菌（EHEC）	ベロ毒素を産生 溶血性尿毒症症候群（HUS） 3類感染症（経口伝染病）
細菌性赤痢	赤痢菌A群（*Shigella dysenteriae*）	グラム陰性通性嫌気性桿菌で，鞭毛はなく非運動性であり，芽胞や莢膜もない 乳糖を分解することができない．細胞侵入因子としてムチナーゼを産生して，大腸粘膜のムチンを破壊する 腸管粘膜上で志賀毒素と呼ばれるタンパク質合成阻害活性をもつ外毒素を産生する 3類感染症（経口伝染病）
コレラ	*Vibrio cholerae*	コンマ状のグラム陰性通性嫌気性の好塩菌で1本の鞭毛をもつ．形態的に腸炎ビブリオ菌と区別し難い O1抗原はさらにA，BおよびC型の3種類があり，その組合せによって小川型（AB型），稲葉型（AC型），彦島型（ABC型）に分類して疫学調査に利用される 生化学的な手法により，エルトール型とアジア型に分けられている．一般的に，アジア型はエルトール型よりも症状が重い 感染したコレラ菌は小腸粘膜で急速に増殖し，体内の水分を腸管内に放出させる外毒素のコレラトキシンを産生する 3類感染症（経口伝染病）
ナグビブリオ中毒	*Vibrio cholerae non*-O1	コレラ菌に非常に類似したビブリオ属菌 コレラ菌のO抗原（O1およびO139）に対する抗血清で凝集しない菌をナグ（NAG）ビブリオ（non-agglutinable *vibrio*）と呼んでいたが，その多くは生化学的にコレラ菌と区別できないので現在分類的には*V. cholerae*として扱われている．コレラトキシンを産生するコレラ菌はO1およびO139 *V. cholerae*で，それ以外の抗原型がナグビブリオである グラム陰性で，1本の鞭毛をもつ，好塩性（1～1.5％）の通性嫌気性桿菌である 河川，河口域に広く分布しており，胃腸炎を起こすものがある コレラ様症状を示す株は，コレラ毒に類似した毒素を産生する *V. mimicus*もナグビブリオとして扱われており，non-O1 *V. cholerae*と同様の食中毒を示す．ショ糖分解性がないところがコレラ菌と異なり，O抗原も異なっている

腸炎ビブリオ，カンピロバクター，ウエルシュ，下痢型セレウス，下痢原性大腸菌，腸管出血性大腸菌，ナグビブリオなど多くの菌が原因となる(表5-7)．多くは12～24時間の潜伏期で，発熱を伴う急性胃腸炎症状を呈する．カンピロバクターでは潜伏期は比較的長く，数日後に発症する．

(1) 腸炎ビブリオ

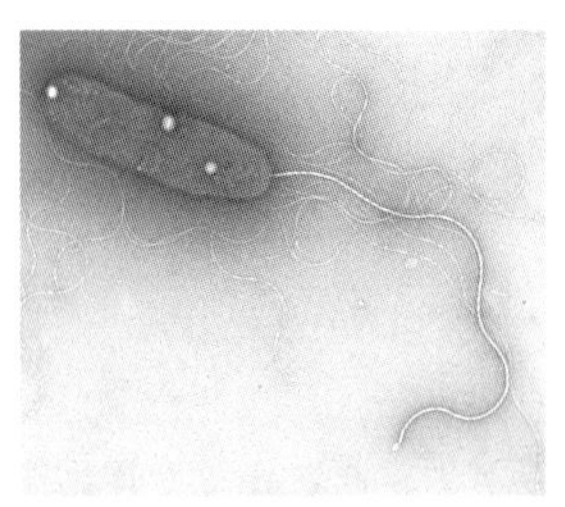

腸炎ビブリオ
岡山県立大学保健福祉学部栄養学科　有田美知子氏提供

腸炎ビブリオ菌(*Vibrio parahaemolyticus*)による食中毒は，8月を発生のピークに7～9月に多発するのが特徴である．

腸炎ビブリオ菌は3～4％食塩を好む好塩性菌で，食塩が存在しない環境では生育せず，高濃度の食塩を含む環境(10％NaCl)でも生育できない．発育可能pH域は4～11で，弱アルカリの環境を好み，pH4以下では死滅する．また，10℃以下では増殖せず，熱にはきわめて弱く，煮沸で死滅する．

菌のほとんどが耐熱性溶血毒(TDH，thermostable direct hemolysin)および易熱性溶血毒(TRH，TDH related hemolysin)の二つの外毒素を産生する．TDHは溶血作用だけでなく，腸管毒性，致死活性(心臓に対する毒性)などをもつ．これらにより赤血球の溶血が見られる反応を神奈川現象(KP，Kanagawa phenomenon)と呼ぶ．

【臨床症状】 潜伏期間は24時間以内が多い．下痢，嘔吐および上腹部痛が見られ，下痢は1日に数回から十数回の水様性便が見られるが，血便を認めることもある．乳幼児や高齢者の患者では，死亡することもある．

【原因食品と予防，治療】 腸炎ビブリオは，海水中や海泥中で動物プランクトンなどに付着している．水温が17℃以上になると増殖する．市販の魚介類のほとんどがこの菌に汚染されているといえ，夏季の魚介類による食中毒の大半は，腸炎ビブリオが原因である．他の食中毒菌と比較すると世代時間が短く増殖が早い(8～10分)が，10℃以下では増殖できなくなるので生食用の魚介類は低温で保存する．治療は対症療法を優先するが，乳酸菌製剤の投与により腸内細菌叢の正常化を図ることもある．

(2) カンピロバクター

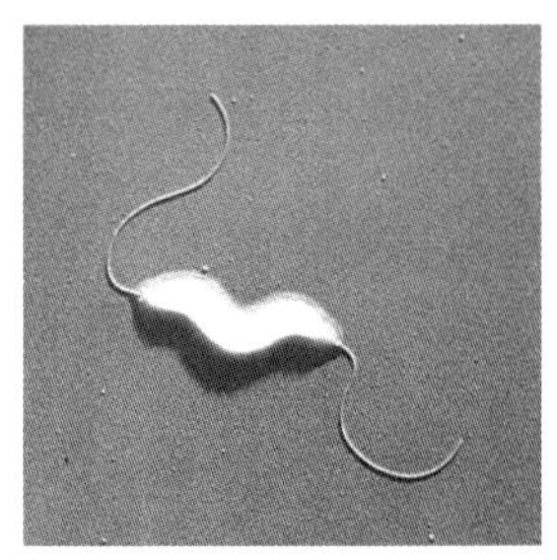

カンピロバクター
岡山県立大学保健福祉学部栄養学科　有田美知子氏提供

近年，事件数および患者数とも増加傾向にあり，ここ数年では散発性下痢症患者や小児から高頻度に検出されるようになり，食中毒原因菌の上位を占めるようになった．

現在，本菌による食中毒は感染侵入型に分類されているが，起因菌の*C. jejuni*が腸管毒素(CJT)を産生していることが報告されたことより，将来的には感染毒素型(生体内毒素型)へ移行される可能性がある．

【臨床症状】 2～10日間の潜伏期の後，発熱，倦怠感，頭痛，筋肉痛などに続き，嘔気，腹痛，さらに高頻度に血便が見られる．

このような腸炎の1～3週間後，ギランバレー症候群(GBS, Guillain - Barre syndrome)が起こることがある．GBSは手足の麻痺，顔面神経麻痺，神経困難などが起こり，適切な治療を受けないと死亡することがある．

【感染経路，原因食品と予防】 ウシ，ヒツジ，ニワトリ，イヌ，ネコなどの腸管内には広くカンピロバクターが保菌され，これらの糞便が汚染源となる場合が多い．食肉処理場などで汚染された生肉，生乳，飲料水などを介してヒトへ経口感染する．とくに食肉処理後のニワトリにはみつかることが多いため，原因食品の大半が鶏肉および卵となる．予防としては，食品を低温下に保存することで増殖を抑制し，調理時には十分に加熱殺菌することである．

(3) ウエルシュ

ウエルシュ菌(*Clostridium perfringens*)はガス壊疽，敗血症などの原因菌として知られており，エンテロトキシンの産生により，食中毒が発症する．ヒトや動物の腸内常在菌で，土壌，下水などに広く分布する．食中毒は夏季に発生しやすいが，季節的な偏りはあまりない．

下痢原性毒素(エンテロトキシン)は，易熱性で60℃，10分の加熱で失活するタンパク質である．酸にも弱くpH 4.0以下で不活化され，胃酸や消化酵素によっても失活する．食品内で増殖したウエルシュ菌が腸管内で芽胞を形成する際にエンテロトキシンを産生し，腸管粘膜に作用して発症させる．

【臨床症状】 潜伏期は6～18時間で，おもに腹痛と水様性下痢が見られる．症状は軽く，2～3日で回復する．

【原因食品と予防】 原因食品は，食肉や魚介類などのタンパク質性食品で，大量に加熱調理されたあと，室温で数時間から一夜放置されて食中毒が起こることが多い．食中毒時の患者数は，1件当たり100人以上となる場合が多い．加熱調理された食品中に芽胞が残り，再加熱により食品中の酸素が追い出され嫌気状態になり，芽胞の形成が進む．また食品が徐々に冷却されていく間に，ウエルシュ菌が発育しやすい環境となる．

ウエルシュ菌は自然界に広く分布しているので，材料の扱いには十分に注意し，食品中の菌の増殖を防ぐことが重要である．高温・長時間の加熱調理後の食品は，芽胞の発芽・増殖を防止するため，すみやかに摂食する．保存する場合には，急速冷却後に，10℃以下に保つ．

(4) 下痢型セレウス

セレウス菌(*Bacillus cereus*)は，土壌細菌の一種で，自然環境や農畜水産物などに広く分布している．毒素の種類の違いにより，下痢型と嘔吐型があり，下痢型セレウスは感染毒素型(生体内毒素型)である．自然界では芽胞として存在することが多く，土壌中や水中または植物表面などに広く分布する．

【臨床症状と治療】 8～20時間の潜伏期後，水様性下痢，腹痛，悪心を起こす(ウェルシュ菌食中毒に類似)．エンテロトキシンは数種類産生されるが，いずれもタンパク質で熱や酸などで不活化されるので，食品中で産生されても，胃酸や消化酵素で失活される．しかしセレウス菌が小腸内に入り，増殖して毒素が産生されると発症する．1～2日で回復する．

【感染経路，原因食品と予防】 セレウス菌の芽胞は多くの食品材料に混入している．原因食品は肉類，スープ類，カスタード，バニラソースなどで，予防は芽胞の発芽･増殖を防ぐことである．米飯類は調理後すぐに摂食する．保存は，10℃ 以下に置くことである．

(5) 下痢原性大腸菌(感染毒素型)

感染侵入型の下痢原性大腸菌の菌学的性状に準じる(p. 60, 表5-6参照).

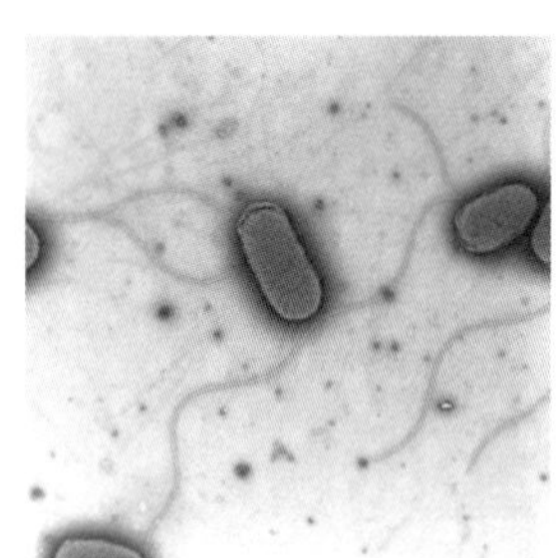

腸管毒素原性大腸菌
岡山県立大学保健福祉学部栄養学科　有田美知子氏提供

① 腸管毒素原性大腸菌(ETEC, enterotoxigenic *E.coli*)：コレラ患者と類似の症状をもつ患者や小児の下痢患者の原因菌である．また，海外旅行者下痢症の重要な病原菌である．

本菌は小腸上部，空腸粘膜上皮細胞表面に付着しながら増殖し，産生するエンテロトキシン(腸管毒)によって下痢を引き起こす．菌自体は上皮細胞内や体内に侵入しない場合も多い．エンテロトキシンには易熱性毒素LT(heat-labile enterotoxin, 60℃, 30分失活)と耐熱性毒素ST(heat-stable enterotoxin, 100℃, 30分で失活しない)があり，LTは部分的にコレラ毒素に類似している．LT, STともに腸粘膜上皮細胞のアデニル酸シクラーゼを活性化してcAMPを上昇させ，腸管内に過剰の分泌液をもたらして下痢を引き起こす．

【臨床症状】 おもにコレラ様下痢(水様便)が見られる急性腸炎である．一連の症状はコレラより軽く，予後も良好である．

② 腸管出血性大腸菌(EHEC, enterohemorrhagic *E.coli*)：ベロ毒素産生性大腸菌(VTEC, Verotoxin-producing *E. coli*)と呼ばれる場合も多い．1996年には，西日本を中心に小学校給食が原因の食中毒が全国的に多発し，患者9800人，死者11人にのぼる大規模な事件が起こった．VTECはヒトからヒトへの二次感染が確認され，1999年には感染症法により3類感染症に分類された．

EHECは，志賀赤痢菌(*S. dysenteriae*)の志賀毒素(Shigera toxin)と類似するベロ毒素(VT1およびVT2)を産生する．VT2はVT1より毒性が強く，とくに腎臓や脳の細胞に対する毒性はVT1の100～1000倍あるとされている．これらの毒素は，腸管内で産生される．ベロ毒素を産生する大腸菌は，O157:H7がよく知られているが，O2:H5, O26:H11, O103：H2などの産生菌もある．

【臨床症状】 潜伏期間は4～9日(ときには2週間)で，大量の新鮮血の混ざった激しい血便と腹痛が特徴的である．重症化すると，腎不全，溶血性貧血，溶血性尿毒症症候群(HUS, hamolytic uremic syndrome)を併発し，脳症へ増悪することもある．

(6) 細菌性赤痢

赤痢菌(*Shigella* 属)は，10～100 個程度の菌量で感染し伝染性が強いため，感染症法では３類感染症である．わが国での食中毒発生は年間1000人前後の患者数であるが，おもにアジア地域からの輸入例が多い．赤痢菌は血清型や生物学的分類により４種とされるが，志賀赤痢菌(*S. dysenteriae*)が最も病原性が高い．

【臨床症状】 通常１～３日の潜伏期ののち，感染初期には，志賀毒素により腹痛，血便，テネスムス(しぶり腹)，微熱が見られ，中～後期では大腸の壊死，潰瘍化が見られるようになる．重度の粘血性下痢に伴う貧血，血小板減少も見られる．感染末期には，溶血性尿毒症症候群(HUS)を起こし，腎炎，脳炎などを併発して死亡することもある．

【予防と治療】 基本は，経口感染を遮断することである．治療には，失われた水分と塩分を補給するために経口や静脈から点滴を行う．

(7) コレラ

コレラは代表的な経口感染症で，コレラ菌(*Vibrio cholerae*)は，ごく少ない菌量(10^2～10^3個程度)で発症する．わが国での発生はほとんど見られなくなり，衛生状態の悪い地域からの渡航者にほぼ限定されている(輸入感染症)．まれに海外渡航歴のない人でも発症することがあり，輸入魚介類などの生鮮食品の汚染が重要となる．血清型分類において，O1 や O139 抗原を有するものを，ヒトからヒトへの感染拡大の恐れがある高病原性のコレラ菌として，３類感染症に分類されている．この O 抗原をもたないコレラ菌は，後述の「ナグビブリオ」としての扱いを受けることになる．

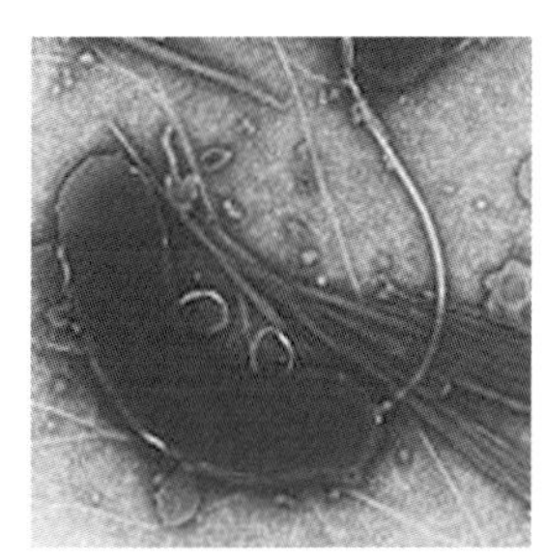

コレラ菌

【臨床症状】 2～3日程度の潜伏期を経て，コレラトキシンによる米のとぎ汁状の激しい水様性下痢と嘔吐をおもな症状として発症する．急激に体内から水分が奪われ，末期患者の顔は眼や頬が落ちくぼむ(コレラ顔貌)．

【予防と治療】 検疫や個人の衛生管理(流行地で生水や生の食品をとらない，など)が重要となる．おもな治療は，経静脈補液や経口補液などの対症療法である．

(8) ナグビブリオ(NAG ビブリオ)

【臨床症状】 潜伏期間は喫食後数時間から72時間以内くらいで，腹痛，嘔吐，下痢などが見られる．コレラ類似の下痢が見られることもある．

5.3.3 食品内毒素型食中毒

細菌が食品中に増殖した際に産生した毒素(タンパク質)を摂取することによって起こる食中毒である(表 5 - 8)．この毒素は消化酵素で分解されない．

(1) 黄色ブドウ球菌

ブドウ球菌食中毒は，黄色ブドウ球菌(*Staphylococcus aureus*)によるものである．注目すべきわが国の食中毒事例としては，2000年に，加工乳がブドウ球菌エンテロトキシンに汚染されて，患者13,420人の大規模食中毒事件が近畿地方を中心に発生した．

表5-8　食品内毒素型食中毒菌の原因菌とおもな特徴

中　毒	原因菌	おもな特徴
黄色ブドウ球菌中毒	黄色ブドウ球菌(*Stapylococcus aureus*)	グラム陽性球菌で，ほぼ球形の菌体がぶどうの房状に配列している 通性嫌気性で，芽胞，鞭毛はない 集落を室温に置いておくと黄色い色素を産生する カタラーゼ陽性，16～18％食塩濃度でも増殖できる耐塩性菌である エンテロトキシンは食中毒原因毒素であり，この毒素を産生する菌株がヒトに食中毒を起こす
ボツリヌス中毒	ボツリヌス菌(*Clostridium botulinum*) A，B，E，F型(日本では大部分がE型)	両端が丸みを帯びたグラム陽性の大桿菌で，偏性嫌気性である 周毛性の鞭毛と芽胞を形成する．芽胞は卵円形で菌体の中央または偏在性に位置し，菌体より膨隆する ブドウ糖を利用しガスを産生するが，乳糖やショ糖は利用できない 芽胞の抵抗性は強く，100℃で3～5時間，120℃で5分間の処理が必要
嘔吐型セレウス	*Bacillus cereus*	グラム陽性，好気性，桿菌，芽胞 デンプン高分解性(下痢型セレウスにはなし) セレウリド(耐熱性環状ペプチド) …腹部迷走神経刺激により嘔吐 摂取直前の加熱による予防不可能

エンテロトキシンはタンパク質で，抗原性の違いからA，B，C，D，Eの五つの型に分類される．エンテロトキシンは100℃，30分の加熱でも分解されない耐熱性毒素で，なかでもA型エンテロトキシンが食中毒の原因となることが多い．黄色ブドウ球菌の病原性は食中毒だけではなく，化膿性疾患の起炎菌として，また表皮剥脱症候群や毒素性ショック症候群，耐性菌のMRSA(メチシリン耐性黄色ブドウ球菌)などの院内感染原因にもなる．

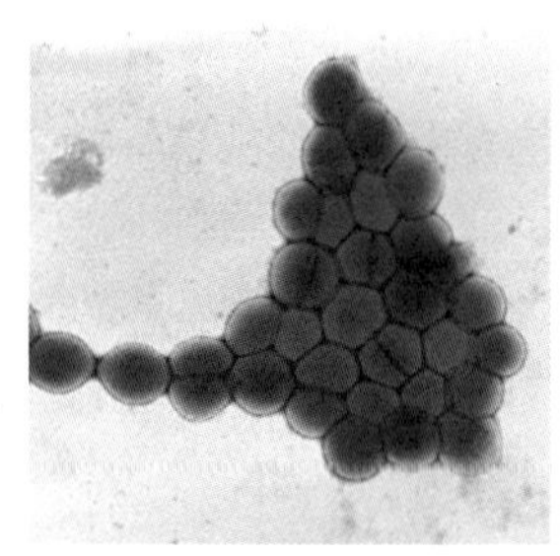

黄色ブドウ球菌
岡山県立大学保健福祉学部栄養学科　有田美知子氏提供

【臨床症状，治療】　1～5時間の潜伏期の後に嘔気・嘔吐が起こり，腹痛，下痢を起こす．重症の場合は，激しい嘔吐や水様性の下痢を繰り返し，脱水症状をきたし，血圧低下，手足のしびれ，頭痛などを起こすことがある．エンテロトキシンの摂取量が多いと症状が強くなる．予後は良好で，1日～数日で回復する．

治療法は，脱水症状に対する輸液療法などの対症療法が主体となる．

【感染経路，原因食品と予防】　原因食品の約半数はおにぎりであったが，近年弁当による事例が増加して原因食品は多岐にわたっている．食中毒を発症する原因食品中の黄色ブドウ球菌数は10^6～10^9個/gである．黄色ブドウ球菌はヒトに付着していて，健常者でも鼻前庭に黄色ブドウ球菌を比較的高率に保菌している．汚染源は食品取り扱い者の手指の場合が多く，とくに手指の化膿巣である．調理者はビニール手袋，マスクや帽子を着用して汚染を防ぐ．黄色ブドウ球菌は10℃以下では増殖できないので，調理食品は冷蔵庫で保存する．

(2) ボツリヌス菌

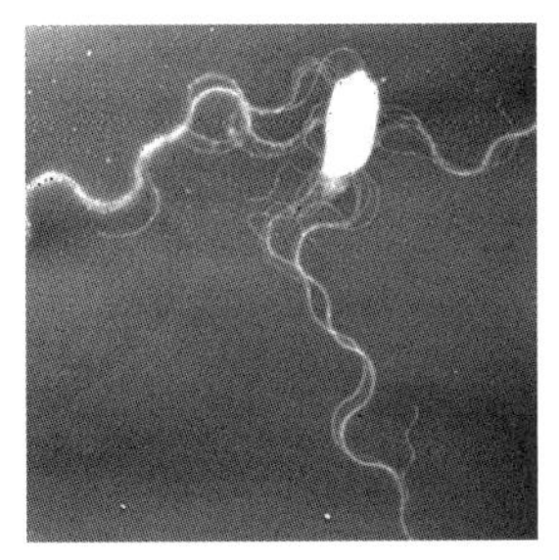
ボツリヌス菌
岡山県立大学保健福祉学部栄養学科　有田美知子氏提供

ボツリヌス菌(*Clostridium botulinum*)による食中毒事例では，1984年に真空包装された辛子レンコンによるA型中毒が発生し，患者36人中11人の死亡事故がある．1998年にはイタリア製の缶詰め入りオリーブが原因でB型中毒が発生している．ボツリヌス菌による食中毒は，発生件数は少ないが，致命率がきわめて高い．感染症法では，4類感染症である．

菌が産生する神経毒素は，A，B，Cα，Cβ，D，E，F，G型の8型に分類され，すべて易熱性のタンパク質である．経口摂取された毒素は胃を通過し，小腸上部より吸収され，血流により神経－筋接合部や自律神経節およびその末端に至る．そののちコリン作動性神経末端のシナプス膜に作用し，神経伝達物質であるアセチルコリンの遊離を阻害し，神経支配を受けている筋肉に弛緩性麻痺を起こす．

【臨床症状】 潜伏期は，毒素を含む食品を摂食してから12～36時間後くらいである．嘔気，嘔吐などが始まり，口渇，嚥下困難，呼吸困難など，毒素による運動神経および副交感神経遮断症状が出現する．重症例では呼吸筋麻痺により死亡する．ボツリヌス症には，ボツリヌス食中毒(食餌性ボツリヌス)以外に，乳児ボツリヌス症と創傷ボツリヌス症がある．

●乳児ボツリヌス症と創傷ボツリヌス症

乳児ボツリヌス症は，生後3週間から8か月未満の乳児に発症するものである．離乳食として蜂蜜や水飴などによりA型あるいはB型菌の芽胞が摂取され，3～30日後，大腸内で発芽･増殖し，ボツリヌス毒素を産生し中毒を起こす．頑固な便秘(2日以上の間隔での排便)，吸乳力や泣き声の低下などの症状が現れる．横隔膜に麻痺が起こると呼吸障害により死に至ることもある．芽胞で汚染された蜂蜜などが原因となるので感染毒素型食中毒の一つともいえるが，乳児という限定的な宿主にしか起こらないことから，食餌性ボツリヌスとは区別されている．

創傷ボツリヌス症は創傷より芽胞が侵入し，侵入部が嫌気状態となり体内で発芽･増殖し，毒素が産生され発症する．食中毒には分類されない．致命率は25％と著しく高い．

【原因食品と予防・治療】 ボツリヌス菌毒素が産生された食品を摂食することにより起こる．通常，酸素のない状態になっている食品が多い．

ボツリヌス菌は100℃の加熱にも耐える(E型菌は80℃で死滅する)芽胞をつくるので，芽胞を食品に混入させないことが重要である．新鮮な材料を用いて，洗浄を十分に行う．低温下で調理を行うと芽胞の発芽・増殖を抑制することができる．近年は自家製のいずしがほとんどつくられなくなり，いずしによるボツリヌス中毒は起こらなくなった．ボツリヌス毒素は80℃30分の加熱で失活するが，嫌気的食品の製造後または保存中に酪酸発酵臭(バター臭)がするものは破棄する．

治療法は，乾燥ボツリヌス・ウマ抗毒素血清に過敏症がないことを確認後できるだけ早期に投与する．

(3) 嘔吐型セレウス

わが国で見られるセレウス食中毒は，嘔吐型セレウス菌(*Bacillus cereus*)の食中毒がほとんどである．下痢型セレウスと基本的に同様であるが，デンプン分解性は陰性である．本菌の毒素は嘔吐毒素(セレウリド)によって起こり，この毒素は耐熱性の環状ペプチド(低分子量)である．

【臨床症状と治療】 1～5時間の潜伏期後，激しい吐き気，嘔吐が見られる(黄色ブドウ球菌食中毒に類似)．嘔吐毒素は，セレウス菌が食品中で増殖し，産生される毒素で，耐熱性で，酸･アルカリにも強い．いったん産生されると無毒化できず摂食して発症するが，1～2日で回復する．

【原因食品と予防】 原因食品は，焼き飯，ピラフ，スパゲッティなどである．予防は下痢型セレウスに準じる．食品中で原因菌が増えないように，調理から喫食までは速やかになるように，保存する場合は10℃以下で長時間に及ばないようにする．

5.4 ウイルス性食中毒

(1) ウイルスの基本事項

ウイルス(以前「ウィルス」「ビールス」などと記されたこともあった)は，生命の基本単位である細胞の構造をもたないために，通常，非生物として扱われることも多い．多くのウイルスが人に対しても病原体として作用し，そのうちのいくつかは食中毒や経口感染症を引き起こすことが知られている．

ウイルス粒子は主としてタンパク質と遺伝子としての核酸から構成されるが，生物の遺伝子が二本鎖DNAに限られるのに対し，ウイルスの場合はDNA(一本鎖または二本鎖)あるいはRNA(一本鎖または二本鎖)と多岐にわたる．宿主生物の生細胞内でのみ増殖するため(偏性細胞内寄生性)，一般細菌と異なり食品表面などで自律的に増殖することはない．

ウイルスが宿主の細胞内で増殖後，細胞外へ放出されるとき，一部のウイルスは放出時に宿主細胞由来の細胞膜をまとってエンベロープとする．

エタノール，逆性せっけんは脂質膜であるエンベロープを溶かすことによりエンベロープをもつタイプのウイルスを不活性化する．一方，もともとエンベロープをもたないタイプのウイルスはこれら消毒剤に対して耐性であり，消毒剤による影響を受けにくい．食中毒を起こすウイルスのほとんどがエンベロープをもたないので，これらの消毒剤がきわめて効きにくい(表5-9参照)．

(2) ウイルス性食中毒

食中毒の原因になり得るウイルスはきわめて多い(表5-9参照)．しかし，わが国におい

表 5-9　食中毒を起こすおもなウイルス

食中毒を起こすおもなウイルス	ウイルス学的性状	食中毒起因ウイルスとしての特徴	症　状	感染症起因ウイルスとしての特徴	予防接種
ノロウイルス	・カリシウイルス科 ・一本鎖 RNA ウイルス ・エンベロープなし	・原因食品：生カキ ・潜伏期：24 ～ 48 時間 ・酸性に強い	腹痛，嘔吐，悪心，下痢，発熱	・ヒト-ヒト感染を起こす	なし
ロタウイルス	・レオウイルス科 ・二本鎖 RNA ウイルス ・エンベロープなし	・原因食品：汚染された食品，水 ・潜伏期間：2 ～ 4 日	・白色水溶性便，腹痛，嘔吐，発熱 ・冬季乳幼児下痢症の原因であることが多い	・ヒト-ヒト感染を起こす ・人獣共通感染症	あり
A 型肝炎ウイルス	・ピコルナウイルス科 ・一本鎖 RNA ウイルス ・エンベロープなし	・原因食品：生カキ ・潜伏期：平均 4 週間 ・酸性で安定	一過性急性肝炎症状で通常快癒するが，まれに劇症肝炎（0.1 %）	・ヒト-ヒト感染を起こす	あり
E 型肝炎ウイルス	・ヘペウイルス科 ・一本鎖 RNA ウイルス ・エンベロープなし	・原因食品：野生動物の刺身やブタ肉などの生肉 ・潜伏期：平均 6 週間	・一過性急性肝炎症状で通常快癒するが，まれに劇症肝炎（0.3 %） ・妊婦では劇症肝炎を起こしやすい	・ヒト-ヒト感染を起こす ・人獣共通感染症	なし
アストロウイルス	・アストロウイルス科 ・一本鎖 RNA ウイルス ・エンベロープなし	・原因：生カキ，アオヤギ ・潜伏期：1 ～ 4 日	・下痢・嘔吐・発熱 ・乳幼児に多い	・ヒト-ヒト感染を起こす	なし
腸管アデノウイルス	・アデノウイルス科 ・二本鎖 DNA ウイルス，おもに 40，41 型が関与 ・エンベロープなし	・原因食品：汚染された食品，水 ・潜伏期：3 ～ 7 日	・下痢と軽度な嘔吐・発熱	・ヒト-ヒト感染を起こす	なし

そのほか，食中毒を起こすウイルスとして，腸管コロナウイルスやコクサッキーウイルスなども知られている．

表 5-10　ノロウイルス性および非ノロウイルス性食中毒患者数，感染性胃腸炎（定点からの報告数）

	2014（平成 26）年	2015（平成 27）年	2016（平成 28）年	2017（平成 29）年	2018（平成 30）年	5 年間の平均
ノロウイルス食中毒患者数	10,506 （98.1）	14,880 （98.3）	11,397 （99.7）	8,496 （99.3）	8,478 （95.5）	10,751 （98.3）
ノロウイルス以外のウイルス性食中毒患者数	20 （1.9）	251 （1.7）	29 （0.3）	59 （0.7）	401 （4.5）	188 （1.7）
感染性胃腸炎報告数	1,005,079	987,912	1,116,800	871,927	850,138	966,371

カッコ内は各年次におけるノロウイルス食中毒患者数，およびノロウイルス以外のウイルス性食中毒患者数が占める割合（%）を示す．感染性胃腸炎の報告数は，全患者数ではなく全国で約 3,000 の小児科定点医療機関から報告されたものだけであり，食中毒患者数と直接の比較はできない．

ては，ウイルス性食中毒患者数のうち，ノロウイルスによるものは非ノロウイルス性のものと比較して，約50倍と圧倒的多数を占めており，食品衛生上，ウイルス性食中毒におけるノロウイルスの重要性が理解できる(表5-10).

(a) ノロウイルス

ノロウイルスは1968年に米国オハイオ州のノーウォーク市において発見され，当初ノーウォークウイルスと呼ばれていたが，1972年にその形態から小型球形ウイルスと命名された．現在は「ノロウイルス属ノーウォークウイルス」(ノロウイルスは属名，ノーウォークウイルスが種名であり，ヒトの場合は「ホモ属サピエンス」となる)というのが正式名称(学名)である．

ノロウイルスによる食中毒は，世界的に見てカキ等二枚貝の生食で起きる急性胃腸炎が注目されており，わが国では1997年に食品衛生法施行規則が一部改正され，1998年分より厚生労働省の食中毒統計に新たに追加された食中毒である．なお2003年の食中毒統計までは小型球形ウイルスとして掲載されている．研究の進展により最近ようやく培養が可能となった．

ノロウイルスはヒト小腸上皮細胞内でのみ増殖可能とされており，他の動物には感染しないとされる．二枚貝は，海水に含まれるノロウイルスを通常黒～黒緑色をした中腸腺と呼ばれる消化器官内に蓄積するだけと考えられている．

ノロウイルス食中毒の原因食品としては生カキが有名であるが，二枚貝のうちカキだけがノロウイルスで汚染されているわけではない．しかし生食される二枚貝はカキであることがほとんどであるため，カキが問題視されることが多い．また，中腸腺にはノロウイルス以外のウイルスも存在することがあり生食に関しては注意が必要である．

カキは冬場に喫食されることから冬季に患者数が増加するが，最近はノロウイルスに感染した調理人の手指などにより，さまざまな食品が汚染されて食中毒を起こすことも多くなってきた．したがって，必ずしも生カキだけに注意すればよいものではない．

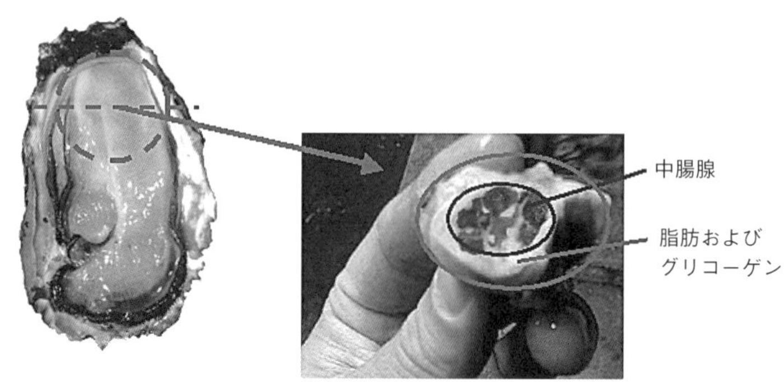

殻付きカキとカキ断面図

中腸腺はカキの体の中心部に存在するため，調理により取り除くことができない．
一般財団法人食品分析開発センター SUNATEC
http://www.mac.or.jp/mail/150701/02.shtml

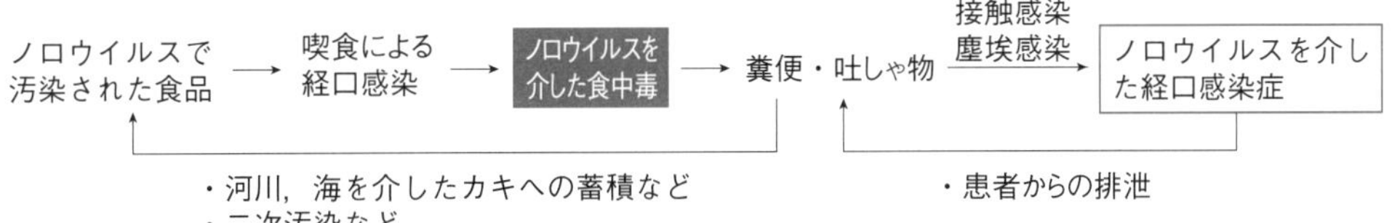

ノロウイルスによる食中毒は，数十個～数百個というきわめて微量のウイルスの経口摂取により発症する．食中毒は一般に「食品等の経口的な摂取による健康障害」とされる．ノロウイルスの場合は，感染ウイルス量が少ないため，タオル，ふきん，ドアのノブ，水道の蛇口など食品以外のものを介しても容易に感染が可能である．

したがってノロウイルスによる胃腸炎の感染経路は，1）経口感染：汚染された食品等の経口摂取による感染，2）接触感染：汚染された物品等に接触した手指などを口や唇に触(ふ)れることによる感染をいい，皮膚病の感染経路（直接接触感染）と区別して間接接触感染と呼ぶ場合がある，3）塵埃(じんあい)感染：乾いた吐しゃ物などが，細かいほこり状になって空気中に舞い上がったものを吸い込んで起こる感染，の三つが通常あげられる．ただし，2）も広義の1）に含めるとする場合もあり，やや混乱が見られる場合がある．

通常，1）を介して発症したと医師が判断した場合に食中毒とされる．給食施設や飲食店の場合は営業停止という行政処分が行われ，マスコミによる報道もなされることが多い．管理栄養士・栄養士・調理師などは十分な注意が必要である．

一方，2），3）のように食品等を介さず発症したと判断された場合は，経口感染症として処理され，感染症法では5類感染症の感染性胃腸炎として取り扱われる．同一疾患であるにも関わらず，行政上，食中毒と経口感染症に区別されるのは，3類感染症（細菌性赤痢，コレラ，腸チフス，パラチフス，腸管出血性大腸菌感染症）などの場合と同様である．

ノロウイルス食中毒の場合は，わが国におけるすべての患者数，件数が厚生労働大臣に報告されるが，ノロウイルス感染症の場合は全国で約3,000の小児科定点医療機関と呼ばれる選ばれた小児科医療機関から感染性胃腸炎として報告される数のみとなる．また，その数の一部には他の細菌・ウイルス・寄生虫によるものも含まれる．2014～2018（平成26～30）年の5年間におけるノロウイルス食中毒平均患者数は10,751人であるが，感染性胃腸炎の小児科定点平均報告数は966,371人となる．両者の数値を直接比較することはできないが，ほぼ100倍の開きがあり，後者の方が圧倒的に多いということがわかる．

食品とともに摂取されたノロウイルスは小腸で増殖し，急性胃腸炎を発症する．原因食品の摂取から発病までに要する潜伏期間は平均24～48時間程度で，おもな症状は悪心(おしん)（吐き気），嘔吐，水様性下痢，腹痛などであり，発熱（通常37～38℃），頭痛，咽頭痛などの感冒様症状が見られる場合もある．経過は比較的軽く，主要症状は1～2日間で軽快する．ただし，症状が消失した後もウイルスの排泄は，数はしだいに減少するとはいえ，1週間～1か月間続く場合もある．調理作業に復帰する際には食中毒の原因とならないように注意が必要である．患者の糞便1g当たりには数億個程度，吐物にはその約10分の1程度のノロウイルスが存在するとされる．これらの量に比較すると発症に必要なウイルス量(数十～数百個)は極端に少ないため，微量の汚染も許されないことがわかる．

なお，病原微生物が糞便中に排出される場合，その病原体は食物や水を汚染して経口的に摂取されて発病することが多く，このような経口感染経路を糞口感染という．また，病原体で汚染された水を摂取して発病する経路をとくに水系感染という．ノロウイルスをはじめ食中毒起因ウイルスは糞口水系感染の性格をもつ経口感染を起こす．

予防対策としては，食品からノロウイルスを除去するのは困難であり，生カキは一度に大量に食べない方が安全である．ノロウイルスは比較的熱に強く 60 ℃ 程度の加熱では不活性化されない．WHO/FAO コーデックス委員会では食品の中心部分を 85 ～ 90 ℃ で 90 秒間以上処理することで不活性化されるとしており，わが国の厚生労働省もこの考えを採用している．コーデックス委員会は 600 MPa(≒ 6,000 気圧)の水圧を 6 ℃ で 5 分間かけることも提案しており，生カキの業務用調製に応用されつつある．ノロウイルスは酸にも強いので，カキフライやカキ鍋で十分に加熱すれば安全だが，酢ガキは危険である．

消毒用アルコールや逆性せっけんは一般にウイルスを不活性化するとされるが，これは細菌の細胞膜やウイルスのエンベロープを溶解させることによるものであり，もともとエンベロープをもたないノロウイルスに対しては無効である．次亜塩素酸ナトリウムに対しても比較的耐性であるが，ほかに適当な消毒剤がないため高濃度の次亜塩素酸ナトリウム溶液を使用する．汚物を取り除いたあとの床のふき取りには塩素濃度 200 ppm (0.02 %)，汚物などの有機物を含んだゴミ袋内部には塩素濃度 1,000 ppm (0.1 %) の次亜塩素酸ナトリウム溶液が利用される．ノロウイルス感染者の糞便・吐しゃ物は乾燥化による塵埃感染を起こさせないよう直ちに処理し，その後も部屋の換気に留意することが必要である．

(b) ロタウイルス

1943 年に感染性下痢症を起こしている小児の便から採取された未知の病原体は，1970 年代にウイルスであることが示され，1978 年にロタウイルスと命名された．A ～ C 群の 3 群に分類されるが，A 群による感染が広く見られる．仔牛，仔豚などの幼い家畜・動物にも感染する人獣共通感染症である(人獣共通感染症については第 6 章も参照)．

ロタウイルスは乳幼児に腸炎を引き起こすが，小児・成人での感染はさほど認められず，これは免疫の結果とされている．有効なワクチンが開発されており，わが国では任意接種として受けることが可能である．数個～数十個のウイルスで感染可能であるため，ヒトからヒトへの感染が可能で，感染経路は経口感染，接触感染である．

経口感染症としては，ノロウイルスと同様に 5 類感染症の感染性胃腸炎に属し，ノロウイルスに次いで患者数が多いとされている．食中毒としては本ウイルスで汚染された食品や水を摂取することにより発症するとされ，特定の原因食品が存在するわけではない．

おもな症状は下痢で，白色水様性便が特徴的である．これは胆汁の分泌が悪くなるためとされる．他の症状としては，悪心，嘔吐，腹痛などがある．高度の下痢により乳幼児は容易に脱水症状を起こし，入院例も多くノロウイルスに比べ致命率も高いので注意が必要である．

(c) A 型肝炎ウイルス(HAV)

肝炎ウイルスには，A型肝炎ウイルスに加えてB型，C型，D型，E型肝炎ウイルスなどがあり，このうちA型肝炎は流行性肝炎とも呼ばれ，E 型肝炎とともに経口的に発症可能である．感染自体に病原性はないが，やがて獲得された免疫により感染肝細胞が攻撃されて急性肝炎症状を呈する．したがって症状が出るまで平均 4 週間と，ノロウイルスなどに比較して潜伏期がやや長めである．正常な栄養状態にあれば完治し，予後は良好である．

A 型肝炎ウイルスに対する免疫は強いもので，終生免疫を形成する．おもな症状は発熱，感冒様症状，消化器症状，全身倦怠感であり，やがて黄疸が現れ受診する場合が多い．このとき AST (GOT) や ALT (GPT) などの肝機能検査値が上昇する．尿にはビリルビンやウロビリノーゲンが増加するため，濃い茶褐色をしていることが多い．潜伏期は 2〜7 週，平均 4 週間ほどであり，完治には 2〜4 か月を要する．まれに重症化し劇症肝炎(肝臓が急速に壊死するため，急性肝不全の代表であり致命率が高い)を起こす場合もある (0.1 %)．食中毒だけでなくヒトからヒトへの感染も起こり，感染症法では 4 類感染症に分類されている．感染経路は経口感染，接触感染に加え，とくに男性間の性行為感染がある．

世界的に見れば A 型肝炎ウイルスによる食中毒は，東南アジア，中近東，アフリカなどの発展途上国に多く見られ，同ウイルスで汚染された生水や生の魚介類，サラダなどの摂取により起こる．したがって，これらの国々に行く際はA型肝炎ワクチンを任意接種することが望ましく，加熱調理した食品を摂取することが必須である．一方，先進諸国においてはほとんど見られず，日本における A 型肝炎ウイルス食中毒は生カキなどの摂取により，年に数例ほど散発的に起こっている．

(d) E 型肝炎ウイルス(HEV)

E 型肝炎は A 型肝炎と同様に経口的に感染する急性肝炎の一種である．世界的に見れば中央アジア，インド，東南アジア，アフリカなどの衛生状態が良好ではない開発途上国が流行地域であるが，日本における発症報告は現在のところきわめて少数であり，以前は輸入感染症として認識されていた．流行地域では，汚染された生水や食品の経口摂取で感染すると考えられており，ヒトからヒトへの感染が認められ，感染症法では 4 類感染症に分類されている．

しかし，2003 年に兵庫県で野生シカ肉の刺し身を食べたことによりE型肝炎を発症し，刺し身肉に残留したウイルスと患者体内に存在したウイルスの遺伝子配列の解析結果，同一のものであることが示されるに至り，食品の摂食と E 型肝炎の発症との直接的な関係が確認された世界初の事例となった．これにより，日本では人獣共通感染症の特徴をもつ食中毒と捉えられるようになった．ほぼ同様な結果はその後，イノシシやブタなどでも確認されており，ブタの生レバーの摂食やブタ・野生動物の肉の生食や加熱不十分な肉の摂食は控えるべきである．現在では販売店・飲食店レベルにおける生食用のブタ肉・レバーの販売・提供は禁止されている．このウイルスは比較的熱に弱いため，63 ℃，30 分と同等以上の熱処理で不活性化されるため，十分な加熱処理を行えば予防できる．

症状はA型肝炎と類似し，慢性化することはない一過性の急性肝炎である．しかし，まれに劇症肝炎を起こすことがあり，その頻度はA型肝炎の場合よりも高い(0.3％)．ただし妊娠中に発症した際は劇症肝炎を起こしやすく致命率は20％に達するとされているのでとくに注意を要する．ワクチンは開発されていない．

(e) アストロウイルス

アストロウイルスは，1975年に急性胃腸炎の小児の糞便中からはじめて検出されたウイルスで，1～8型の血清型(または遺伝子型)が存在するが，1型がおもなもので3，4型などが見られることもある．酸に強いが，熱には比較的弱く60℃，10分の加熱により感染性は失われる．

最小感染ウイルス量は，ウイルス粒子100個以上とされており，ヒトからヒトへの感染が可能である．おもに乳幼児に急性胃腸炎を起こし，ノロウイルス，ロタウイルスに次いで高頻度に見られる．感染経路は汚染された生水の経口摂取や接触感染によると考えられており，感染症法では5類感染症である感染性胃腸炎の一つにあげられている．食中毒の原因食品として考えられるものに生カキやアオヤギがあげられているが，ウイルス保持者が調理を行った食品が汚染を受ける可能性についても注意する必要がある．

おもに乳幼児で急性胃腸炎を起こし，症状は下痢・嘔吐・発熱などが見られるが，ロタウイルスやノロウイルスによる急性胃腸炎と比べると軽症で嘔吐・発熱が少ない．ワクチンは開発されていない．

(f) 腸管アデノウイルス

アデノウイルスはヒトのアデノイド組織から分離されたウイルスで，51種類の型が存在するとされたが，その後も新しい型が追加されつつある．かぜの原因ウイルスの一つといわれることも多いが，型によって咽頭結膜熱(プール熱，5類感染症)，流行性角結膜炎(はやり目，5類感染症)，出血性膀胱炎などの疾患を起こすウイルスであることも知られている．なお，腸管に作用して感染性胃腸炎(5類感染症)を引き起こすものは腸管アデノウイルスと呼ばれ，40，41，52型などが該当する．一度感染した型に対しては長期間免疫が持続すると考えられ，いずれの疾患も小児が罹患することが多く，腸管アデノウイルス感染症もその例に漏れない．

症状は1週間ほど続くこともある下痢を主症状とし，軽度の嘔吐，発熱を伴う．接触感染，飛沫感染を介してヒトからヒトへの感染を起こす．

5.5 自然毒食中毒

毎日のように食される動植物性の食料品は，人類の長い歴史の中で，ときには貴い人命を犠牲にして得られた経験から安全なものだけが選ばれてきた．習慣的に食用に供される動植物の中には，ある環境の中で毒化するものがある(たとえば，アサリ，ホタテなど)．

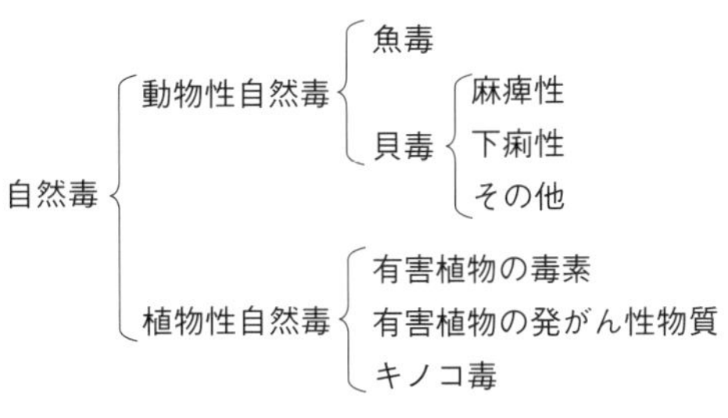

図 5-5　自然毒の分類

また古くから有毒動植物であることが判明しているものを，ほかの無毒のものと誤食して中毒を起こすことがある(毒カマス，毒キノコなど)．自然毒は動物性および植物性に大別される(図 5-5)．

5.5.1　動物性自然毒

一部の海産魚介類(魚類，貝類)が有する低分子毒素である．一部の細菌や有毒プランクトンの産生する毒素が食物連鎖により生体濃縮されたもので，この毒素を摂取することが原因となり発症する(急性毒性)．また，多量に含まれる生体成分が原因となり過剰症が引き起こされる例がある．自然毒を有する動物はすべて海産魚介類で，陸上動物による中毒例はまったくない．これらを分類すると表 5-11 のようになる．

表 5-11　動物性自然毒

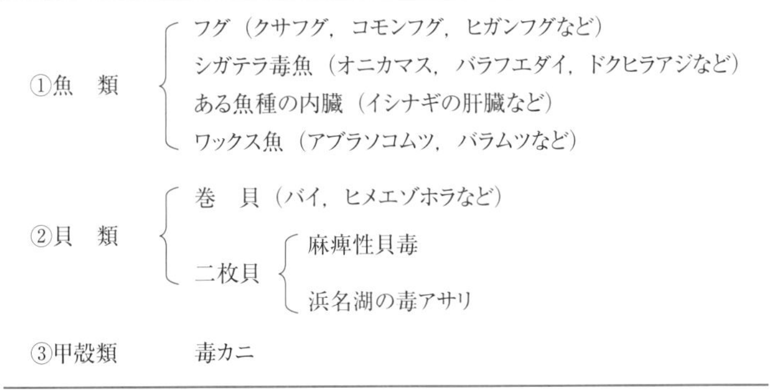

分類	種類	
①魚　類	フグ（クサフグ，コモンフグ，ヒガンフグなど）	
	シガテラ毒魚（オニカマス，バラフエダイ，ドクヒラアジなど）	
	ある魚種の内臓（イシナギの肝臓など）	
	ワックス魚（アブラソコムツ，バラムツなど）	
②貝　類	巻　貝（バイ，ヒメエゾホラなど）	
	二枚貝	麻痺性貝毒
		浜名湖の毒アサリ
③甲殻類	毒カニ	

(1) フグ中毒

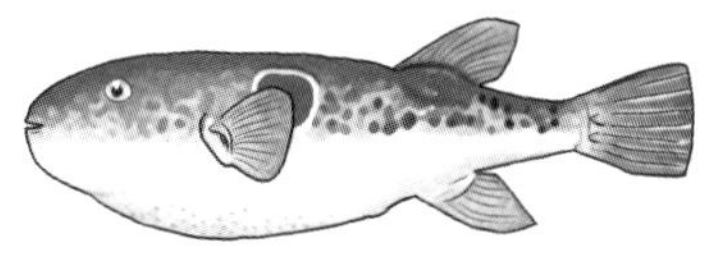

トラフグ

フグ毒による食中毒は，動物性自然毒中毒の第 1 位を占める．細菌性食中毒のように患者数は多くないが，致命率が約 60 % と高いことが特徴である．フグ中毒の大部分は，家庭での素人調理による誤った調理法や不注意などによる事故で，専業のフグ調理人による調理での事故は少ない．各都道府県ではフグ中毒防止のためにそれぞれ取締条例を定め，直接調理に当たる者は調理師法による調理師の資格のほかに，地方自治体の定めたフグ調理

表5-12　処理などによりヒトの健康を損なうおそれがないと認められるフグの種類と部位

科　名	種類(種名)	筋肉	皮	精巣	科　名	種類(種名)	筋肉	皮	精巣
フグ科	クサフグ	○	−	−	フグ科	カラス	○	○	○
	コモンフグ	○	−	−		シマフグ	○	○	○
	ヒガンフグ	○	−	−		ゴマフグ	○	−	○
	ショウサイフグ	○	−	○		カナフグ	○	○	○
	マフグ	○	−	○		シロサバフグ	○	○	○
	メフグ	○	−	○		クロサバフグ	○	○	○
	アカメフグ	○	−	○		ヨリトフグ	○	○	○
	トラフグ	○	○	○		サンサイフグ	○	−	−
ハリセンボン科	イシガキフグ，ハリセンボン，ヒトズラハリセンボン，ネズミフグ	○	○	○	ハコフグ科	ハコフグ	○	−	○

○は可食部位．筋肉には骨を，皮にはヒレを含む．
厚生省局長通知(昭和58年12月2日，平成12年12月19日一部改正)より抜粋．

師としての一定資格をもたなければならないなど，厳重な取り締りを行っているが，フグ中毒の減少は見られない．日本近海に産するマフグ科のフグは27種で，そのうち16種が食用に供されている．

【種類と毒力】　表5-12には，フグの種類と処理などによる可食部位を示す．フグ毒は，内臓，とくに卵巣，肝臓，腸などに含まれ，そのほか，皮にも含まれている．肉には毒素はないか，あってもごくわずかなので，内臓，皮を除去した肉は珍味な食品としてよく食べられる．しかし，毒サバフグでは肉部にもトラフグと同程度の毒力があり，サバフグに酷似しているため間違って食べ，中毒を起こすことがある．また地方によっては魚種名が誤って呼ばれているところがあるので注意を要する．同一種類のフグでも毒力に個体差が見られ，季節による毒力の差も見られる．

【有毒成分】　フグ中毒のほとんどが日本でのみ発生するため，フグ毒に関する研究はわが国が最も進歩している．1909年田原良純がトラフグ，ヒガンフグなどから有機成分をかなりの純度で抽出し，これをフグ科(Tetraodontidae)にちなんでテトロドトキシン(tetrodotoxin)と命名した．以後フグ毒についての研究は続けられたが，構造が複雑なため困難をきわめ，1964年津田恭介らによって化学構造が解明された．本毒素は一定の融点をもたず，100℃，30分間で約20％が破壊され，有機溶媒に難溶，水に不溶の弱塩基物質で，日光には安定で日干し中でも破壊されずに残るが，強酸やアルカリには弱い．テトロドトキシンは，フグが体内合成する固有の毒素ではなく，ほかの動物も保有している．

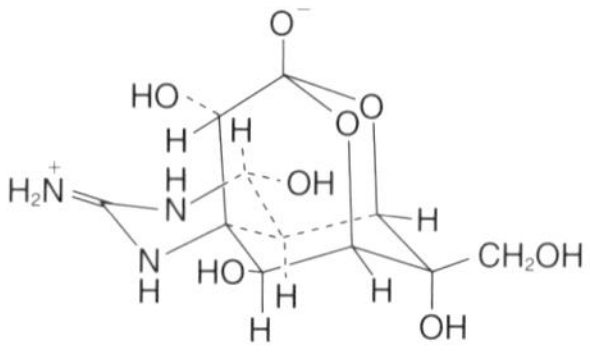

テトロドキシン

表5-13　テトロドトキシンおよび関連物質を保有するおもな動物

動物名		毒の所在	分布
軟体動物	(腹足類)		
	ボウシュウボラ	中腸腺	静岡，和歌山，三重，宮崎
	バイ	〃	福井
	オオナルトボラ	〃	静岡
	(頭足類)		
	ヒョウモンダコ	後部唾液腺	オーストラリア，伊豆，南九州，南西諸島
節足動物	スベスベマンジュウガニ	全体	三浦半島など
	ウモレオウギガニ	〃	フィリピン
脊椎動物	(魚類)		
	ツムギハゼ	皮，内臓，生殖腺，筋肉	奄美大島，沖縄，台湾，フィリピン
	(両生類)		
	Taricha 属などのイモリ	皮，卵，卵巣，筋肉，血液	北アメリカ，日本
	Atelopus 属のカエル	皮	コスタリカ

食物連鎖によってフグに濃縮･蓄積されるものと考えられている．表5-13にテトロドトキシンを保有する動物を示す．

またフグ中のテトロドトキシン含有量は飼料組成と関連性があり，養殖によりテトロドトキシン含有量は減少する．本毒素は神経毒で，マウス腹腔内投与で LD_{50} は 10 μg/kg である．

【臨床症状】 摂取後約 30 分～5 時間で始まり，大量に有毒成分を摂取したときは，発症後 10 分で死亡することもある．しかし，中毒症状を呈しても 8 時間生命を保持できれば，ほぼ回復の見込みがあるといわれる．おもな症状として次の項目があげられる．

① 知覚異常：皮膚感覚や味覚，聴覚の鈍化，麻痺．

② 運動障害:握力を失い，腕の上下運動，歩行，直立，正座などの能力がなくなる．やがて嚥下困難，口唇，舌，声帯の麻痺を起こし，発声不能となる．また，瞳孔が散大する．

③ 呼吸障害：呼吸中枢が侵され，呼吸困難となり，やがて死亡する．

④ 血行障害：血圧降下．

(2) シガテラ

最近，日本でも南方海域でとれた魚類が市場に多く出回るようになり，それによって起こる食中毒の件数が漸次増加しており，その対策が急がれている．

南方海域には有毒魚類が多い．熱帯，亜熱帯海域のサンゴ礁の周辺に生息する魚類を食べて起こる，致命率の低い食中毒をシガテラ(ciguatera)と総称する．シガテラ魚の分布はおもに南北回帰線内にかぎられているが，わが国でも沖縄，奄美大島，南鳥島で発生している．シガテラ中毒を起こす魚は 300 種といわれるが，わが国で中毒を起こしたものを下記に示す．

●シガテラ毒魚の種類と特徴●

(a) オニカマス(別名：毒カマス)

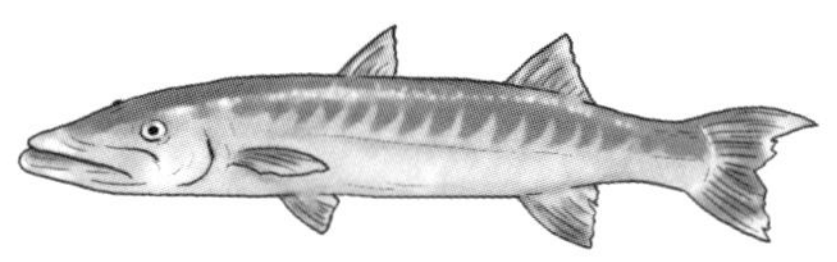
オニカマス(毒カマス)

体長約1 m，側線に沿ううろこの数は80である．食用にするアオカマスは体長35 cm，うろこ数90～95で，明らかに区別できる．またオニカマスの体色は頬部から胸部にかけて赤みがかっており，背面は青緑色を呈し，20数条の横じまが入っている．食用のカマス類は背面が黄褐色であるので，明確に区別できる．食品衛生法により，食用禁止になっている．

(b) バラフエダイ(別名：アカドクタルミ)

フエダイ科の魚で，体長50～60 cm，外見はタイによく似ている．肉は白身，切り身にするとタイやキンメダイとまったく区別できない．したがってシガテラ魚のなかで最も中毒率が高い．沖縄，奄美大島などでもバラフエダイによる中毒が多い．

(c) ドクヒラアジ

体長1 m以上のアジ科，ヒラアジ属の大魚で，南鳥島でよく中毒を起こす．そのほかにもバラハタ，ヒラマサなどの毒魚がある．

【毒成分】 シガテラ中毒は餌などを通じた食物連鎖により毒化されると考えられており，毒化には局地性があり，同じ魚でも場所によって有毒であったり，無毒であったりする．また同じ場所でも，以前は無毒であったのに急に毒化することがある．シガテラ毒魚の有毒物質はさまざまで，脂溶性のシガトキシン(ciguatoxin)，スカリトキシンや水溶性のシガテリン，マイトトキシンが分離されている．

【臨床症状】 摂取後30～90分間で発症するが，毒性物質がさまざまなため，症状も複雑である．しかし，シガテラの特異的症状として，冷水に触れると電気刺激に似た疼痛性を覚えたり，物に触れるとドライアイスに触れたような感覚(ドライアイスセンセーション)がある．回復までふつう2～3週間，重症の場合は数か月を要するが，致命率は低い．そのほかの症状としては，下記のようなものがある．

① 消化器系：嘔吐，嘔気，下痢．

② 皮膚障害：紅疹，麻疹，水腫．

③ 麻痺症状：口唇，舌，四肢，全身の麻痺．

重症の場合，言語障害，歩行困難を生じることもある．

(3) その他の魚類の中毒

(a) イシナギの肝臓

ハタ科の魚で体長1～2 m，肝臓を食べると，激しい頭痛，嘔吐が起こり，ついで発熱し，全身の皮膚が剥離する．マグロ，サメ，メヌケの肝臓を食べた場合にも同様の中毒症状が起こる．原因はビタミンAの過剰摂取によるものとの説があるが，明らかではない．

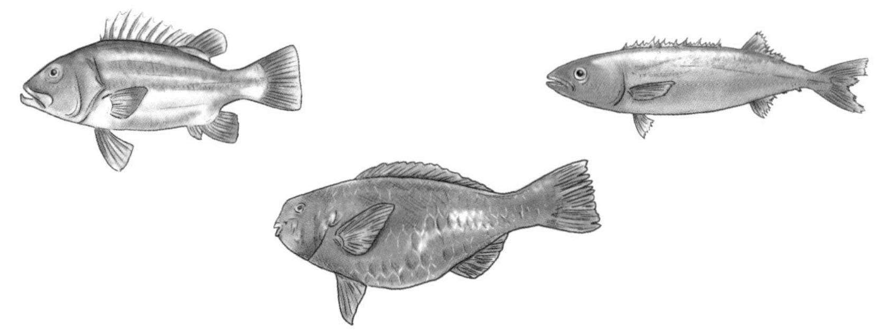

イシナギ(左上)，バラムツ(右上)，アオブダイ(下)

(b) ナガズカの卵巣

体長約50 cmの魚で，肉部は魚肉ねり製品の原料として用いられているが，卵巣を食べると激しい嘔吐を起こす．原因は，卵巣中の特殊な脂質タンパク質によるとされている．

(c) バラムツによる中毒

体長約1.5 mの大型魚で，魚肉ねり製品の原料とされている．バラムツをカジキの切身と称して売り，下痢患者が出たことから，1970年に食用禁止となった．原因は，バラムツの筋肉には多量のワックスが含まれているためであり，食べると下痢を起こす．アブラボウズ，アブラソコムツにも名称のとおり多量の油やワックスが含まれている．

(d) アオブダイによる中毒

体長約80 cm，青緑色の中型魚で，西日本や伊豆諸島などに生息し，釣り魚として人気がある．地域的に毒化する傾向があり，肝臓を食べると中毒を起こす．原因はパリトキシンという有毒成分で，潜伏時間は5～34時間，筋肉痛，関節痛，舌や全身のしびれを起こし，筋肉組織破壊，ミオグロビン尿症，呼吸困難から死に至る．

(4) 二枚貝中毒

二枚貝による食中毒が多発している．二枚貝中毒は主として麻痺性貝毒および下痢性貝毒の二つに区分されるが，そのほかに神経性貝毒などもある．

(a) 麻痺性貝毒

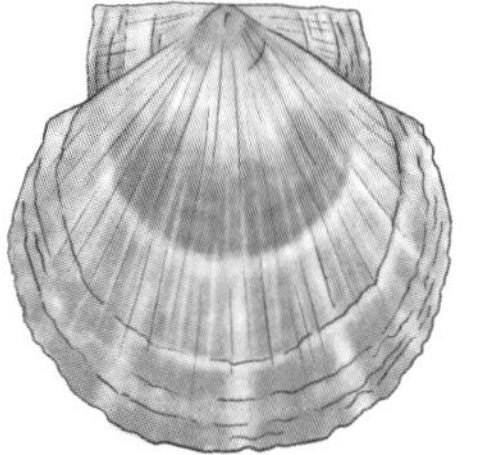

ホタテガイ

日本および欧米で，イガイ，ホタテガイ，ハマグリ，カキなどの二枚貝が突然毒化して，フグ中毒に匹敵する致命率の高い食中毒が起こった．これを麻痺性貝毒(paralytic shellfish poison，PSP)という．赤潮の原因となる数種の有毒鞭毛藻(毒化原因プランクトン)が異常増殖し，それを二枚貝が捕食し蓄積(食物連鎖)されることによって起こる．有毒鞭毛藻は赤潮が発生しなくても二枚貝を毒化させることができる．毒化期は，一般に春先から初秋までである．

【毒成分】 この毒素の主体はサキシトキシン(saxitoxin)で水溶性である．このほかゴニオトキシン(gonyautoxin), ネオサキシトキシン(neosaxitoxin)などがある.

【臨床症状】 食後30分で口唇, 舌のしびれが全身に広がり麻痺となり運動失調をきたす. 言語障害が生じ, 呼吸麻痺となり死に至る.

毒性強度および中毒症状はフグ毒にきわめて類似している. サキシトキシンは神経細胞の興奮膜のNaチャンネルを選択的にブロックする.

(b) 下痢性貝毒

宮城県でムラサキイガイによる下痢性の食中毒が発生, その後世界各国で, ホタテガイ, アカザラガイなどによる同様の食中毒が発生した. これを下痢性貝毒(diarrhetic shellfish poison, DSP)という. この原因は有毒プランクトンによる食物連鎖と考えられている. 毒化期は6～7月が最も多い.

【毒成分】 毒成分はオカダ酸の誘導体であるジノフィシストキシン(dinophysistoxin)であり, 脂溶性の毒素である.

【臨床症状】 激しい下痢.

(5) 巻貝中毒

(a) バ　イ

バイは限られた地域で毒化し, 中毒を起こす. その毒素はネオスルガトキシン(neosurugatoxin)で中腸腺(内臓の暗褐色～濃緑色の部分)に存在し, アトロピン様の作用を示す. 摂取後1～24時間でめまい, 頭痛, 嘔吐, 口渇, 腹痛, 視力の減退, 口唇のしびれ, 四肢の痙攣, 言語障害を起こす. 重傷者はさらに顔面蒼白, 呼吸困難を引き起こす. 1957年新潟県寺泊町で, 1965年静岡県沼津市で中毒が発生した.

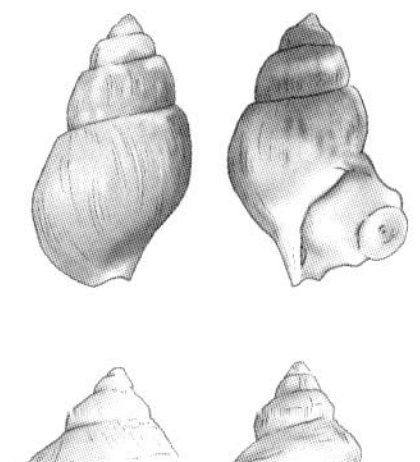

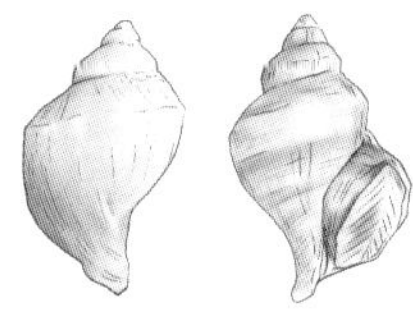

ツバイ(上)と
ヒメエゾボラ

(b) ヒメエゾボラ

東北, 北海道以北の20～40 mの海に住む. この貝の内臓を食べると, 酩酊状態になり, 少量の酒で酔えるといわれている. この貝の毒素は唾液腺に局在するテトラミン(tetramine)による. 摂取後30分くらいで頭痛, めまい, 視覚異常, 嘔吐を起こし, 悪酔いの症状に酷似する.

(6) 甲殻類

オウギガニ科に属するスベスベマンジュウガニ, ウモレオウギガニ, ヒラアシオウギガニによる中毒があり, フグ毒に匹敵する毒力をもっているものもいる. その毒成分は水溶性で熱に安定であり, 麻痺性貝毒と同じサキシトキシンであることが認められている. スベスベマンジュウガニは日本沿岸にも生息し, 伊豆, 三浦半島のものに毒性がある. 毒は内臓には少なく, 筋肉と甲殻に多く, また甲の部分より脚のほうに多い.

(7) その他

動物性自然毒ではないが, 海洋由来生物の自然毒として寒天材料のオゴノリ(海藻:紅藻類)を原因とする食中毒が報告されている. オゴノリは海中の生育状況により多量のプロスタグランジンE2を含む場合があり，吐気，嘔吐，腹痛，下痢等の食中毒様症状の原因となる．また，稀に重篤なショック症状を引き起こすことが知られるが，関連する病因物質の特定には至っていない．

5.5.2 植物性自然毒

一部の植物およびキノコは低分子毒素を含み，これらは，おもにアルカロイド(alkaloids)*や配糖体(glycoside)である．このような植物やキノコを食することで食中毒が引き起こされる．有毒植物や毒キノコ中毒の多くは急性毒性が問題となるが，中には発がん性物質(発がんイニシエーター)を含む有毒植物も知られている．植物性自然毒食中毒は，誤食によって発生することが多いが，不適切な調理方法(あく抜きや有毒部位の除去を怠る)でも起こり得る．

(1) 毒キノコによる食中毒

最近，山登りやトレッキングを楽しむ人が増え，身近な公園や街路樹に発生した野生キノコと出会う機会が多くなった．野生キノコをバーベキューの食材にした誤食による食中毒事故も毎年のように起こっている．野生キノコは基本的に食べない方が安全であるが，もし食べる場合は，専門家に確認することが大切である．

キノコは菌糸から多くの消化酵素を分泌して，環境中の栄養素を分解して菌体内に吸収している．そのため，食用キノコであっても，人が未加熱や加熱不十分で摂取すると，その酵素の影響により消化不良などを起こすことがある．また，食べた人の体質や体調，キノコの鮮度などが大きく関わることがあり，思わぬ食中毒を起こすことがある．一方，キノコの中には人体に有毒な二次代謝産物(低分子化合物)を含有するものがあり，このようなキノコを一般的に「毒キノコ」と称している．

毒キノコによる中毒事件は，夏から秋(6～11月)にかけて発生するのが一般的である．このような発生時期をまず考えて，食中毒予防の啓発を進める必要がある．また，各々の毒キノコの性質を知ることは食中毒事故を防ぐ一つの方法なので，以降では，毒キノコ中毒の症状と共に代表的な毒キノコを紹介する．

(2) キノコ中毒の症状

(a) 消化器症状

腹痛，嘔吐，下痢などを起こすが，多くの場合は軽度であり，回復するのが一般的である．おもな毒キノコは，クサウラベニタケ，ツキヨタケ，カキシメジのほか，オオシロカラカサタケ，ニガクリタケ，ドクカラカサタケなどである．このうち，ニガクリタケの毒性は比較的強く，多くの死亡例があるので要注意である．

(b) ジスルフィラム様症状(悪酔い)

ジスルフィラムは，悪酔いを強く誘導し持続させることから，アルコール依存症治療薬

---

* アルカロイド：アミノ酸やアミノ糖に由来しない窒素原子を含む塩基性を示す天然物由来の有機化合物の総称．多くは含窒素複素環をもち，生理作用の強いものが多い．

として使用される薬剤である．ある種のキノコを飲酒しながら一緒に食べると，悪酔いの症状(とくに，頭痛)が強く出る．肝臓でアルコールを分解するときに生成するアセトアルデヒド(二日酔いの原因)を体内に蓄積させるためである．ジスルフィラム様症状を起こすおもな原因キノコは，ヒトヨタケやホテイシメジなどである．

(c) 神経症状

カヤタケの一部とアセタケ(汗茸)の仲間を食べると自律神経系に作用して，よだれ，発汗，嘔吐，下痢などの症状が出る．また，テングタケやベニテングタケなどに含まれる有毒成分のイボテン酸は，グルタミン酸より20倍もうま味成分が強い．食べると，このイボテン酸やムシモール，ムスカリン類が中枢神経を侵して，精神錯乱などの症状が出る．

(d) 幻覚作用

幻覚，幻聴を伴う精神の異常興奮などを起こす．成人の場合，4～12時間でほとんど正常な状態に戻るが，子どもが大量に食べると重症になることもある．しかし，成人でも幻覚や妄想による高所からの飛び降りや，自傷行為での死亡例があるので注意を要する．

原因となるおもな毒キノコは，ヒカゲシビレタケ，オオシビレタケ，オオワライタケなどである．日本では麻薬原料生物として扱われるようになり，これらのキノコを無断で所持すれば処罰される．規制前は「マジックマッシュルーム」として，一般人にまで広く蔓延したことが大きな社会問題となった．

(e) 致命的症状

二相性の症状を示す．まず食後数時間後に，激しい消化器症状(腹痛，嘔吐，下痢)を起こすが，いったん回復する．しばらくしてから再びさまざまな症状(多くは神経症状)が出て，約1週間で死亡することが多い．

原因となるおもなキノコは，ドクツルタケの仲間，ニセクロハツ，タマシロオニタケ，タマゴタケモドキ，カエンタケ，シャグマアミガサタケなどである．

(3) 代表的な毒キノコ

(a) ツキヨタケ(ツキヨタケ科ツキヨタケ属)

ブナの枯れ木に多数が重なるように発生し，シイタケやヒラタケなどの食用キノコと似ているため，誤食による食中毒が多く発生している．大きさは8～25 cmの中型～大型で，形は半円形から腎臓形である．傘の裏はひだ状で白色，柄に垂生する．

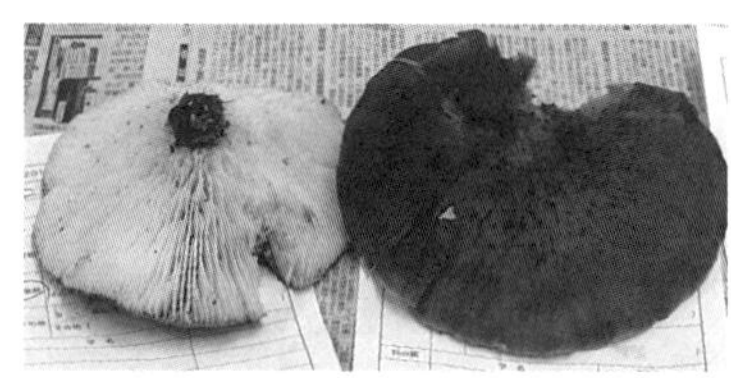

ツキヨタケ

見分け方	・柄を縦に裂くと，根元に黒色のしみあり ・暗所で青白く発光
有毒成分と症状	イルジンS(ランプテロール) 嘔吐，腹痛，下痢など
発生時期	秋(9～10月頃)
似ている食用キノコ	シイタケ，ヒラタケ，ムキタケ

(b) カキシメジ(キシメジ科キシメジ属)

雑木林や松林の地上に群生する．傘のへりは，生え始め内側に巻いている．湿っているときは粘性があり，葉や木くずが張り付いていることが多い．毒々しい色をしていないので，中毒発生数は比較的多い．ツキヨタケやクサウラベニタケと共に，わが国の三大毒キノコの一つとして知られる．

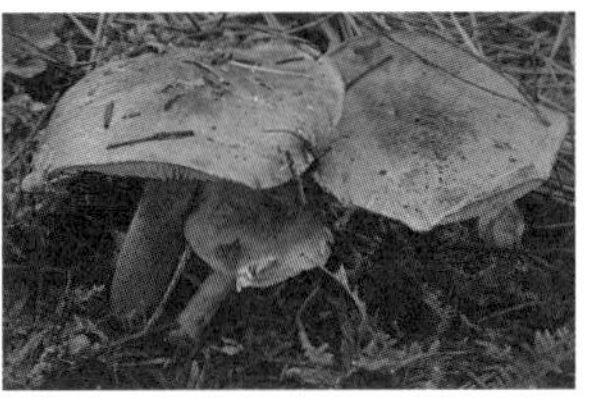
カキシメジ

見分け方	・傘は褐色で，湿ったとき粘性あり ・傘の裏は白色で，古くなると赤褐色のしみ
有毒成分と症状	ウスタル酸など 嘔吐，腹痛，下痢など
発生時期	夏～秋(6～10月頃)
似ている食用キノコ	ハタケシメジ，チャナメツムタケ，クリタケ幼菌

(c) クサウラベニタケ(イッポンシメジ科イッポンシメジ属)

コナラ，クヌギなどの広葉樹林の地上に発生する．ウラベニホテイシメジ(食用)に比べ，地表近くに発生するため，比較的簡単に採集しやすい上，柄に縦すじがあり，食用キノコときわめて区別しにくい．

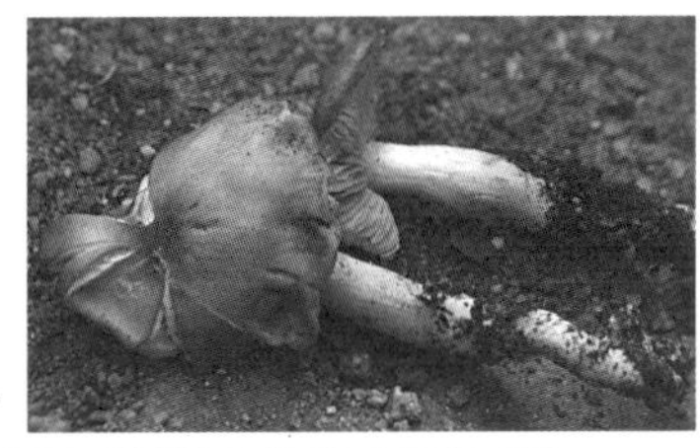
クサウラベニタケ

見分け方	・傘が乾くと絹のような光沢があり，裏が肉色になる ・柄は細くもろく，縦すじあり
有毒成分と症状	コリン，ムスカリン，ムスカリジンなど 嘔吐，腹痛，下痢など
発生時期	秋(9～10月頃)
似ている食用キノコ	ウラベニホテイシメジ，ホンシメジ，ハタケシメジ

(d) オオシロカラカサタケ(ハラタケ科オオシロカラカサタケ属)

夏から秋に，公園の芝生や庭，道路脇などの人工的な草地に群生する．傘の直径が20 cm近くになる大型キノコである．よく目立つため，興味本位で食することで中毒事故が起こることがある．

もともと熱帯性のキノコであるが，東南アジアからの物流品に混ざったり，地球温暖化によって発生地が日本列島を北上したりしている．

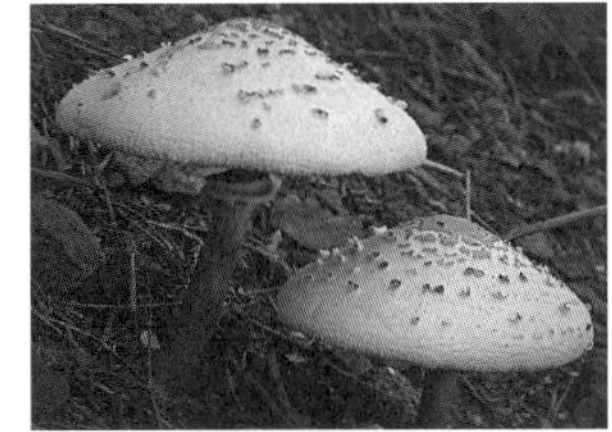
オオシロカラカサタケ

見分け方	・大型で，白色の傘表面にささくれ状の鱗片あり ・傘の裏が白色からオリーブ色に変色
有毒成分と症状	モリブドフィリシン，ステロイド類 嘔吐，頭痛，下痢など
発生時期	初夏(6～7月頃)

Column コラム　毒キノコの見分け方

毒キノコに共通した特徴はなく簡単には見分けられないので，野生キノコは食べない方が無難である．しかし，毒キノコの種類はさほど多くないので，どうしても野生キノコを食べたいと思うならば，一つ一つの特徴を確実に覚えるしかない．そのためには，専門家の指導の下，キノコ観察会に参加したり，博物館で学習したりすることが大切である．

キノコ中毒を避けるために

① 知らない，疑わしいキノコは食べない．
② 販売している野生キノコにも注意を払う．
③ 食用キノコでも，体調が悪いときや鮮度が落ちている場合は食べない．

毒キノコについて次のような迷信があるが，科学的根拠がない見分け方である．

① 地味な色のキノコは食べられる．
致命的な毒キノコであるドクツルタケは，真っ白である．
② 柄が縦に裂けるキノコは食べられる．
ほとんどの毒キノコの柄は縦に裂ける一方で，縦に裂けない食用キノコもある．
③ ナメクジや虫が食べていれば大丈夫である．
ヤマナメクジは，人にとって致命的なカエンタケを食べることができる．
④ 変な味がしなければ大丈夫である．
ハエトリシメジやテングタケの毒キノコには，うま味成分が含まれている．
⑤ 塩漬けにすれば食べられる．
⑥ ナスと共に煮ると中毒しない．
まったくの迷信であり，根拠は何もない．

(e) テングタケ（テングタケ科テングタケ属）

夏から秋に，広葉樹林の地上に発生する．一方，針葉樹林に生えるのをイボテングタケ（有毒）という．毒成分のイボテン酸はうま味成分であるが，ハエを殺す作用があるため，ハエトリタケの別名が付いた．テングタケ科の多くは有毒種の割合が圧倒的に多い．

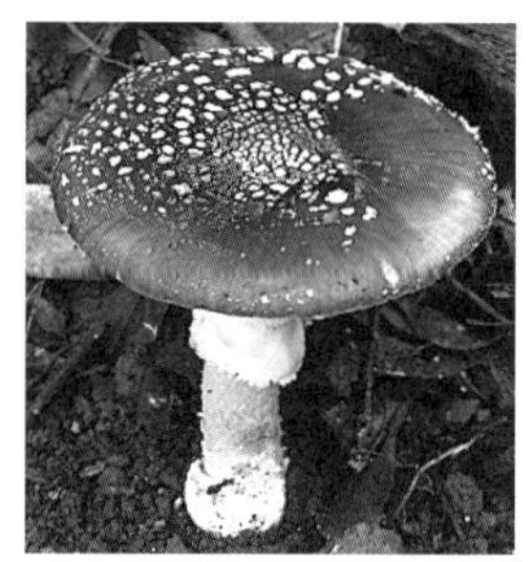

テングタケ

見分け方	・傘は灰褐色で，表面に平らな白色のいぼが散在 ・柄の上部に膜質のつば，基部にリング状のつぼがある
有毒成分と症状	イボテン酸，ムスカリン，ムシモールなど 発汗，よだれ，嘔吐，腹痛，下痢，悪酔い，神経錯乱，昏睡など
発生時期	夏～秋

(f) ニガクリタケ（モエギタケ科ニガクリタケ属）

針葉樹および広葉樹の木材や切り株などに群生する．生でかじるととても苦いが，加熱すると苦味は消える．しかし，有毒成分は加熱に安定なので，食べると危険である．食用のクリタケと一緒に生えていることがあるので，確実に見分ける必要がある．

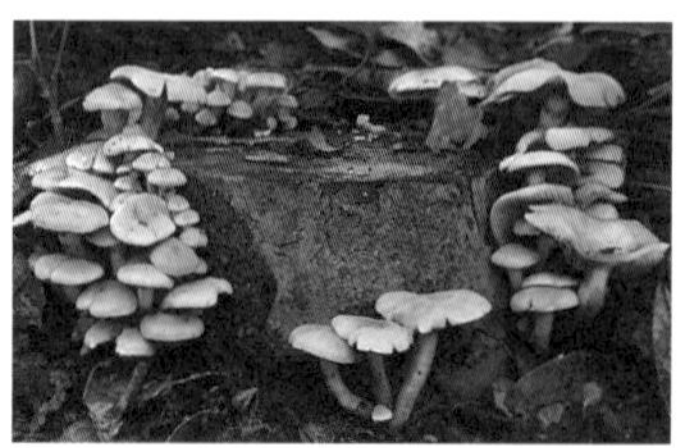

ニガクリタケ

見分け方	・傘は鮮黄色～淡褐色．苦味(生の場合) ・傘裏のひだは，オリーブ色である．
有毒成分と症状	ファシキュロールA～G 強い腹痛，激しい嘔吐，下痢，悪寒など(死亡例あり)
発生時期	ほぼ一年中．とくに春～秋
似ている食用キノコ	ナメコ，クリタケ

(g) スギヒラタケ(ホウライタケ科スギヒラタケ属)

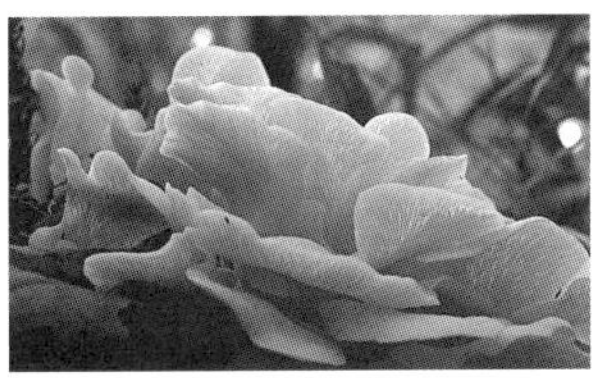
スギヒラタケ

以前は，食用キノコとして扱われていた．しかし，2004(平成16)年に東北地方で，急性脳症で死亡する事故が起きたことにより，腎臓の機能が低下している場合にスギヒラタケを食すと，急性脳症が起こると考えられた．その後，腎臓の機能に異常が認められない場合でも発症して死亡した事例が確認され，厚生労働省から，スギヒラタケの摂取を控えるよう注意喚起する旨通知された．

見分け方	白色．針葉樹の倒木や古株に群生．傘の裏はひだ状
有毒成分と症状	不明．溶血，貧血，よだれ，流涙，ときに昏睡 急性脳症(とくに腎機能障害患者)
発生時期	晩夏から秋(8～10月)
似ている食用キノコ	ウスヒラタケ(広葉樹に発生)，ヒラタケ，ブナハリタケ

(h) ドクツルタケ(テングタケ科テングタケ属)

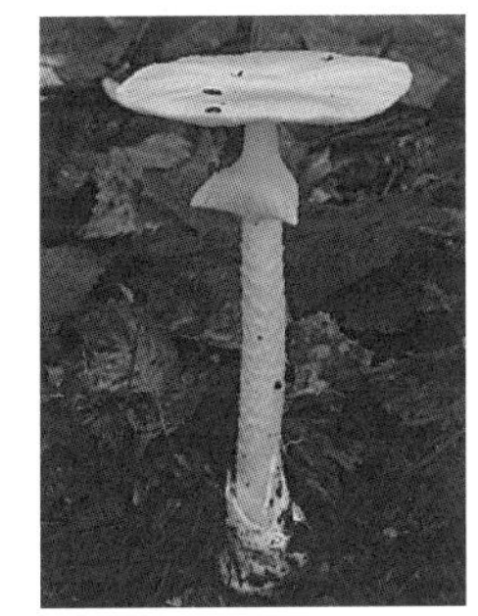
ドクツルタケ

夏から秋に，広葉樹や針葉樹の地上に発生する．晩秋には，傘中央が赤っぽいアケボノドクツルタケをよく観察する．似ているシロタマゴテングタケ(全体が白色)，タマゴテングタケ(傘表面がオリーブ色)と共に，致命率の最も高い毒キノコなので，絶対に食してはならない．

見分け方	・全体が白色．傘の縁にすじ(溝線)なし ・柄の上部に膜質のつば，基部に袋状のつぼあり
有毒成分と症状	アマニタトキシン群(ファロイジン，アマニチン) 二相性に発症する．嘔吐，激しい水様性下痢(即効性) 消化器症状が軽快後，しばらくして，肝臓肥大，胃腸の出血などを経て死に至る(遅効性)
発生時期	夏～秋
似ている食用キノコ	シロマツタケモドキ，ヌメリツバタケ，ハラタケ

(i) ニセクロハツ(ベニタケ科ベニタケ属)

夏から秋に，広葉樹林の地上に発生する．傘裏のひだは幅広く，疎(まばら)である．食用のクロハツと同様，傷付けると赤変するので，クロハツと誤って食べてしまうことがある．クロハツは赤変後，ゆっくりと黒変するが，ニセクロハツは赤変するが黒変せず，多少灰色になるだけである．類似のキノコが多いので，ベニタケ属の黒っぽいキノコは食べない方がよい．

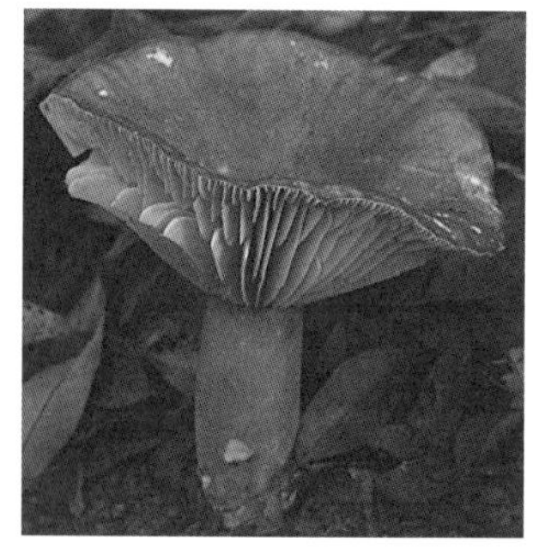

ニセクロハツ

見分け方	傘は灰褐色．肉を傷付けると赤変するが，黒くならない．
有毒成分と症状	2-シクロプロペンカルボン酸 嘔吐，下痢などから始まり，血尿，縮瞳，言語障害などが出て，心臓衰弱の後に死亡
発生時期	晩夏(8月下旬～9月上旬)
似ている食用キノコ	クロハツ(傷付けると赤くなり，のちに黒へ変色)

(4) キノコ中毒と思われる患者への対応

多くは誤食なので，発症してから受診する場合が多い．また，消化器症状は細菌性食中毒などと類似するため，原因食品を特定するのが難しい．したがって，同行者を含めて聞き取り調査を行った上で，調理した具材の残りや食べ残し，嘔吐物の中にキノコがないか確認する必要がある．また，最悪の場合を考えて，消化器症状が出ている段階で，致命的キノコを食べたと想定して治療を開始する必要がある．

(5) 有毒植物：不適切な調理または過食による食中毒

(a) バレイショ(じゃがいも)

発芽および緑色外皮部分には，耐熱性有毒成分としてアルカロイドであるソラニンやチャコニンが含まれる．これらは，ソラニジンと呼ばれる非糖部(アグリコン)に異なる構造の三糖類(グリコン)が結合する配糖体である．含有量はチャコニンの方が多く，その毒性はソラニンよりも強いといわれる．

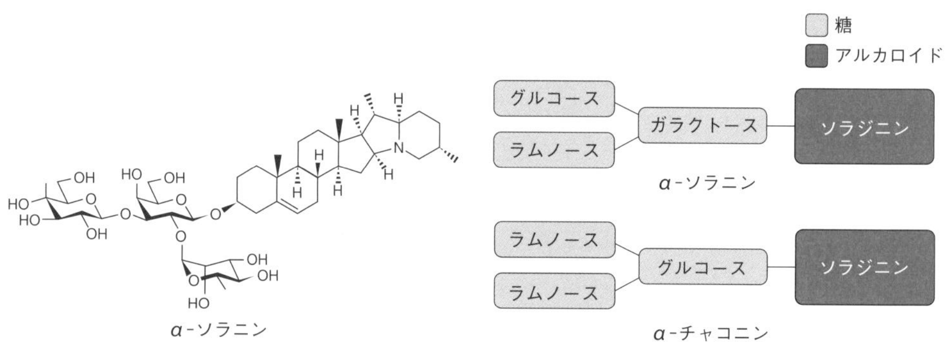

中毒症状は，腹痛，嘔吐，下痢などの消化器系症状に加え，コリンエステラーゼ阻害作用によるコリン作働性神経の異常興奮に基づく，言語障害，視力障害(瞳孔収縮)，痙攣，心不全，昏睡，意識障害などを引き起こす．この中毒は，調理前に有毒部分を取り除くことによって防ぐことができる．

(b) シアン配糖体を含む植物

ウメ，アンズ，ビワなどのバラ科植物の種子や未熟な果実には，アミグダリンやプルナシンというシアン配糖体が含まれる．これらの化合物は，果実に含まれるエムルシン(β-グルコシダーゼ主体)の作用によりアグリコン(p-ヒドロキシマンデロニトリル)となり，やがて青酸(HCN)を発生する．青酸は中枢神経のシトクロム系酵素を強力に阻害して，意識障害，呼吸困難，呼吸停止により致死的に作用することもある．

さらに，ビワの種子を活用した料理(ビワの種子を使った杏仁豆腐やビワの種子の煮物など)の多食には注意が必要である．

小豆や東南アジア諸国から輸入される加工食品原料であるビルマ豆，五色豆やキャッサバ芋(タピオカ原料)はシアン配糖体(リナマリン：別名ファゼオルナチン)が含まれ，細胞壁に蓄積されるリナマラーゼ(βグルコシターゼ)に触れることによりシアン化水素を生成することが知られている．従って，これらを食品製造時に使用する場合は，所定時間，水に浸すなどして毒成分を除去，生あん等の最終製品からシアンが検出されてはならないと規定されている(食品衛生法)．

(c) イチョウ(ギンナン)

可食部である種実には，4-メチルピリドキシンというビタミンB_6類縁体が含まれる．したがって，ギンナンを多食すると，痙攣(神経伝達物質生合成阻害)や貧血(ポルフィリン核合成阻害)を起こすことがある．また，ヒスチジン含有量が多いので，腸内細菌のアミノ酸脱炭酸作用により多量のヒスタミンが生成されることでアレルギー様食中毒が起こる場合もある．このような理由で昔から，「ギンナンは歳の数以上は食べるな」といわれている．

(d) ワラビ

配糖体であるプタキロサイドが生体内で加水分解されてジエノン体となり，シクロプロパン環が開裂してカチオンが生成され，核酸塩基に結合してDNA鎖を切断することにより発がん活性を示す．重曹($NaHCO_3$)による“あく抜き”によって，完全に除去できる．

(e) ソテツ

鹿児島県奄美群島や沖縄県では，中世から近代までソテツの実を食用としてきた．また最近では，ソテツデンプンを使ったうどん，天ぷら，餅などが珍しい食材として地域起こしに活用されるようになっている．ソテツは，発がん性のあるアゾキシメタンを含む配糖体であるサイカシンを含む．サイカシンは生体内でメチルアゾキシメタノールに変化し，ホルムアルデヒドを発生させて急性中毒症状を引き起こす．また，その代謝産生物であるメチルジアゾヒドロキシドには発がん性も指摘されている．食用に供するソテツの実は細かく切って十分に水に晒し，発酵，乾燥するなどの処理を経てサイカシンを完全に除去する．

(6) 有毒植物：誤食による食中毒

(a) チョウセンアサガオ，ハシリドコロ

チョウセンアサガオの種子はゴマと誤食，ハシリドコロの新芽はふきのとうと誤食されることがある．いずれも，コリン作働性神経を阻害する活性をもつスコポラミンやヒヨスチアミンを含有する．副交感神経遮断作用に基づく，散瞳，痙攣，心悸亢進，呼吸困難などを引き起こす．

(b) トリカブト

新芽をニリンソウ，ヨモギなどと誤食することで中毒事故が起こる場合がある．ナトリウムイオンの神経細胞内流入を亢進して，呼吸麻痺，不整脈，心臓麻痺を起こす猛毒であるアコニチンを含む．アフリカの狩猟民族が使用する矢毒として知られる．

わが国では，トリカブトによる殺人事件が複数回発生している．1986 年の横浜市と石垣島を舞台とする保険金殺人事件においては，アコニチン(即効性)とフグ毒テトロドトキシン(遅効性)を同時服用させ，アコニチンの毒作用を一時的に抑制することで致死時間をコントロールした巧妙なアリバイ工作が大きな話題になった．

(c) イヌサフラン

球根をギョウジャニンニクと誤食して，発熱，嘔吐，下痢，腎不全，呼吸不全により死亡することもある．有毒成分はコルヒチンであるが，同成分は痛風発作の緩解薬や種なしスイカの栽培(染色体倍加作用)などにも応用されている．

(d) ヒガンバナ，スイセン

地下球状鱗茎をニラやノビルと誤食して，リコリンによる中毒が引き起こされる．消化器系症状(腹痛，嘔吐，下痢)に加え，ソラニンの毒性と類似するコリンエステラーゼ阻害作用(昏睡，意識障害)を示す．

(e) ジギタリス

全草にジギトキシン，ジゴキシンなど猛毒が含まれる．葉をコンフリーの葉と誤食して中毒が発生する．不整脈や動悸などの循環器症状，嘔吐などの消化器症状，頭痛，眩暈などの神経症状，視野が黄色く映る症状(黄視症)などが見られる．循環器症状は，細胞内のナトリウムおよびカルシウムイオンの濃度を上昇させ，心筋の収縮性を亢進させることにより起きる．

(f) ヨウシュヤマゴボウ(アメリカヤマゴボウ)

モリアザミ(山ごぼう)と誤食する危険性がある．地上部(花，果実，茎)の外見は全く異なるが，地下茎(根)は極めて似ている．果実と根に有毒配糖体フィトラッカサポニンE (phytolaccasaponin E)を含み，食べると腹痛，嘔吐および下痢を起こし，次いで中枢(延髄)に作用して痙攣を引き起こして死亡することもある．また，皮膚に対しても刺激作用を有する．

(g) バイケイソウ類(バイケイソウ，コバイケイソウなど)

山菜のオオバギボウシとの誤食に注意を要する．新芽の形態がオオバギボウシやギョウ

ジャニンニクと似ており，頻繁に中毒事故が起こっている．有毒成分はプロトベラトリン(protoveratrine)，ベラトラミン(veratramine)などのアルカロイドであり，てんぷらなど高温加熱しても分解されず，嘔吐，脱力感，めまい，手足のしびれ，痙攣，血圧低下，呼吸困難などの中毒を起こす．重症の場合は意識不明となり，死亡することもある．

5.6 マイコトキシン中毒

カビは糸状の菌糸細胞を伸長させて生育する微生物の総称であり，糸状菌とも呼ばれる．分類学的には，酵母やキノコと同じ真菌類に属し，原核生物である細菌とは構造が異なる．真菌は，核膜に包まれた核に染色体が存在しているほか，ミトコンドリアや小胞体などがあり，細胞壁も細菌の場合のペプチドグリカンと異なりキチン質からなっている．

カビが産生する第二次代謝産物の中でヒトや動物に対して有害な生理作用を示す化合物を総称して，マイコトキシン（カビ毒）という．カビが発生し，有害なマイコトキシンが蓄積した農産物を摂取することにより起こる中毒を真菌中毒症（マイコトキシン症）という．近年，わが国を含む先進国においては，カビによる急性食中毒の発生は報告されていない．しかし，現在でも発展途上国では，マイコトキシンによる中毒症は深刻な問題である．また，マイコトキシンにはこのような急性毒性とは別に，微量を長期間摂取することにより発生する慢性毒性があり，肝，腎，肺，神経系，内分泌系，免疫系を標的器官として，とくに発がん性が問題視されている．

表 5-14　主要なマイコトキシンの産生菌，汚染食品，毒性およびわが国の基準

マイコトキシン	おもな産生菌	おもな汚染食品	毒性	わが国の基準
アフラトキシン (B_1, B_2, G_1, G_2)	*A. flavus* *A. parasiticus* *A. nomius*	ナッツ類，トウモロコシ，米，ムギ類，はと麦，綿実，香辛料	肝がん，肝障害，腎障害	全食品（総アフラトキシン）10 μg/kg
オクラトキシンA	*A. ochraceus* *P. verrucosum* *A. carbonarius*	トウモロコシ，ムギ類，ナッツ類，マメ類，コーヒー豆，レーズン，ワイン，ビール，豚肉製品	腎がん，腎炎，催奇形性	なし
トリコテンセン系 DON NIV T-2, HT-2	*F. graminearum* *F. culmorum* *F. sporotrichioides*	ムギ類，米，トウモロコシ	消化器系障害，臓器出血，皮膚炎	DONのみ暫定基準値 小麦・玄米 1.1 mg/kg
フモニシン (B_1, B_2, B_3)	*F. moniliforme* *F. proliferatum*	トウモロコシ	ウマ白質脳症，ブタ肺水腫，肝臓がん	なし
ゼアラレノン	*F. graminearum* *F. culmorum*	ムギ類，はと麦，トウモロコシ	女性ホルモン作用	なし
パツリン	*P. expansum*	リンゴ，リンゴ加工品	脳・肺浮腫，毛細血管障害	リンゴジュース 50 μg/kg

A : *Aspergillus*, *P* : *Penicillium*, *F* : *Fusarium*.

表5-14に現在，世界的に問題となっている主要なマイコトキシンを示した．主要なマイコトキシンを産生するカビは主として，アスペルギルス属（*Aspergillus*, コウジカビ），ペニシリウム属（*Penicillium*, 青カビ）およびフザリウム属（*Fusarium*, 赤カビ）の3種類の属に分類される．カビ類そのものは一般に熱に弱いので，加熱調理することで死滅させることができる．しかし，産生されたこれらのマイコトキシンは，加熱に強いものが多いため，食品の加熱調理や加工調理過程では多くの場合毒性を軽減できず，食品衛生学上大きな問題となっている．

5.6.1 主要マイコトキシン

(1) アフラトキシン

アフラトキシンは，1960年イギリスで起こった10万羽以上の七面鳥の中毒事件を発端として発見されたマイコトキシンで，強い毒性と発がん性を有している．その原因物質の調査から，飼料にしていたブラジル産ピーナッツに汚染していたカビの産生物質が原因であることが判明した．このピーナッツからは，*Aspergillus flavus* が分離され，産生する毒性化合物が構造決定された．このカビ毒は，その産生菌の頭文字「Afla」と毒を意味する「toxin」を組み合わせて，Aflatoxin（アフラトキシン）と命名された．

【産生菌と種類】 おもなアフラトキシン産生菌は，*Aspergillus flavus*, *Aspergillus parasiticus*

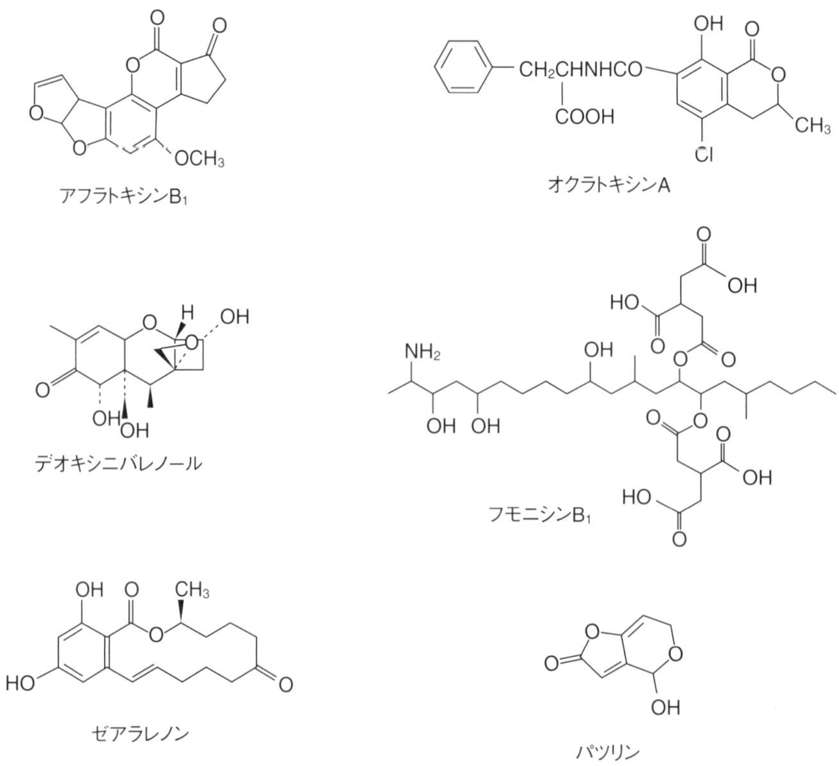

アフラトキシンB_1　オクラトキシンA

デオキシニバレノール　フモニシンB_1

ゼアラレノン　パツリン

図5-6 代表的なマイコトキシン

および *Aspergillus nomius* であり，熱帯，亜熱帯地方に生息している．アフラトキシンには多くの関連化合物が存在するが，おもに食品に汚染するアフラトキシンは，アフラトキシン B_1 (AFB_1)（図 5 - 6），アフラトキシン B_2 (AFB_2)，アフラトキシン G_1 (AFG_1)，アフラトキシン G_2 (AFG_2) にかぎられ，これを総アフラトキシンと呼ぶ．AFB_1 および AFB_2 の代謝物にアフラトキシン M_1 および M_2 があり，これらは乳中に含まれることが知られている．

【急性毒性】 体重 50 g のアヒルのヒナに対する 7 日間（経口投与）の半数致死量（LD_{50}）を調べた結果，AFB_1: 18.2 μg，B_2: 84.8 μg，G_1: 39.2 μg，G_2: 172.5 μg と算出された．ヒト肝細胞に対する LD_{50} を調べた結果，AFB_1: 1 μg/kg，G_1: 5 μg/kg，G_2: 16 μg/kg であった．このように，動物に対する毒性は B_1 が最も強く，以下 G_1，B_2，G_2 の順である．

【慢性毒性】 AFB_1 は発がん性が天然化合物のなかで最も高いといわれており，疫学研究によりヒトにおいて発がん性が実証されている．発がん性は，ほとんどの動物種において肝臓が標的器官であり，肝細胞がんが最も多く認められている．また，アフラトキシンの曝露量が多く，かつ，B 型肝炎ウイルスの罹患率が高い地域で肝細胞がんが多く発症していることから，B 型肝炎ウイルス感染はリスク因子であることが示唆されている．AFB_1 は，肝臓の薬物代謝酵素シトクロム P450（CYP3A4）によって活性型求電子性中間体（エポキシド体，エポキシ中間体）となり，DNA やタンパク質と結合（DNA，タンパク質付加体）し，がん化を誘発する（図 5 - 7）．アフラトキシンの構造のなかで，ジヒドロフラン環の 2, 3 の二重結合が発がん性に関与しているため，この構造を有する AFG_1，AFM_1 も AFB_1 より弱いが発がん性はある．

【食品汚染】 アフラトキシンの汚染は，世界的にピーナッツ，トウモロコシ，ブラジルナッツによく認められる．大豆，小麦，大麦，米などの穀物にも低頻度ながら汚染が確認

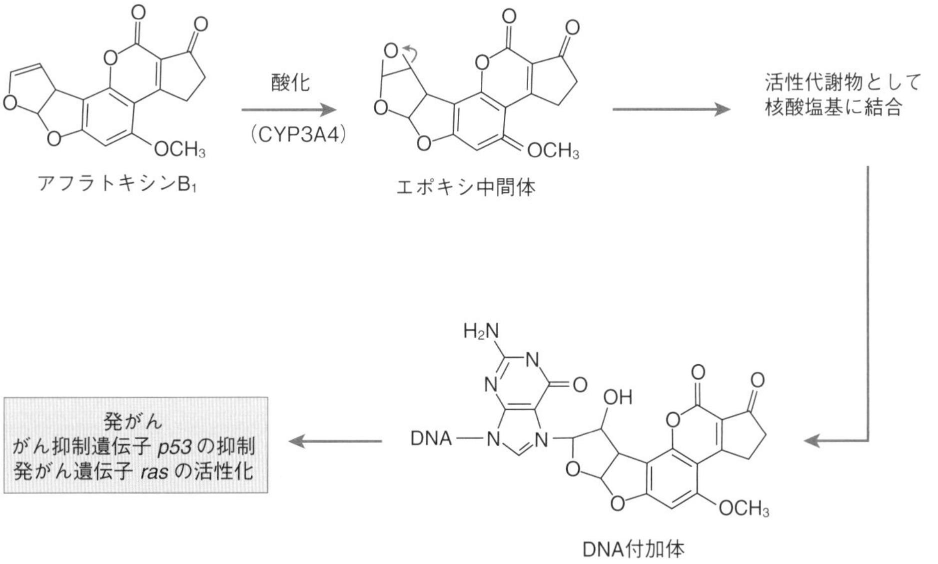

図 5 - 7 アフラトキシン類の発がん機序

されている．わが国においても国内に流通するナッツ類，チョコレート，ココア，はと麦，そば粉，コーングリッツ，香辛料から総アフラトキシンが検出されている〔2004 ～ 2006(平成 16 ～ 18)年度 厚生労働科学研究〕．検出された食品のうち，輸入品のピーナッツおよびはと麦のそれぞれ一試料で総アフラトキシンが 28.0 μg/kg, 9.71 μg/kg 検出されたが，これら試料以外の濃度は低レベルであった．

【原料あるいは食品での規制値】 わが国においては，アフラトキシンが検出された食品は，食品衛生法第 4 条第 2 号（現第 6 条第 2 号：有害な又は有毒な物質を含む食品の販売等の禁止）に違反するものとして取り扱われ，AFB_1 を指標とし 10 μg/kg を規制値として管理が行われてきた．しかし，コーデックス委員会（FAO/WHO 合同食品規格委員会）において，落花生および木の実について，総アフラトキシン（AFB_1，AFB_2，AFG_1 および AFG_2 の合算）に関わる規格設定がなされたことから，2011(平成 23)年，わが国においても総アフラトキシンが 10 μg/kg を超えて検出される食品は，食品衛生法第 6 条第二号に違反するものとして取り扱うことになった．

5章 食中毒

(2) オクラトキシン

【産生菌と種類】 オクラトキシンは，アスペルギルス属およびペニシリウム属のカビによって産生され，おもな産生菌として *Aspergillus ochraceus* および *Penicillium verrucosum* などが知られている．10 種類以上存在するオクラトキシンのうち食品汚染で問題となるものは，オクラトキシン A（OTA）（図 5 - 6）とオクラトキシン B（OTB）である．しかし，OTB にはほとんど毒性がないため，毒性評価および基準値策定の対象は OTA にかぎられている．OTA は，デンマークにおいて 1920 年代からブタで発症する腎症の原因物質として同定された．

【毒性】 OTA の発がん性については，マウスおよびラットに対しては証明されているが，ヒトに対しては十分な証拠は得られていない．1989 年にアメリカで行われた 2 年間投与毒性慢性試験の結果から，無作用量がラットでは 21 μg/kg（体重）/ 日，マウスでは 130 μg/kg（体重）/ 日と報告された．これらの結果を受けて，1993 年，国際がん研究機構は OTA の発がん性を再評価し，グループ 2B（ヒトに対して発がん性を示す可能性がある）に分類した．OTA の発がん性のメカニズムに関しては，DNA 付加体形成などの確証的な証拠は得られていない．また，OTA は，ブルガリア，ルーマニア，クロアチア，セルビアなどのバルカン地方のヒト風土病であるバルカン腎炎の原因物質と推定されている．

【食品汚染】 OTA 生産菌は熱帯地域から冷涼な地域まで広い範囲に分布するため，ライ麦，小麦などの麦類，穀類加工品，豆類，コーヒー豆，カカオ，ワイン，ブドウジュース，乾燥果実，ビール，香辛料など多くの食品が汚染される．EU において，汚染濃度と消費量から算出される各食品群の OTA 曝露に対する寄与率は，穀類 50%，ワイン 13%，コーヒー 10%，香辛料 8 %，その他(おもに果汁など) 6 % であり，ビール，カカオ，乾燥果実，食肉加工品などは 5 % 以下とされている．

【原料あるいは食品での規制値】 OTA は多くの国で規制が行われている．EU では，穀類およびその加工品で3 μg/kg，干しぶどうで10 μg/kg，ワインで2 μg/kg，その他焙煎コーヒーなどに規制値が設定されている．コーデックス委員会では，小麦，大麦およびライ麦について，OTA最大基準値を5 μg/kgとしている．日本では，米(玄米)および小麦(玄麦)を対象として複数年に渡って実施した含有実態調査において，OTA濃度は継続して低い値であったことから，これらの農産物に対しては新たなリスク管理措置は不要と判断し，2020年現在，食品中の基準値は設定されていない．これまでに，OTAが国産小麦粉から0.15 μg/kg検出された例や，国産ワインからも極低濃度であるが検出されたという報告がある．このように，検出されたレベルはすべてEUで設定されている規制値より低く，ヒトに対する健康被害はないものであるが，日本国内でもオクラトキシン生産菌は生育可能であり，カビ毒汚染の危険性がある．

(3) トリコテセン系マイコトキシン

【産生菌と種類】 C-12，13にエポキシ環，C-9，10に二重結合を有する4環構造（トリコテセン骨格）をもつマイコトキシンは，トリコテセン系マイコトキシンと呼ばれており，フザリウム属真菌により産生されるフザリウム毒素の一種である．産生菌は，アメリカ，カナダ，ヨーロッパなど世界中で見られ，わが国にも全国的に生息している．とくにT2トキシン(T-2)とその代謝物であるHT-2トキシン(HT-2)，デオキシニバレノール(DON)(図5-6)，ニバレノール(NIV)は食品から検出される頻度が高いため，食品衛生上問題が大きい．

【食品汚染】 小麦，大麦，裸麦などの麦類，トウモロコシ，米などがおもな汚染源であり，副産物であるパン類，しょう油，ビールなどから検出される．DONおよびNIVに関しては，平成14年度から，農水省により国産の小麦，大麦類の実態調査が継続的に行われているが，DONおよびNIVともにその汚染濃度は低いレベルに低く抑えられている．

【毒性】 トリコテセン系マイコトキシンの毒性は共通しておもに消化器系障害および免疫機能抑制である．一般に急性毒性はかなり強いが，発がん性は認められていない．急性毒性としては，いろいろな動物に共通して吐き気，嘔吐，下痢，出血，皮膚炎症，骨髄および造血系の機能低下を引き起こす．また，ヒトのトリコテセン系マイコトキシンによる代表的な中毒事例として，ATA症（alimentary toxic aleukia，食中毒性無白血球症）があげられる．この事例は，1940年代に旧ソビエト連邦シベリア，アムール地区で頻発した中毒で，後に原因は*Fusarium sporotrichioides*が産生するT-2トキシンであることが明らかになった．

【原料あるいは食品での規制値】 EU諸国では，DONについて750 μg/kgの規制値が使用され，アメリカでは，最終小麦製品中1,000 μg/kgの基準値が設定されている．わが国では，総体としてのトリコテセン系マイコトキシンに対して規制値は設定されていない．しかし，DONには規制値が設けられており，小麦を対象に1.1 mg/kgの暫定基準が設定されている．飼料については，4.0 mg/kg（生後3か月以上のウシに給与される飼料），1.0 mg/kg（生後3か月以上のウシを除く家畜などに給与される飼料）の暫定許容値が設定されている．

(4) フモニシン

【産生菌と種類】 フモニシンは，フザリウム属〔*Fusarium moniliforme*（*F. verticillioides*）〕が産生するマイコトキシンで，ウマの白質脳症やブタの肺水腫の原因物質として発見された．現在までにフモニシンC群およびP群まで構造決定されているが，食品に高頻度の汚染をもたらしているのは，フモニシンB_1（FB_1）（図5-6），フモニシンB_2（FB_2），およびフモニシンB_3（FB_3）であり，最も毒性が強いのはFB_1である．近年，アスペルギルス属もFB_2を産生することが報告され，アスパラガスなどの野菜にFB_2の汚染が報告されている．

【食品汚染】 とくにトウモロコシおよびその加工品で高頻度に汚染されており，世界中のトウモロコシから検出される．近年，小麦への汚染の拡大を危惧する指摘がある．

【毒性】 フモニシンの毒性としては脂質代謝障害があげられる．フモニシンは細胞のスフィンゴシン（スフィンガニン）*N*-アセチルトランスフェラーゼ阻害剤で，細胞にスフィンガニンやスフィンゴシンの蓄積とスフィンゴ脂質複合体の枯渇をもたらし，細胞周期や分化を阻害し，酸化的ストレス，アポトーシス，壊死などを引き起こす．FB_1は，齧歯類（げっしるい）で発がん性を起こすことが実験的に証明されているが，これは遺伝毒性ではないとされている．近年報告されたフモニシンの新しい毒性としては，神経管閉鎖障害がある．アメリカでは，妊婦の摂取していたトウモロコシ製品中のフモニシン濃度が高い場合，出生児に神経管閉鎖障害が起こる確率が高くなると報告された．

【原料あるいは食品での規制値】 スイスではトウモロコシに対してFB_1およびFB_2の合計量で1,000 ng/gのガイドラインが設定されている．またアメリカでは2000年に食品医薬品局からトウモロコシに対して2～4 mg/kg，ウマ，ブタ，ウサギなどの飼料に対して5～100 mg/kgの勧告値（recommended level）が出された．わが国では，家畜および家きんに給与される配合飼料中のフモニシン（FB_1 + FB_2 + FB_3）に対して，4 mg/kgの管理基準を設定しているが，食品中のフモニシンの規制値は設けられていない．

(5) ゼアラレノン

ゼアラレノン（図5-6）は，フザリウムトキシンのなかで最も広く分布するマイコトキシンであるが，トリコテセン骨格をもたない．*Fusarium graminearum*などおもに穀類に存在する数種によって産生される．ゼアラレノンは，内分泌攪乱物質（環境ホルモン）の一つであり，強いエストロゲン活性を有する．投与飼料によるブタの外陰部肥大などの家畜に対する女性ホルモン作用が特徴的である．このため，家畜に対する健康被害の問題が大きく経済的損失につながりやすい．わが国では，飼料中のゼアラレノンの管理基準を1 mg/kg（配合飼料は0.5 mg/kg）と設定している．

(6) パツリン

パツリン（図5-6）は，おもにリンゴに病原性をもつペニシリウム属が産生するマイコトキシンである．パツリンの汚染事例の大部分はリンゴジュースやリンゴの加工品が占めており，その原因としては真菌や虫食いなどで傷んだ果実をジュースなどの原料に用いることによる．毒性としては，非常に高濃度において多くの動物に対して致死的毒性をもつが，変異原性，催奇形性，発がん性などは明白ではない．パツリンの国際規格はコーデックス委員会において 50 μg/kg と設定されていることから，わが国でも 2003(平成 15)年に清涼飲料水の成分規格の一部にパツリンの規格基準が加えられた．基準値（50 μg/kg）はリンゴジュースのみに適応となり，ジャムや缶詰めなどのリンゴ加工品には設定されていない．

(7) ステリグマトシスチン

ステリグマトシスチンは，おもにアスペルギルス属のカビが産生するマイコトキシンである．おもな産生菌に *Aspergillus versicolor*，*Aspergillus nidulans* があり，この菌は世界の土壌，農作物，とくに穀類に広く分布している．わが国でも米を汚染するマイコトキシンとして高頻度に検出されている．アフラトキシン B_1 生合成の中間物質であるが，経口投与の LD_{50} はラットの場合，アフラトキシン B_1 の 30 分の 1 である．標的臓器はアフラトキシンと同様で，動物に肝障害や肝臓がんを引き起こす．

(8) 黄変米トキシン

第二次世界大戦中および戦後，日本における食糧不足を解消するために東南アジアや欧州，アメリカ，エジプトなどから米の輸入が行われた際，黄色を呈する変質米が認められた．原因は，ペニシリウム属の有毒カビにより黄色に染まったもので，黄変米にさまざまなマイコトキシンの汚染が検出された．エジプト米からは，*Penicillum islandicum* が産生するルテオスカイリン，イスランジトキシン，シクロクロロチンが単離されている．いずれも肝臓障害を引き起こし，肝がんを発症する．台湾米から発見された *Penicillium citreoviride* により汚染された米からは，シトレオビリジンが単離されており，実験動物に対して運動神経麻痺を起こす．タイ国から輸入された米からは *Penicillium citrinum* が産生する腎臓障害作用を引き起こすシトリニンが見いだされている．現在の日本では黄変米問題は克服されているが，食品添加物のベニコウジ色素を産生するベニコウジカビ（*Monascus purpureus*）でシトリニンの産生が報告されており，着色料として用いられるベニコウジ色素(モナスカス色素)のシトリニン含有濃度は，0.2 μg/g 以下と規格が定められている．

5.6.2　真菌中毒症の予防

カビ毒による食品汚染の最も根本的な防衛策は，農作物にカビを着生させないことである．国際機関では，カビ毒汚染を最小限に防ぐための農業生産段階における行動規範を作成している．一般的に，カビの増殖はおもに食品成分（カビの栄養源），水分活性，温度，酸素，pH の 5 要因に影響されるため，カビの増殖を防止または抑制するにはこの五つのうちいずれかをカビの生育できない状態にすればよい．

① 食品成分：カビ抑制剤としては各種保存料をはじめ，食塩，砂糖，アルコール，有機酸などが添加され，活用されている．

② 水分活性：水分活性 0.65 以下の食品では微生物の生育は不可能であり，乾燥は最も手軽で効果的な保存方法といえる．

③ 温度：一般のカビの生育に適した温度は 15 ～ 30 ℃ で，菌種ごとに異なるが，それ以上それ以下の温度での増殖速度は急激に遅くなる．しかし，低温条件のみですべ

てのカビを制御することは困難であり，*Penicillium*，*Cladosporium* など食品から高頻度に検出されるカビは低温域においても生育するものが存在する．

④ 酸素：大部分のカビは好気的な条件でないと増殖することができない．この性質を利用した脱酸素剤，ガス置換法や真空包装が効果的なカビ汚染防止法として活用されている．

⑤ pH：カビの生育に最適な pH は，4 ～ 6 の範囲のものが多い．生育可能域は一般に pH 3.0 ～ 9.0 の範囲であるが，菌種によって異なり，周囲の水分活性や温度によっても影響される．

予想問題

1 食中毒についての記述である．正しいのはどれか．２つ選べ．

(1) 食中毒の原因施設で最も患者数が多いのは旅館である．
(2) 医師は食中毒と診断した場合，ただちに保健所へ届出る義務がある．
(3) 細菌性食中毒は冬季に多発し，ウイルス性食中毒は夏季に多発する傾向がある．
(4) 食中毒の原因食のうち最も多いものは穀類およびその加工品である．
(5) 近年は細菌よりもウイルスが原因となる食中毒が増加している．

2 食中毒についての記述である．正しいのはどれか．２つ選べ．

(1) ノロウイルスは代表的なウイルス性食中毒の起因菌である．
(2) 腸管出血性大腸菌による食中毒は感染症法では２類に分類されている．
(3) ボツリヌス菌は代表的な感染侵入型食中毒の起因菌である．
(4) 植物性自然毒による食中毒は，原因となる植物の産生するアルカロイドや青酸の配糖体を原因物質としている．
(5) アニサキスやアスペルギルスなどの原虫も食中毒の起因菌として重要である．

3 最近の食中毒発生状況調査の結果に関する記述である．正しいのはどれか．１つ選べ．

(1) 化学物質による発生件数が最も多い．
(2) 夏期の発生件数が増加傾向にある．
(3) サルモネラ属菌による発生件数が増加している．
(4) ノロウイルスによる発生件数は冬期に多い．
(5) 家庭における発生件数が最も多い

4 細菌性食中毒に関する記述である．正しいのはどれか．２つ選べ．

(1) 腸炎ビブリオ中毒は魚介類が原因になる場合が多いが，サルモネラ中毒はおもに動物性食品が原因となる．
(2) エルシニア菌は低温細菌であり，冷蔵庫内(4℃ 付近)でも増殖できる．
(3) セレウス菌は，嫌気的食品中にエンテロトキシンを産生して食中毒を引き起こす．
(4) カンピロバクター食中毒の潜伏期間は，比較的短い傾向にある．
(5) サルモネラ菌は，犬や猫などのペットからは検出されない．

5 細菌性食中毒に関する記述である．正しいのはどれか．２つ選べ．
(1) ウェルシュ菌中毒の原因となる食品は，脂質に富むものが多い．
(2) ボツリヌス菌の産生する毒素は熱に弱いため，食品を摂取する直前に加熱すれば食中毒を防止できる．
(3) わが国では，ボツリヌス毒素に対する抗血清が治療に利用されている．
(4) プレシオモナス菌は好塩性細菌であり，輸入海産魚介類が食中毒の原因となる場合が多い．
(5) セレウス菌はグラム陽性の好気性菌であり，芽胞を形成することはない．

6 細菌性食中毒に関する記述である．正しいのはどれか．２つ選べ．
(1) ボツリヌス菌の産生する毒素は，致命率の低い腸管毒素である．
(2) ナグビブリオとコレラの生化学的性状は一致しているが，血清学的鑑別法での区別もできない．
(3) 黄色ブドウ球菌は耐塩性菌であるので，漬物に対する汚染にも注意を要する．
(4) ウェルシュ菌中毒では，下痢型と嘔吐型が知られる．
(5) 腸管出血性大腸菌(EHEC)による食中毒では，全身症状として溶血性尿毒症症候群(HUS)が起きる場合がある．

7 細菌性食中毒に関する記述である．正しいのはどれか．２つ選べ．
(1) 黄色ブドウ球菌は淡水中では増殖できない．
(2) 腸管病原性大腸菌(EPEC)による食中毒では，赤痢様の下痢を主症状とする．
(3) 腸管付着性大腸菌(EAEC)では，2種のエンテロトキシン(STおよびLT)の産生が確認されている．
(4) サルモネラ属菌は菌体外に腸管毒素を産生しない．
(5) 腸炎ビブリオ菌の耐熱性溶血毒や易熱性溶血毒により動物の赤血球が溶血される反応を神奈川現象(KP)という．

8 ノロウイルスについての記述である．正しいのはどれか．１つ選べ．
(1) ノロウイルス感染症は，水系感染である．
(2) カキの中腸腺で増殖する．
(3) 食酢の使用で，ノロウイルスによる食中毒を防ぐことができる．
(4) 食中毒起因ウイルスであり，ヒトからヒトへ感染はみられない．
(5) ノロウイルス感染症は抵抗力が弱い乳幼児及び高齢者において発症しやすい．

9 食中毒起因ウイルスについての記述である．正しいのはどれか．１つ選べ．
(1) A型肝炎は一般に急性肝炎症状を示すが，一部劇症化し慢性化することで知られる．
(2) A型肝炎の原因食品として生ガキが知られる．
(3) 野生動物の肉はE型肝炎ウイルスで汚染されている場合があるので，凍結保存で不活性化する．
(4) ロタウイルスによる感染はアルコール消毒で防ぐことができる．
(5) ロタウイルス食中毒では，出血を伴う激しい下痢が特徴である．

10 自然毒食中毒に関する記述である．正しいのはどれか．２つ選べ．
(1) フグ毒はテトロドトキシンとよばれ，卵巣，肝臓，腸などに多く含まれる．
(2) 熱帯，亜熱帯海域のサンゴ礁周辺に生息する魚類を食べて起こる，致命率の高い食中毒をシガテラ中毒という.

(3) 麻痺性貝毒は,赤潮の原因となる有毒鞭毛藻を二枚貝が捕食し,蓄積されることで起こる.

(4) キノコ中毒の症状は,摂取したキノコの種類にかかわらず同様である.

(5) バレイショ中毒を引き起こすソラニンは熱に弱く,加熱すれば無毒化する.

11 食品とカビについての記述である.正しいのはどれか.2つ選べ.

(1) カビなどの真菌と細菌の相違点の一つに,細菌には呼吸代謝に関係したミトコンドリアが存在することがある.

(2) 酵母には,マイコトキシン産生の観点から問題になる菌種は知られていない.

(3) カビ類は一般に熱に弱く,産生されるおもなマイコトキシン類も多くの場合加熱調理で軽減される.

(4) カビ類は,通常の冷蔵庫内でも生育できるので,食品の長期冷蔵保存時には注意が必要である.

(5) カビ類は,細菌に比べて乾燥や酸性環境に弱い.

12 食品とカビについての記述である.正しいのはどれか.2つ選べ.

(1) アフラトキシンの強い発がん性は,肝臓の異物代謝酵素シトクロム P450 によるエポキシド体の生成が関与している.

(2) アフラトキシンの規制値は,全食品を対象にして日本では AFB_1 量が 10 ppb で,アフラトキシン類も含めて 20 ppb としているアメリカ,カナダなどと比べると実質的には規制が弱い.

(3) 日本人の日常食品でオクラトキシンに汚染されている例として,コーヒー豆,ビールなどがある.

(4) 日本では,貯蔵米の中から黄変米トキシンがしばしば見いだされている.

(5) ヒトも動物も体内でマイコトキシンを代謝するので,カビ汚染穀物で飼育された家畜由来の製品でも問題がない.

13 食品とカビについての記述である.正しいのはどれか.2つ選べ.

(1) 黄変米トキシンは,フザリウム属の繁殖が原因である.

(2) マイコトキシンは,細菌類が産生する二次代謝産物である.

(3) カビ類は一般に熱に弱く,産生されるマイコトキシンも通常の加熱調理で失活する.

(4) パツリンは,リンゴジュースに規格基準が設定されている.

(5) マイコトキシンは,穀物を汚染することが多い.

14 食品とカビについての記述である.正しいのはどれか.2つ選べ.

(1) マイコトキシンによる中毒症は,マイコトキシン自身の毒性が引き起こすもので,カビによる感染が原因ではない.

(2) オクラトキシンの汚染事例の大部分は,リンゴジュースやリンゴの加工品が占めている.

(3) アフラトキシンは,おもにアスペルギルス属菌が産生する.

(4) 日本では,マイコトキシンの基準値は設定されていない.

(5) アフラトキシンは,急性毒性として肝臓に障害を引き起こすが,発がん性は認められていない.

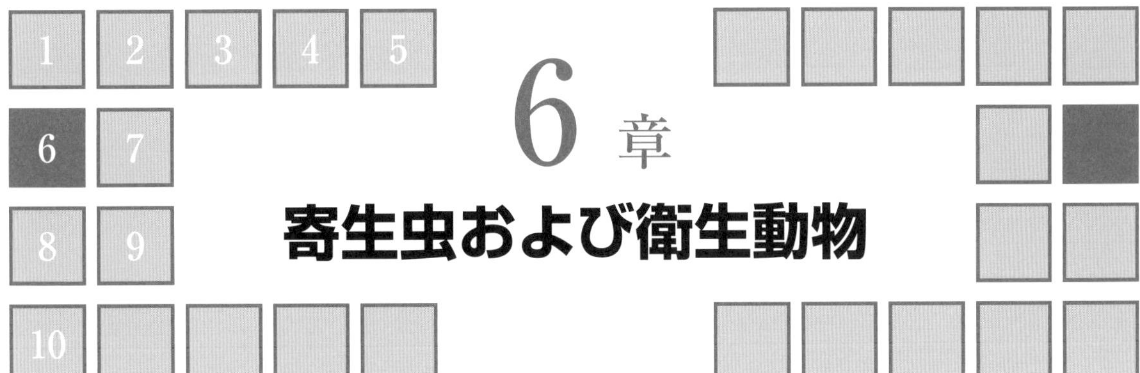

6章 寄生虫および衛生動物

6.1 寄生虫とその疾患

寄生虫(parasites)とは，動物体内に寄生して食物由来の栄養分や体液成分などを捕食または摂取する真核生物である．寄生虫のうち，多細胞の動物を蠕虫(ぜんちゅう)といい，単細胞の微生物を原虫という．蠕虫は，その形態により，線虫類(回虫など)，吸虫類(肝吸虫など)，条虫類(広節裂頭条虫など)などに分けられる．一方，原虫の多くは増殖型(栄養型：トロフォゾイト)と休止型(嚢子型：シスト)の形態をとるほか，胞子(オーシスト)をもつもの(トキソプラズマなど)ともたないもの(赤痢アメーバなど)に分けられる．

寄生虫の宿る動物を宿主といい，寄生虫の生育過程(生活環：ライフサイクル)において宿主を移り行く場合，幼虫時代の宿主を中間宿主(二度変える場合には，第一中間宿主および第二中間宿主)，成虫時代の宿主を終宿主という．宿主の感染症状は，寄生されることでのみ起こるもの(機械的作用)，寄生虫が宿主体内を移動することで起こるもの(体内移行作用)および寄生虫由来の成分によって起こされるもの(毒素作用)の三つに大別することができる．

近年の食生活の多様化および食品流通のグローバル化に伴い，寄生虫症が復活している．1位はアニサキスで，2位はクドア，3位以降はその他の寄生虫である．とくに，輸入食品からの感染，有機栽培野菜の生食による感染が多い．食品からの感染は，生，または加熱不十分な料理の食材に付着する虫卵や寄生幼虫を経口的に取り込むことにより発症する．したがって，加熱処理された食品では寄生虫の感染はほとんど起こらない．

6.1.1 野菜や飲料水から感染する蠕虫とその疾患

(1) 回虫(*Ascaris lumbricoides*)

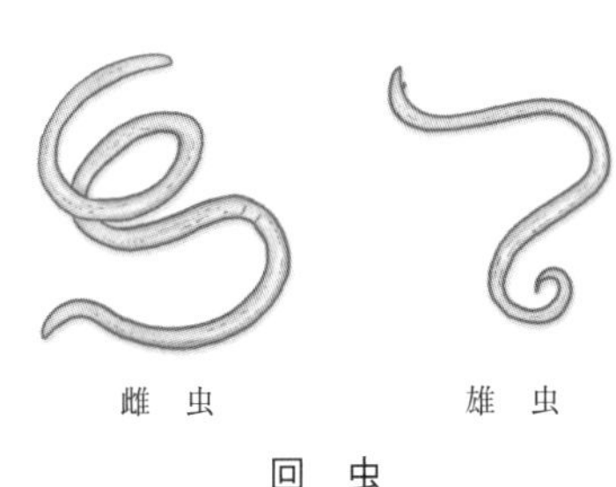

回 虫

白色または淡い赤褐色を帯びた線虫で，大きさは雄虫 15 ～ 30 cm，雌虫 20 ～ 40 cm，太さは 2 ～ 3 mm である．衛生状態の劣悪な地域で見られ，人糞を肥料とすることで虫卵が野菜などに付着して人体内に取り込まれる．幼虫は腸で孵化(ふか)し，小腸の壁を通り抜けて，血液・リンパ液の流れに乗り，肺に到達する．この後，気道から再び飲み込まれて腸に達し，成虫となる．寿命はおおよそ1～2年と考えられている．

【症状】 最近日本で見られる症例は，寄生虫体数が少ないため無症状のことが多いが，幼虫の体内侵入時または体内移行時に好酸球性肉芽種や一過性回虫肺炎を起こすことがある．成虫による病害の多くは上腹部鈍痛，食欲異常，悪心，嘔吐などの消化器症状である．そのほか回虫アレルギーによる胃けいれん様症状や胆道迷入や多数寄生による腸閉塞を起こすこともある．また，胃に迷入した場合，激しい胃けいれん症状を起こし，口から成虫を吐き出すこともある．

【予防方法】

① 虫卵は熱に弱く，65℃ で10分間以上，76℃ で1秒以上の処置により死滅するので，加工や調理の際には加熱処理する．

② 生野菜を食べるときは十分に洗浄し，できれば市販の4～5％次亜塩素酸ナトリウム溶液を200～300倍に希釈したものに2分間浸した後，よく流水で洗う．

③ 糞尿肥料を使用する場合は，1年以上放置し，卵子が死滅した後に使用する．

④ 検便を励行して虫卵保有者の発見に努め，保有者にはカイニン酸などの駆虫薬を与える．

(2) 蟯虫（ぎょうちゅう） (*Enterobius vermicularis*)

白色の線虫で，雄虫3～5 mm，雌虫10 mmと小型である．虫卵は18～50 μmで，形は“柿の種”に似ており，透明な卵殻のなかに幼虫が二つに折れて入っている．蟯虫卵を経口摂取（野菜など）することにより感染する．腸内で孵化した幼虫は，2～6週間で成熟し，雌はヒトの就寝時に直腸を下降して肛門周囲に約1万個の卵を産む．虫卵は翌朝に孵化し感染を引き起こす．虫卵とそれを包むゼラチン状のものがかゆみを引き起こす．肛門周囲がむずがゆいので睡眠中に無意識のうちにかくため，手指が虫卵で汚染される．したがって，手指や下着などを通じて感染することもある．このように野菜などを経由しないで二次感染することを，自家感染と呼ぶ．

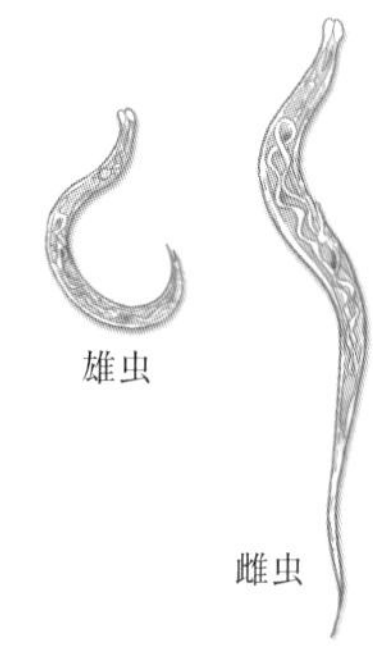

蟯　虫（成虫）

【症状】 産卵時は肛門周囲がかゆくなり，睡眠不足に陥る．小児では夜泣きが続き，発育障害を起こす場合がある．多数寄生により腸管出血や腹痛，下痢を起こすことがある．

【予防方法】

① 虫卵保有者の手指を絶えず消毒し，肛門周囲は薬用石けんなどで清潔に保つようにする．

② 駆虫薬パモ酸ピランテルが有効である．

(3) 鉤虫（ズビニ鉤虫，アメリカ鉤虫） (*Ancylostomaa duodenale, A. americanus*)

ヒトに寄生する鉤虫にはアメリカ鉤虫，ズビニ鉤虫などがあり，口に当たる部分に歯のような器官をもち，これで小腸粘膜に食いついて血液，および体液を養分として摂取する．雄虫8～15 mm，雌虫9～11 mmの小型線虫で，40～60 μmの卵円形状の虫卵は膜卵殻をもつ．現在では国内での感染はほとんど見られない．熱帯から亜熱帯の湿潤な地方には鉤虫が広く分布しているので，これらの地域の農村部に仕事や旅行で滞在するときには注意が必要である．人体の小腸粘膜などにいる成虫から産卵された卵は，糞便とともに外界に排出され，野菜類などの表面に幼虫として付着している．ズビニ鉤虫では，野菜を食べることで口から体内に入り，アメリカ鉤虫では，土壌中にいる幼虫が皮膚から人体に移り，1～2か月で成熟して小腸上部に寄生する．

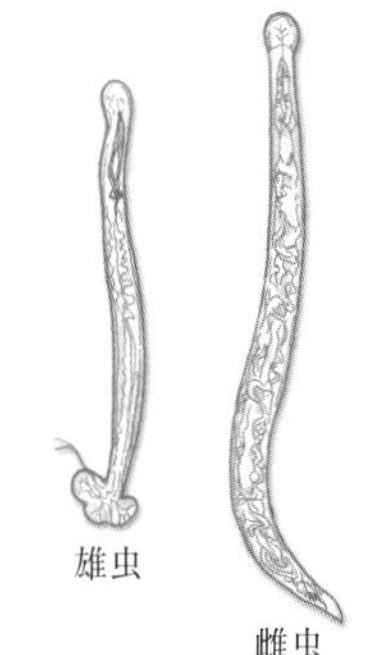

ズビニ鉤虫（成虫）

【症状】 幼虫の経皮感染時に発赤や丘疹が見られる．初期の症状は2～3日の潜伏期間を経て，腹痛，下痢，嘔吐，咽頭の異物感，ぜんそく様発作などが現れる．後期の症状は1～2か月の潜伏期間を経て，小腸粘膜から鉤虫に血液などを摂取されるために，鉄欠乏性の貧血，めまいなどが現れる．重症になると，動悸，全身倦怠感，頭痛，手足のむくみなどが現れ，まれに毛髪，土，炭など異常な物を食べる異味症が現れることもある．小児では低成長や心不全を起こすこともある．鉤虫の寄生数が少ない場合は，目立った症状が現れないこともある．

【予防方法】

① 虫卵は熱に弱く，70℃，1秒間で死滅する．また，直射日光に当てると短時間で死滅する．
② 経皮感染を防ぐために，裸足で田畑や水田に入らないようにする．
③ 駆虫薬としてパモ酸ピランテルが有効である．
④ そのほかの予防法は回虫と同じで，生野菜を食べるときは洗浄に注意する．

(4) 肝蛭（*Fasciola hepatica*）

ヨーロッパ，オーストラリアに分布する肝蛭（かんてつ）（*Fasciola hepatica*）とアジア，アフリカ，ハワイに分布する巨大肝蛭（*Fasciola gigantica*）の成虫はウシ，ヒツジ，ヤギなどの草食動物の小腸，肝臓，胆管に寄生する大きな木の葉状の吸虫（体長約25 mm，体幅約12 mm）でヒトにも感染する．水田，小川などの水生植物（クレソン，セリ，ミョウガ，稲など）に付着する幼虫（メタセルカリア）を経口摂取することで感染し，小腸，腹腔，肝表面，肝実質を経て胆管に到達し成虫になる．さらに肝蛭幼虫を含むウシ肝臓の生食の危険性も指摘されている．

【症状】 腹痛，背部痛，発熱，体重減少，不安感などの症状を示す．

(5) 単包条虫（*Echinococcus granulosus*），**多包条虫**（*E. multilocularis*）

世界的に広く分布する単包条虫とおもに寒冷地方に分布する多包条虫とがある．とくに後者は北海道のキタキツネを感染源とするエキノコックス症の原因虫として重要である．成虫は数mmと小さく，イヌやキツネの小腸に寄生し，虫卵が糞便とともに排出される．ヒトは虫卵を含む粉じん，飲料水，食物などを経口摂取して感染する．ヒトの小腸内で孵化した幼虫は肝臓，肺，脳などに移行し，無性生殖により5～10年かけて増殖し，包虫嚢胞を形成し致死的肝機能障害を起こす．嚢胞が破れて内容物が漏出すると，アナフィラキシーショックを引き起こす．

6.1.2 魚介類から感染する蠕虫とその疾患

(1) 裂頭条虫

広節裂頭条虫(*Diphyllobothrium latum*)，日本海裂頭条虫(*Diphyllobothrium nihonkaiense*)の両種があり，一般的にはサナダムシといわれている寄生虫である．成虫は体長5～10 mにおよび白色の棊子麺(きしめん)状で数千の片節(最大の幅約13 mm)から構成される．糞とともに排泄された虫卵は，水中で六鉤幼虫が卵より出て，第一中間宿主であるミジンコの体内に入る．これが第二中間宿主であるマス，サケなどに摂取されて筋肉中で擬充尾虫(プレロセルコイド：条虫の生活環の第1ステージ)となる．擬充尾虫を含んだ魚を最終宿主である人が摂取すると，小腸で成虫となって小腸粘膜に吸着して成長する．

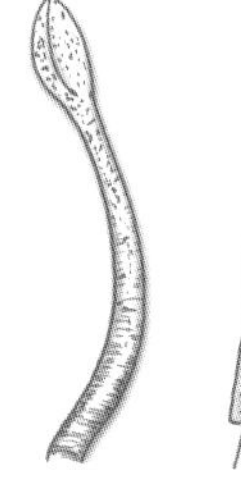
頭部と頸部

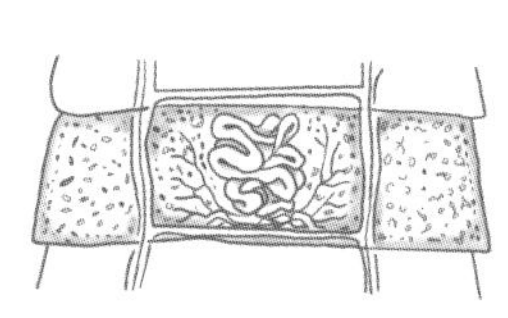
成熟体節

広節裂頭条虫

【症状】 自覚症状としては下痢，腹痛が最も多く，ついで吐き気，倦怠感，体重減少などである．長い虫体が肛門より垂れ下がるため肛門周辺が不快感を示す．自覚症状のない例が15～30％存在する．

【予防方法】 擬充尾虫は熱に弱く，50℃で数分間加熱することにより死滅するため生食は避け，よく加熱してから食べる．

(2) 肝吸虫(*Clonorchis sinensis*)

肝吸虫は，日本，韓国，中国，台湾，ベトナムに分布している．成虫は柳葉状(体長約15 mm，体幅約4 mm)で，虫卵は30～50 μmの黄褐色のなす状である．ヒトなどの糞とともに排泄された虫卵は，水中で第一中間宿主であるタニシに取り込まれ，孵化して有尾幼虫になる．これが水中に出て，第二中間宿主のコイ，フナ，ワカサギなどの淡水魚に食べられメタセルカリア(被嚢幼虫)になる．メタセルカリアに寄生された淡水魚をヒトなどの最終宿主が食べると腸管内から輸胆管に沿って肝臓に至り，胆管内で成虫となって寄生する．

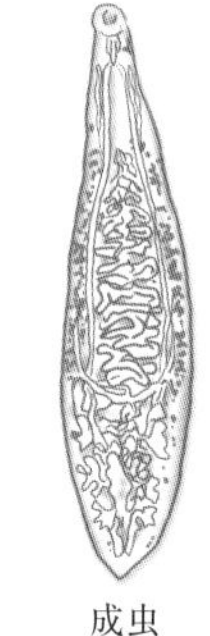
成虫

肝吸虫

【症状】 少数の寄生では無症状だが，多数の寄生により食欲不振，下痢，肝腫大などの消化器症状を起こす．虫体の胆管内寄生により，胆管炎を起こし，肝硬変へと進行する場合もある．

【予防】 コイ，フナ，ワカサギなどの淡水魚は生で食べたり，加熱不十分のまま食べたりせずに十分加熱調理する．

(3) 肺吸虫(*Paragonimus spp.*)

虫体は紅褐色で体長10 mm，幅5 mmの扁平木葉状を呈する．虫卵は淡い褐色で長径63～84 μm，短径45～54 μmの楕円形である．ヒトの咳や痰に混じって虫卵が排泄され水中に至る．幼虫は第一中間宿主であるカワニナ(巻貝の一種)に摂取され，有尾幼虫まで成長

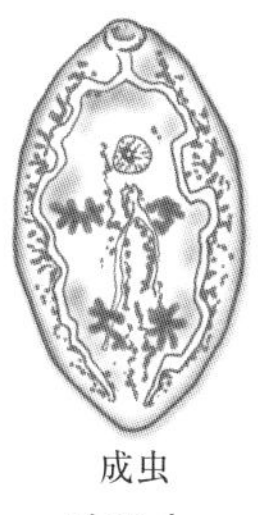

肺吸虫

し水中へ遊出する．ここで，第二中間宿主であるサワガニ，モズクガニなどに摂取されてメタセルカリア（被嚢幼虫）に成長し，最終宿主であるヒトに食べられる．経口摂取された幼虫は腸管を貫通して腹腔内から腹壁筋内へ穿入し，再び腹腔内を出て横隔膜を経て胸腔内へ移行し，肺に侵入して虫嚢をつくりそのなかで雌雄同体の2個体が同棲する形で成虫となる．ウェステルマン肺吸虫（*P.westermani*）は肺実質に虫嚢を形成して肺実質を破壊する．症状は咳，喀血，胸痛などがおもな症状である．宮崎肺吸虫（*P. miyazakii*）はヒトが最適宿主でないため虫嚢を形成せず，胸腔内を徘徊し，突然の胸痛や気胸，呼吸困難などが起こる．肺吸虫は肺以外の臓器にも寄生することがあり（異所寄生），脳，皮下，眼，泌尿生殖系など人体各所に寄生し障害を引き起こす．脳寄生は脳肺吸虫症と呼ばれ，頭痛，嘔吐，てんかん様発作など脳腫瘍に似た重篤な症状を示す．最近ではイノシシが感染しているカニを摂取し，イノシシの筋肉内に移行した幼虫をその生肉と一緒に摂取して感染する例も多い（イノシシ体内では成虫にまで発育しない）．

【予防方法】 カニ類の生食や半煮えを摂取しない．被嚢幼虫（カニ類を汚染している）は70℃，5分間で死滅または食酢やしょう油につけると2時間で死滅するので，調理方法を工夫することによって予防が可能である．

(4) アニサキス（*Anisakis physeteris, A. simplex, Pseudoterranova decipiens*）

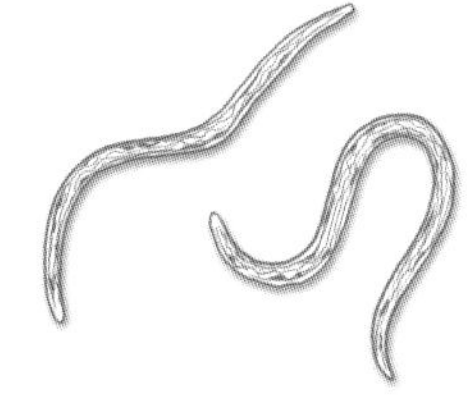
アニサキス

アニサキスと呼ばれる一群の線虫類の成虫は，クジラやイルカなど海棲ほ乳動物の胃腸に寄生している．虫卵は第一中間宿主であるオキアミ体内で成長し，第二中間宿主（タラ，カツオ，サバ，イカ，タコなどの魚介類）に摂取され生物学的に濃縮される．幼虫が寄生する最終宿主はイルカなどの海棲ほ乳動物である．本来感染幼虫が寄生している魚などを海棲ほ乳類が摂取することで成虫にまで発育するが，その幼虫をヒトが摂取すると幼虫（体長約25 mm，体幅約0.5 mm）は発育できず，胃壁や腸壁に侵入するとともに，プロテアーゼ阻害活性をもつタンパク質（AniS4など）を分泌する．これらの分泌液は宿主に強いアレルギー反応を誘導し，激しい腹痛と嘔吐を引き起こす（人によってはアレルギー反応が生じないため，感染に気づかぬまま自然治癒する場合もある）．国内では，年間2,000～3,000例が報告されている．内視鏡を用いて胃腸粘膜上の虫体を取り除いて治療する．

【予防方法】 サバ，タラ，オヒョウ，スルメイカなどをすしや刺し身などで生食することにより感染するため，生食は避ける．アニサキスの幼虫は酢でしめたくらいでは死なず，ワサビやしょう油でも効果がない．加熱（60℃以上），凍結（－20℃以下，数時間）に弱いので，食材の保存や調理を工夫することで防ぐことが可能である．

オランダでは1968年に，酢漬けで生食するニシンを調理前に－20℃以下で24時間以上冷凍するよう法律で義務づけ，アニサキス症の患者を激減させている．また米国の

FDA(食品医薬品局)は生食用の魚について，－35℃以下で15時間，または－20℃以下で7日間の冷凍処理するよう勧告している．EU(欧州連合)の衛生管理基準では，海産魚類の視認による寄生虫検査を義務づけ，生食用の海産魚に関しては冷凍処理(－20℃以下で24時間以上)を指示している．

(5) 横川吸虫(*Metagonimus yokokawai*)

横川吸虫成虫は小さく(体長約1 mm，体幅約0.6 mm)，小腸上部に寄生する．ほとんど自覚症状はないが，多数寄生の場合に下痢，腹痛を起こす．感染源は淡水魚(アユ，シラウオ，ウグイなど)の鱗片下に寄生する幼虫(メタセルカリア)である．ヒトは幼虫が寄生する淡水魚，とくにシラウオの生食やアユの三杯酢などを摂取することで感染する．自覚症状がない．

(6) 有棘顎口虫(*Gnathostoma spinigerum*)

有棘顎口虫成虫は体長約11～54 mmの円筒形で，ネコ，イヌの胃壁に腫瘤を形成しその中に寄生する．感染幼虫が寄生するドジョウなどの淡水魚をネコ，イヌが摂取し成虫にまで発育する．ヒトが感染幼虫を摂取しても幼虫は発育せず，消化管を貫通し肝臓に移行する．続いて皮下を自由に移行する．ヒトへの感染は雷魚やナマズの刺し身からが多い．最近中国，台湾，韓国からの輸入ドジョウに由来する剛棘顎口虫による顎口虫症(ドジョウの踊り食いなどにより感染)が報告されている．

【症状】 突然皮下が腫脹し発赤と疼痛またはかゆみをきたすが，数日後には自然消失し再び別の場所に現れる(遊走性限局性皮膚腫脹)．剛棘顎口虫による顎口虫症では遊走性限局性皮膚腫脹のほか，ミミズ腫れのような線上の丘疹あるいは出血斑様(皮膚爬行症)を形成する．

6.1.3 食肉類から感染する蠕虫とその疾患

(1) 無鉤条虫(*Taenia saginata*)

虫体の頭部は球状で4個の吸盤があり，鉤(かぎ)はない．16～20 mmの縦径をもつ体節が1,300～2,000個連続し，全長は3～8 mの長い条虫である．成熟すると末端から体節が切れて糞中に排泄される．ヒトは，ウシ，カモシカ，ヒツジの筋肉内に被嚢し寄生する約10 mmの球およびだ円形の感染幼虫(無鉤嚢尾虫)を生肉やレアステーキなどから摂取して，感染する．小腸内で成虫となり吸着して成長する．

【症状】 腹痛，下痢，腹部不快感を訴えることもあるが，ほとんどは無症状である．小児では重篤な貧血症状を起こすことがある．

【予防方法】

① 牛肉などが感染源となるので，屠場での検査を徹底する．

② 生の牛肉をそのまま食べない．嚢虫(のうちゅう)は熱に弱いので，調理時には肉の赤身がなくなるまで十分加熱してから食べる．

(2) 有鉤条虫(*Taenia solium*)

虫体は無鉤条虫と似ているがやや小さく，全長2～3 mの細長い体をもつ．頭部は球形で，その先端の複数の鉤と吸盤で小腸上部壁の粘膜部に強く吸着し寄生する．体節は120～800個であり，無鉤条虫と同様に末端で切れて糞便とともに排泄される．感染源はブタの筋肉内の感染幼虫(有鉤嚢尾虫)を生や不完全加熱調理による料理から摂取して感染する．小腸内で成虫となり，小腸壁に吸着して成長する．

【症状】 無鉤条虫より症状が激しく，消化器障害，極度の貧血が起こる．また，嚢虫が成虫とならずそのままの状態で脳，眼球，筋肉，心臓，腎臓などに寄生して危険な症状を引き起こすことがある．

【予防方法】 無鉤条虫の場合と同様，国内の屠場における検査の徹底化と港湾での輸入肉の検疫検査を厳重にすることである．とくにブタ肉は生のままではなく十分に加熱してから食べる．

(3) 旋毛虫(*Trichinella spiralis*)

わが国での発症例は少ないが，欧米や中国で重視されている寄生虫で，ブタが中間宿主となり，ブタ肉の摂取によりヒトに感染する．虫体の体長は雄虫1.4～2 mm，雌虫3～4 mmの小型線虫である．ブタ肉などに付着した被嚢幼虫は人体内に入ると胃内で被嚢を遊離し，幼虫は十二指腸または空腸の上部粘膜に侵入し，2～4日で成虫となる．

【症状】 雌虫は腸粘膜内に侵入し幼虫を産む．この幼虫が全身筋肉に移行し始めるとその機械的刺激と毒素の影響によって発熱し，腹痛，下痢，激しい筋肉痛が起こる．横隔膜や心筋が侵され，また貧血や皮下溢血を起こし，さらに肺炎を併発して死亡することもある．

【予防方法】 有鉤条虫と同様にブタ肉は，生や半煮えのまま食べない．

6.1.4 食物や飲料水から感染する原虫とその疾患

原虫は，真核単細胞性の原生生物(微生物)であり，細胞は基本的に動物細胞と同じであり，高度に発達した細胞小器官をもち運動性を示すものが多い．シストは感染性を有するが病原性はなく，トロフォゾイトは感染力に乏しいが病原性を有する．動植物に寄生性のものと非寄生性のものが存在する．寄生性の原虫(広義では「寄生虫」に含める)は，局所的な病原性を示すものが多い．

(1) 赤痢アメーバ(*Entamoeba histolytica*)

ヒトへの感染は，ほ乳動物の糞便中のシストに汚染された食物および飲料水の摂取による．シストは小腸でトロフォゾイトとなり，大腸で増殖し，組織内に侵入して発症する．トロフォゾイトは，偽足で運動し，赤血球や細菌を捕食する．ヒト回盲部粘膜内に寄生し，粘血便(赤痢様症状)，下痢，腹痛，しぶり腹(テネスムス)を起こし，長期化すれば慢性の大腸炎となる．栄養状態の悪い国での食事などには注意する．シストは水道水の塩素濃度では死滅しない．アメーバ赤痢の原因微生物で，感染症法では5類感染症に指定されている．

(2) ランブル鞭毛虫(*Giardia intestinalis*)

ほ乳動物の糞便中のシストに汚染された食物および飲料水の摂取により感染する．十二指腸に寄生するが，しばしば胆嚢や総輪胆管にも見られることがある．小腸にて孵化，シストからトロフォゾイトになる．激しい腹痛，発熱を伴わない水様性下痢(コレラ様症状)

で胆嚢炎の原因になる．健康な人では無症状の場合もあるが，高齢者や低栄養の小児では重篤な症状となり，脱水症状により死亡することもある．熱帯，亜熱帯地域に多く，日本では輸入症例が多い．海外旅行時に生水を飲まない．シストは水道水の塩素濃度では死滅しない．ジアルジア症の原因となる原虫であり，感染症法では５類感染症に指定されている．

(3) 大腸バランチジウム（*Balantidium coli*）

熱帯地方を中心に世界的に分布している．おもにブタやサルの糞便中のシストにより汚染された食品で感染し，大腸で孵化したトロフォゾイトが増殖して発症する（大腸バランチジウム症）．アメーバ赤痢様症状を示し，まれに致命的な腹膜炎を発症することがある．ブタが感染源となるので，汚物との接触に中止する．衛生環境の整備が発症予防には重要である．

(4) トキソプラズマ（*Toxoplasma gondii*）

終宿主はネコ科動物で，その腸管で有性生殖が行われオーシストが形成される．オーシストは糞便とともに排出される．この糞便に含まれるオーシストに汚染された飼料により飼育されたブタやヒツジを経口摂取した場合に感染し，血流を介してスポロゾイトが全身に広がる．傷口や眼，鼻から感染する場合もある．

ヒトは感染する機会が多いが，無症状の不顕性感染の場合が多い．妊娠中の女性が感染した場合は問題で，虫体は胎盤を通過して胎児に移行し（胎盤感染），流産，死産の原因となる．生まれた場合でも，精神・運動障害，水頭症，脳水種，小頭症など（先天性トキソプラズマ児）重篤な疾患が起こるおそれがある．

予防としては，豚肉などの生食を避け，肉類は十分に加熱処理する．栄養体は冷凍すれば死滅する．また，ペット（とくにネコ）の飼育・管理には注意し，糞便は衛生的に処理する．

(5) クリプトスポリジウム（*Cryptosporidium muris* Tyzzer）

ほ乳動物（ウシ，ウマ，ネコ，ブタなど）の小腸粘膜上皮細胞の微繊毛内に寄生し，有性生殖により形成されたオーシストが糞便とともに排出され，オーシストに汚染された飲料水，生野菜などを介して経口感染する．水様性下痢，腹痛，嘔吐および発熱などの消化器系症状を主徴とする．健常者では２～３週間で自然治癒するが，免疫不全者（エイズ患者など）では，下痢が長く続き脱水症状から衰弱し，致命的となる．クリプトスポリジウム症は５類感染症に指定されている．

クリプトスポリジウムは，消毒剤抵抗性が強く，水道水殺菌に使用される程度の塩素濃度では死滅しない．そのため，水道水が汚染されると集団発生の危険性がある．殺菌には，乾燥あるいは70 ℃ 以上の加熱が必要である．免疫機能が正常であれば，脱水症状に対する対症療法を行いながら自然治癒を待つ．

(6) サイクロスポーラ（*Cyclospora caytanensis*）

直径８～10 μm の球形原虫である．飲料水，果物，生野菜などから成熟オーシストの経口摂取により小腸（腸管上皮細胞）に寄生し，無性生殖によりメロゾイトを形成する．おもな症状は，水様性下痢と腹痛で悪心，嘔吐，軽度の発熱を伴うことがある．日本でも東南

表6-1　おもな寄生虫症

	寄生虫症	食材(宿主)	調理法	感染場所	おもな症状
線虫類	回虫症	野菜(有機栽培，輸入)	生野菜，漬物(キムチなど)	小腸	腹痛，下痢，悪心，嘔吐
	アニサキス症	海産魚類(サバ，タラ，イカ，アジなど)	刺身，寿司	胃壁，腸壁	激しい腹痛(急性胃腸炎)
	旋毛虫症	獣肉(クマ，ブタ，イノシシ，ウマ)	ルイベ，生刺，加熱不十分な自家製ソーセージ	幼虫：筋肉 成虫：小腸粘膜	幼虫寄生：筋肉痛，発熱，脱力感，上まぶたの腫れ 成虫寄生：下痢
	有棘顎口虫症	雷魚，ナマズ	刺身	臓器内，皮下	遊走性限局性皮膚腫脹
	剛棘顎口虫症	ドジョウ	踊り食い	臓器内，皮下	遊走性限局性皮膚腫脹，皮膚爬行症
	旋尾線虫幼虫症	ホタルイカ，タラ	刺身	皮下，小腸	皮膚爬行症，腹痛，嘔吐
	広東住血線虫症	ナメクジ，アフリカマイマイ，ジャンボタニシ	加熱不十分な貝料理，生飲み(民間療法)	クモ膜下腔	頭痛，嘔吐，知覚障害など(好酸球性髄膜脳炎に起因)
吸虫類	肺吸虫症	サワガニ，モクズガニ，イノシシ肉	老酒漬け(カニ)，生肉	肺，脳，皮下など	肺に虫結節，気胸，発咳，迷入による半身麻痺，失明
	肝吸虫症	コイ，フナ	あらい，刺身	胆管系	下痢，肝腫大，無症状な場合が多い
	横川吸虫症	アユ，シラウオ	三杯酢，生食	小腸	腹痛，下痢，無症状な場合が多い
	肝蛭症	水性野菜(クレソン，セリ，ミョウガ)，ウシ肝臓	生野菜，肝刺し	肝臓	胆石様の疝痛発作，発熱，食欲不振，蕁麻疹
	棘口吸虫症	ドジョウ	踊り食い	小腸	無症状な場合が多い
条虫類	裂頭条虫症	サケ，マス	ルイベ，刺身	小腸	下痢，腹痛
	大複殖門条虫症	イワシ，サバ	三杯酢，刺身	小腸	下痢，腹痛
	マンソン弧虫症	ヘビ，カエル，スッポン，ニワトリ	ささみ，刺身，生血	皮下，眼瞼，脳	遊走性限局性皮膚腫脹
	無鉤条虫症	牛肉	生肉(牛刺しなど)，レアステーキ	小腸	腹痛，下痢，無症状な場合が多い
	有鉤条虫症	ブタ肉	生肉，加熱不完全調理	小腸	腹痛，下痢，無症状な場合が多い
原虫類	クリプトスポリジウム症	水道水，表流水	生野菜，飲料水	小腸	下痢，腹痛
	トキソプラズマ症	ブタ肉	生肉，加熱不完全調理	腸管	水頭症，脳炎，脈絡膜炎
	サルコシスティス	馬肉	生食(馬刺しなど)，加熱不十分	消化管	下痢，腹痛，嘔吐，倦怠感
	クドア	ヒラメ	非加熱，加熱不十分	腸管	一過性の下痢，嘔吐

藤田紘一郎，「フシギな寄生虫学」，日本実業出版社(1999)；川井英雄 編，「食品の安全性と衛生管理」，医歯薬出版(2008)などを参考にまとめる．

アジアなどから帰国した下痢症患者からの報告例がある．クリプトスポリジウム症と同様，オーシストは各種消毒剤に強い抵抗性をもつ．

食品から感染するおもな寄生虫症を表6-1にまとめた．

(7) サルコシスティス(*Sarcocystis spp.*)

サルコシスティス属の原虫は胞子虫類に属し，は虫類，鳥類，およびヒトを含むほ乳類に感染する．生活環において多種類の草食動物を中間宿主とし，その筋肉中に多数の胞子を内包する嚢子を形成する．終宿主は，中間宿主の嚢子を経口摂取すると消化管で感染が成立し，有性生殖が行われるようになる．イヌ，ネコ科の肉食動物の終宿主においては再び胞子が現れ，血管内皮細胞に侵入，増殖したあと，筋肉内で肉胞嚢を形成する．最近，馬刺し肉を摂取して嘔吐や下痢を呈する事例が散見され，調査の結果，*Sarcocystis fayeri* の肉胞嚢の経口摂取によることが明らかとなった．ヒトに寄生しても成虫へ発育することはない．食肉から感染を防ぐには，加熱処理，冷凍処理が有効である．

(8) クドア(*Kudoa septempunctata*)

クドア属の原虫は，環形動物(ゴカイ，ミミズ等)と魚類を交互に宿主とする粘液胞子虫類である．粘液胞子が環形動物に経口的に取り込まれ，腸管細胞内で有性生殖を行い，放線胞子が産生される．体外に排出された放線胞子は魚体内に侵入し，魚体内で粘液胞子が産生される．粘液胞子虫は筋肉中などにシストを形成し，筋肉溶解(ジェリーミート)を引き起こす．2003年ごろから原因不明の食中毒の発生が認識され，ヒラメに寄生している *K. septempunctata* が原因であることが判明した．感染ヒラメを非加熱または加熱不十分の状態で摂取すると数時間程度で一過性の下痢，嘔吐を引き起こすが，症状は軽度であり多くの場合，発症後24時間以内に回復し，後遺症なしと報告されている．

2012年末の食品衛生法施行規則の一部改正で，原虫では「クドア」と「サルコシスティス」，線虫の「アニサキス」が食中毒の病因物質として新たに追加された．

これらの寄生虫疾患の多くは人獣共通感染症としても知られているので，家畜や養殖魚の衛生管理に注意を要する(表6-2)．

6.1.5 動物由来感染症

動物由来感染症は，WHOとFAOの合同専門家会議(1958)において「本来ヒトとヒト以外の脊椎動物の両者の間を伝播する性質を有する微生物による感染と疾病」と定義された．「人獣共通感染症」と訳されることが多いが，厚生労働省では，とくにヒトの健康問題を中心に考え「動物由来感染症」を用いている．動物由来感染症の感染経路には，直接接触，ベクター媒介(蚊，ダニ，シラミ等)，環境媒介，食品媒介等がある(表6-2，表6-3)．

表6-2 おもな人獣共通感染症

1. 細菌性：炭疽，ペスト，結核，サルモネラ症，細菌性赤痢，腸管出血性大腸菌感染症，カンピロバクター症，ブドウ球菌感染症，リステリア症，ブルセラ症，エルシニア・エンテロコリティカ感染症，仮性結核(エルシニア・シュードツベルクローシス感染症)，レプトスピラ病，ライム病，豚丹毒，野兎病，鼠咬症，パスツレラ症など
   リケッチア性：Q熱，ツツガムシ病，猫ひっかき病など
   クラミジア性：オウム病など
2. 真菌性：クリプトコックス症，カンジダ症，アスペルギルス症，皮膚真菌症など
3. 原虫性：マラリア，クリプトスポリジウム感染症，アメーバ赤痢，サルコシスティス症，睡眠病，シャーガス病，リーシュマニア症など
4. 蠕虫性：アニサキス症，エキノコックス症，肺吸虫症，旋毛虫症，肝吸虫症，肝蛭症，日本住血吸虫症など
5. ウイルス性：インフルエンザ，SARS，MERS，狂犬病，エボラ出血熱，マールブルグ熱，ラッサ熱，南米出血熱，クリミア・コンゴ出血熱，SFTS，デング熱，黄熱，E型肝炎，リフトバレー熱，Bウイルス感染症，ニューカッスル病，ウエストナイル熱，日本脳炎，ダニ媒介性脳炎，腎症候性出血熱，ハンタウイルス肺症候群，サル痘など
6. プリオン病：変異型クロイツフェルト・ヤコブ病

表6-3　経口感染する(食物や水が原因となる)人獣共通感染症

人獣共通感染症(病因微生物)	感染経路	症状	備考
アメーバ赤痢(赤痢アメーバ)	赤痢アメーバシストに汚染された飲食物などの経口摂取，性的接触	潜伏期間は2～3週間．粘血便，下痢，しぶり腹，排便時の下腹部痛などが主症状．肝腫瘍型では発熱，上腹部痛，肝腫大，盗汗	
E型肝炎(E型肝炎ウイルス)	生のイノシシ肉・肝臓，生のシカ肉	潜伏期間は平均6週間．発熱，悪心・腹痛等の消化器症状，肝腫大，肝機能の悪化が現れ，肝炎を発症した場合は，高率に黄疸を伴う．稀に劇症化	致死率は1～2％．とくに，妊婦は重症化しやすく，妊娠後期での致死率は20％と非常に高い
エルシニア症(エルシニア・シュードツベルクローシス)	タヌキ，ネズミ，サル，シカ，イノシシ等およびこれらの糞便に汚染された水	胃腸炎症状，そのほかに，発疹，結節性紅斑，咽頭炎，苺舌，四肢末端の落屑，リンパ節の腫大，肝機能低下，腎不全，敗血症など多様な症状を呈する	
カンピロバクター感染症(カンピロバクター)	鶏肉，未殺菌ミルク，動物糞便に汚染された水	下痢，腹痛，発熱，過敏性腸症候群，ギラン・バレー症候群，フィッシャー症候群	
結核(ウシ型結核菌)	生乳，乳製品	咳嗽(がいそう)，喀痰(かくたん)，発熱，胸痛，リンパ節腫脹	感染しても発症はまれだが，数十年後に発症することもある
サルモネラ症(サルモネラ属菌)	肉類，卵，野鳥，両生類(カメ)，糞便に汚染された水	多彩な症状を呈する．急性胃腸炎症状，意識障害，痙攣，菌血症，敗血症	腸チフス，パラチフスは三類感染症
炭疽(炭疽菌)	草食動物の肉(腸炭疽の場合)(皮膚炭疽は動物との接触，肺炭疽は芽胞の吸引による)	悪心，食欲不振，嘔吐を初発症状とし，発熱，腹痛，血性嘔吐，重度の下痢を呈し，死亡率が高い	腸炭疽，皮膚炭疽，肺炭疽があり，症状は異なる．前述は腸炭疽の症状
病原大腸菌感染症(病原大腸菌)	おもに動物(家畜を含む)の糞便に汚染された食物や水	おもに消化器症状(下痢，腹痛)および発熱をみるが，腸管出血性大腸菌(EHEC)は重篤な全身症状(溶血性尿毒症症候群，脳症等)になることがある．	EHEC：三類感染症，毒素原性大腸菌(ETEC)，組織侵入性大腸菌(EIEC)，腸管病原性大腸菌(EPEC)，腸管凝集付着性大腸菌(EAggEC)．
ブルセラ症(ブルセラ属菌)	肉，生乳，乳製品	発熱，頭痛，筋肉痛，リンパ節腫大，肝脾腫	
プリオン病(異常プリオンタンパク)	異常プリオンを含む食品の喫食，硬膜移植，角膜移植，臓器移植，輸血	神経難病のひとつで，抑うつ，不安などの神経症状で始まり，進行性認知症，運動失調等を呈し，発症から1年～2年で全身衰弱・呼吸不全・肺炎などで死亡	
野兎病(野兎病菌)	野生ウサギ(の処理)	インフルエンザ様の発熱，悪寒，頭痛，倦怠感のほか，感染経路によりさまざまな症状を呈する．リンパ節腫脹型，チフス型，肺型，胃型等	治療しない場合の致死率は5～10％
リステリア症(リステリア・モノサイトゲネス)	チーズ等の乳製品，食肉製品，野菜，メロンなどのready-to-eat食品	敗血症，髄膜炎，髄膜脳炎，流産，死産など．侵襲性疾患では死亡率も高い	低温細菌(冷蔵庫内で増殖可能)
ワイル病(レプトスピラ)	ネズミの尿に汚染された水(経口のほか経皮感染もあり)	咳嗽，高熱，筋痛，眼球結膜の充血，出血傾向，蛋白尿，黄疸，腎不全	致死率は5～30％

田﨑達明編，「食品衛生学　改訂第2版」，羊土社(2019)，p. 95を改変.

6.2 衛生動物

衛生動物とは，ヒトの衛生に直接的な害を及ぼす有害動物の総称である．通常は寄生虫は含まない．このうち食品衛生上問題となるのはゴキブリ，ハエと，ダニ類，ネズミ類で，次の三つに分類される.

媒介動物：直接病気を媒介する動物．ハエ，ダニ，ネズミや日本脳炎を媒介するコガタアカイエカなど.

有毒動物：ハチなど.

不快動物：ゴキブリや大量に発生するユスリカなどのように，病気の媒介もせず，かんだり刺したりはしない．

これらの有害動物は食品および食器などに接触したり，排泄物を付着させるため病原微生物による食品汚染の原因となる．菓子などの食品加工メーカーにとって，最も関心の高い問題である．

(1) ゴキブリ

生命力が強く，現在各地で驚異的に繁殖している．日本の家屋で見られるおもなものは以下の4種である．チャバネゴキブリは体長約1 cmと小型で，最も多く見られるものである．全身淡褐色で夜間活動し，あらゆる食品がエサとなり汚染される．ワモンゴキブリは胸が黄色地で茶色の紋があり，日本では最大種である，以前は九州，沖縄などの暖地に分布していたが，最近は本州地方の暖かいビルなどに棲息するようになった．クロゴキブリは大型種であり家屋内でよく見かける一般的なゴキブリである．次のヤマトゴキブリと似るが体表表面につやがあるので判別できる．ヤマトゴキブリは日本在来種であり，雌は羽が短く飛べない．寒冷地でよく繁殖し，世界で最も北限に棲息するゴキブリとして知られるが，最近はクロゴキブリにとってかわられ，家屋内で見かけることは少なくなっている．

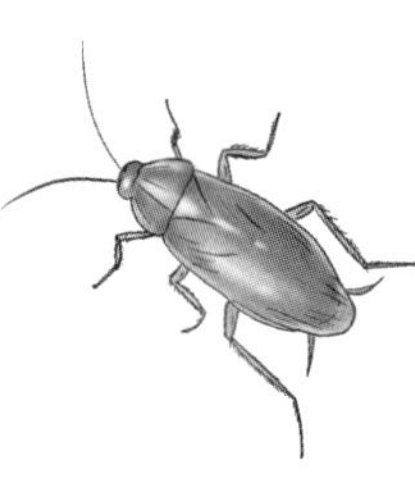
チャバネゴキブリ

【食品衛生上の被害】

① 線虫類や鉤虫類などの寄生虫の中間宿主となる．
② 細菌性食中毒細菌の汚染源および経口伝染病菌の伝播源となる．

【駆除方法】

① ゴキブリの発生源を整理整頓して清潔にし，またゴキブリのエサとなる食物を外部に放置しないようにする．
② 駆除剤としては，有機リン系の殺虫剤が有効である．
③ エサと誘引剤と粘着シートによる捕獲器でも捕らえることができる．

(2) ハエ

ハエには多くの種類があり，代表的な衛生害虫である．キイロショウジョウバエはみそ，腐敗野菜，熟した果物などに繁殖する最も小型のハエである．イエバエは堆肥や畜舎に発生するわが国で最も多いハエである．クロバエとキンバエは糞尿，ゴミ，動物屍体に繁殖する．ニクバエは豚小屋や鶏小屋，ゴミ捨場などで繁殖する最も大型のハエで，卵胎性なので魚類などにウジを直接産みつける．

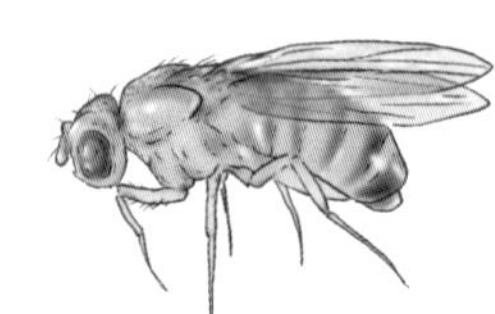
キイロショウジョウバエ

【食品衛生上の被害】 細菌性食中毒，寄生虫感染症および経口伝染病を媒介して食中毒の原因になる．

【駆除方法】

① 台所，調理施設などの水回りを清潔にし，作業場のゴミや汚物の完全処理を行い，便所を水洗化する．

② 駆除剤としては，有機リン系殺虫剤(ダイアジノン，マラチオン，DDVP，スミチオン)などがある．

(3) ダ ニ 類

ダニ類はクモの仲間であり，世界では2万種もの種類があるといわれている．比較的小型のものが多く，多くは体長1 mm以下で人の目にはつきにくい．

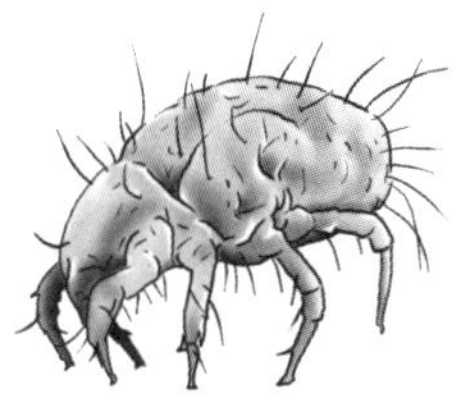
コナダニ

食品衛生上問題となるのはコナダニ類で，わが国には非常に多い．よく見られるのはケナガコナダニで，小麦粉，パン粉，七味とうがらし，チョコレート，ビスケット，チーズ，乾物，米，麦などさまざまな食品に出現する．またサトウダニは砂糖やみそ，小麦粉に，ヒシカダニはかつお節，いりこ(煮干)，けずり節などによく発生する．

【食品衛生上の被害】 コナダニ類は食品を変質させ，カビの発生を促す．ヒョウヒダニなどは人体内に入るとアレルギー性疾患を引き起こす．また，糞便中にダニが現れる消化器系ダニ症，尿中に現れる泌尿器系ダニ症，喀痰中に現れる呼吸器系ダニ症などを起こす場合がある．しかし人体内での詳細な実害については，今後の研究課題である．

【予防方法】

① 食品を保存する場合，金属缶や接着の完全なアルミ箔などで気密にする．

② 一般に熱に弱く，45 ℃ で35分間，60 ℃ で3分間の加熱で死滅する．

③ 湿度60 % 以上で活発に繁殖するので，食品中の水分を少なくし，低温に保つようにする．シリカゲルなどの乾燥剤を封入するのもよい．

④ 倉庫内の食品はクロルピクリン，臭化メチル，二硫化炭素などで燻蒸することにより予防できる．

(4) ネズミ類

野外に生息する野ネズミに対して，人家やその周辺に生息するネズミを家ネズミといい，食品衛生に関するのはおもに家ネズミである．家ネズミとは，ドブネズミ，クマネズミ，ハツカネズミにほぼ限られる．

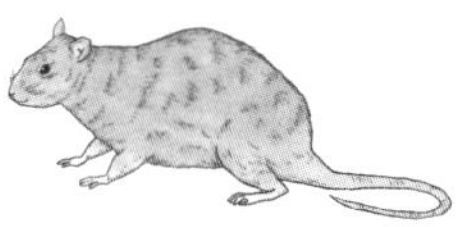
ドブネズミ

ドブネズミは体重200～300 gの大型のネズミで尾が短く，耳が小さい．高いところに登るのが不得手で背面がネズミ色である．下水，台所床下，食品倉庫など比較的湿った場所を好む．ゴミ捨て場などから食物を得ている．実験動物のラットはドブネズミを改良してつくられたものである．

クマネズミは体重150～200 gで尾が長い傾向があり，耳が大きく，背面は栗毛色をしている．高いところに登るのが得意で，天井裏，戸棚，壁の間など乾燥したところに巣をつくる．天井裏を駆け回るのは，このクマネズミであることが多い．イエダニの寄生宿主である．大都市で大型ビルが増えたころから，クマネズミが増えている．

ハツカネズミは上記の2種と比べて体が小さく，体重15～25 gである，団地，アパートなど人家の周辺に繁殖する．実験動物のマウスはハツカネズミを改良したものである．

【食品衛生上の被害】 食中毒菌の二次汚染の媒介動物で，代表的な例はサルモネラ中毒である．サルモネラ属菌に感染したネズミは糞尿に病原菌を排泄し，これが食肉などに入って菌が繁殖するため食中毒が起こる．また経口感染症においては，病原菌が伝播する原因ともなる．

【駆除方法】

① 粘着シート

② 内部にエサを取り付けたかご型の捕獲器(わな，トラップ)をしかける．

③ 殺そ剤:古くからネコいらず(黄リン剤)，リン化亜鉛，ヒ素が使われてきたが，最近ではモノフルオロ酢酸ナトリウム，アンツウ(ANTU)，クマリン誘導体などが用いられる．モノフルオロ酢酸ナトリウムは最も毒性が強く，倉庫や野外のネズミの駆除に使用されている．アンツウは急性毒剤で，摂取10～24時間で死に至る．したがってこれらの使用に人畜の中毒を避けるように注意しなければならない．しかし一方，クマリン誘導体(クマリン，ワルファリン，デスモアなど)の急性毒性は弱く，慢性出血毒で，3回以上続けて食べた場合は約1週間で死亡する．したがって人畜への危険が少ないので広く使われている．また最近アメリカで開発されたノルボルミドは，ネズミには強い毒性を示すが，人畜にはほとんど無害だといわれている．

予想問題

1 寄生虫に関する記述である．正しいのはどれか．1つ選べ．

(1) 日本海裂頭条虫は，マスの生殖によって感染する．

(2) 回虫による寄生虫症は，化学肥料の普及で増加した．

(3) サルコシスティスは，ホタルイカの生食によって感染する．

(4) 横川吸虫は，サワガニの生食によって感染する．

(5) サバ中のアニサキスは，食酢の作用で死滅する．

2 食品から感染する寄生虫症に関する記述である．正しいのはどれか．2つ選べ．

(1) 肝吸虫は，不完全調理の豚肉摂取により感染する．

(2) 冷凍処理は，寄生虫症の予防にならない．

(3) クドアはヒラメの生食により感染する．

(4) アニサキスは，卵移行症型である．

(5) クリプトスポリジウムはオーシストに感染性がある．

3 寄生虫症のおもな感染源に関する記述である．正しいのはどれか．1つ選べ．

(1) 回虫は，魚介類を介する．

(2) 赤痢アメーバは，生水を介する．

(3) アニサキスは，野菜類を介する．

(4) サイクロスポーラは，肉類を介する．

(5) トキソプラズマは，淡水魚類を介する．

4 寄生虫とその関連食品の組合せのうち，正しいのはどれか．1つ選べ．

(1) アニサキス――――――海産魚

(2) トキソプラズマ――――鶏肉

(3) 回虫――――――――――淡水魚

(4) 肝吸虫――――――――豚肉

(5) 有棘顎口虫――――――野菜

5 寄生虫に関する記述のうち，正しいのはどれか．1つ選べ．

(1) 75℃の加熱は，寄生虫症の予防にならない．

(2) 肝吸虫は，淡水産カニ類を食べて感染する．

(3) 広節裂頭条虫は，クジラの腸内で成虫になる．

(4) 有鉤条虫は，豚肉によって感染する．

(5) 横川吸虫は，野菜の生食によって感染する．

6 次の記述のうち，正しいのはどれか．2つ選べ．

(1) 体節をもった大型の寄生虫を条虫とよぶ．

(2) 経口寄生虫感染では，必ず何らかの症状が発現するため診断や治療が遅れることはない．

(3) 肝吸虫や肺吸虫による感染症は，淡水中に棲息する生物が原因となって起こる．

(4) 旋毛虫やトキソプラズマによる感染症は，魚介類の生食によって起こることが多い．

(5) 蟯虫感染症の診断は，セロテープによる肛門周囲からのメタセルカリアの検出によって行われている．

7 次の記述のうち，正しいのはどれか．2つ選べ．

(1) 親の胎盤を介してトキソプラズマに感染した新生児を，先天性トキソプラズマ児とよぶ．

(2) 蟯虫感染は，施設内や家庭内での流行に注意する必要がある．

(3) アニサキス感染症の病状は，食欲不振，下痢，貧血，体重減少である．

(4) 広節裂頭条虫やアニサキスによる感染症は，淡水魚が原因となって起こる場合が多い．

(5) 無鉤条虫の中間宿主はブタやイノシシで，最終宿主はヒトである．

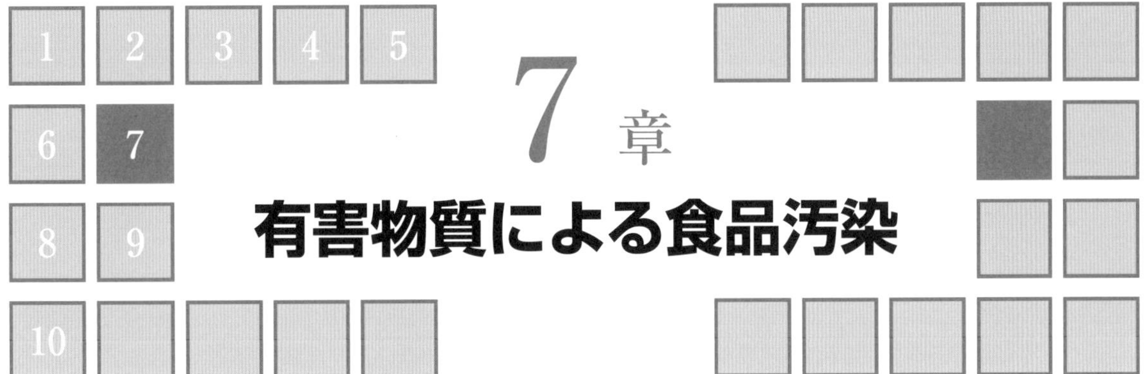

7章 有害物質による食品汚染

7.1 有害金属

有害金属は，元来，地殻の構成成分であるため動物や植物に微量存在する．ところが，人為的な原因により特定の有害金属が環境中に放出され，土壌汚染，大気汚染，水質汚染を起こし，ある量を超えて食品中に取り込まれると，その食品を摂取することによってヒトの健康障害が起こることがある．また，有害金属のヒトへの影響は，その量だけではなく，無機化合物や有機化合物の化学形態によっても大きく影響が異なる．有害金属としては，水銀，カドミウム，鉛，スズ，ヒ素などが重要である．

7.1.1 水銀(Hg)

水銀(mercury)は，金属水銀(Hg^0)，無機水銀(Hg^+，Hg^{2+})，有機水銀(CH_3Hg，C_6H_5Hgなど)の形で存在し，環境や食品の汚染物質として経口摂取や経気道摂取される．とくに，食品衛生的に問題になるのは有機水銀である．

1953(昭和28)年ごろから熊本県水俣市で起こった水俣病は，水俣湾周辺で獲れた魚介類に蓄積した有機水銀であるメチル水銀が原因であった．化学工場でのアセトアルデヒド生産時に副生した有機水銀であるメチル水銀を含んだ廃液が水俣湾に流された結果，メチル水銀が食物連鎖により魚介類の体内に濃縮・蓄積(生物濃縮)され，最終的にその魚介類を摂取した住民に水銀中毒が発生したものである．同様な水銀中毒が，1964(昭和39)年に新潟県阿賀野川流域で発生し，新潟水俣病(第二水俣病)と呼ばれている．

メチル水銀は，脂溶性が高く，消化管から吸収され，膜透過性が大きいため，容易に血液脳関門や胎盤を通過し，中枢神経を損傷して典型的な水俣病を発症させ，また胎児に移行して胎児水俣病を発症させる．水俣病の主要症状は，感覚障害，運動失調，求心性視野狭窄，聴力障害であり，主要症状を揃えたものはハンターラッセル症候群と呼ばれ，メチル水銀中毒の典型的症例とされている．

メチル水銀は，自然界において土壌や河川，海の低層に存在するある種の細菌によって無機水銀がメチル化されて産生され，これが魚介類などに取り込まれ蓄積される．

わが国では，魚介類の水銀の暫定規制値は，総水銀量0.4 ppm，メチル水銀0.3 ppmと定められている．ただし，マグロ類およびクジラ類，深海性魚介類，内水面水域の魚介類などは除外されている．日本人は魚介類の摂取量が多いため，食品からの総水銀量の約

表 7-1　妊婦が注意すべき魚介類の種類とその摂取量(筋肉)の目安

摂取量(筋肉)の目安	魚介類
1 回約 80 g として妊婦は 2 か月に 1 回まで (1 週間当たり 10 g 程度)	バンドウイルカ
1 回約 80 g として妊婦は 2 週間に 1 回まで (1 週間当たり 40 g 程度)	コビレゴンドウ
1 回約 80 g として妊婦は週に 1 回まで (1 週間当たり 80 g 程度)	キンメダイ，メカジキ，クロマグロ メバチ(メバチマグロ) エッチュウバイガイ ツチクジラ，マッコウクジラ
1 回約 80 g として妊婦は週に 2 回まで (1 週間当たり 60 g 程度)	キダイ，マカジキ，クロムツ ユメカサゴ，ミナミマグロ ヨシキリザメ，イシイルカ

厚生労働省発表資料，2005 年 8 月．

80% は魚介類に由来している．2005(平成 17)年に厚生労働省は，胎児へのメチル水銀の曝露を抑えるために，妊娠している人または妊娠している可能性のある人に対して，注意しなければならない魚介類について，摂取量の目安を公表した(表 7-1)．これらの魚介類の水銀含有量は，暫定基準値を超えるものである．

7.1.2　カドミウム(Cd)

カドミウム(cadmium)は，メッキ，電池，顔料，合金などに用いられる金属であり，土壌中や鉱物中など自然界に存在し，亜鉛，銅，鉛などの金属とともに存在することから，これらの金属の採掘，精錬時の副産物として得られる．そのため，鉱山開発や精錬などの産業活動によって環境中に放出されて土壌や水に堆積し，そこで生育した農畜産物に蓄積し，それらを食品として摂取してヒトの体内に取り込まれている．ヒトがカドミウムを摂取した場合，腎臓に運ばれたカドミウムはメタロチオネインという SH 基を有するタンパク質を誘導し，その SH 基に結合して高濃度に蓄積することによって，毒性の発現を抑制するが，腎臓中のカドミウム濃度が過剰になると，メタロチオネインと結合できないカドミウムが出現し腎障害が発症すると考えられている．

カドミウムはすべての食品に含まれており，一般的に 0.1 ppm 以下であるが，軟体動物のイカやタコ，貝類などは若干高いといわれている．日本人の日常食からのカドミウムの 1 日摂取量は 23.5 μg であり，そのうち約 40 % は米から摂取している．食品中のカドミウムの規格基準が米，清涼飲料水および粉末清涼飲料に設定されており，米(玄米および精米)は 0.4 ppm 以下，清涼飲料水は原水では 0.01 ppm 以下，清涼飲料水の製品と粉末清涼飲料は検出してはならないとされている．

1955 (昭和 30) 年に富山県神通川流域で腎障害と骨軟化症を主症状とする奇病が発生していることが報告され，イタイイタイ病と名づけられた．この疾病の原因は，神通川上流にある鉱山の排水中に含まれていたカドミウムにより，下流域の土壌と水が汚染され，そこで生育した米など農産物を摂取した住民に発生したものと考えられている．

7.1.3　鉛(Pb)

鉛(lead)は，融点が低く軟らかいために加工しやすいこと，腐食されにくいことから，陶磁器の塗料・顔料，鉛ガラスなどの製造，ハンダ(鉛・スズ合金)，塩化ビニル樹脂の安定剤の原料などに用いられている．製造された器具・容器包装やおもちゃ由来の鉛曝露量を規制するために，食品衛生法の器具・容器包装の規格基準で，原材料の鉛含有量または溶出量の規格が設定されている．

鉛化合物は自然界にも広く分布しており，多くの食品には微量の鉛が含まれている．わが国における食品由来の鉛曝露量は，1977年から国立医薬品食品衛生研究所による食品中汚染物質のトータルダイエットスタディ法(TDS法)での曝露量調査が実施されており，この調査結果に基づく食品からの鉛曝露量は，1970年代後半では100 μg/日以上であったが，それ以降急激に減少し，1998年以降はほぼ20～40 μg/日の範囲で一定となっている．2008年は30.6 μg/日であった．この曝露量に対する調査した食品群での寄与率は，米類27.2 %，嗜好品13.1%，野菜・海藻類11.6%，乳・乳製品9.0%，雑穀・芋類6.3%，肉・卵5.9%，有色野菜5.7%であり，多くの食品群に広く分布していた．食品を通して体内に入った鉛は腸管から，その5～10%程度が吸収されるが，ほとんどが尿中に排泄される．鉛の急性毒性は比較的弱いが，蓄積性が高いため微量を長期間摂取し続けると胃腸障害，中枢神経障害，造血障害などの慢性中毒を起こす．また，おもに骨に沈着・蓄積し，その生物学的半減期は10年といわれている．

わが国における食品中の鉛の規制としては，食品衛生法において，清涼飲料水での基準と農薬としての残留基準(10作物，11基準)があるだけである．海外においては，コーデックス食品規格委員会で，多くの食品で基準値が定められている．また，水道法によって，水道水質基準の0.01 mg/mL以下が設定されている．

7.1.4　スズ(Sn)

スズ(tin)は，腐食しにくいこと，展延性に富み，ほかの金属との合金をつくりやすいことから，青銅合金，スズ器，スズ-鉛合金のハンダ，ガラス強化の添加剤，缶詰のメッキなどに使用されている．

一般的な食品のスズ濃度は通常1 mg/kg未満であるが，スズメッキされた缶詰食品では，無機スズを高濃度含むものがある．この原因の一つとして，植物食品が硝酸イオンを高濃度に含有していることがある．無機スズを過剰に摂取すると急性中毒を起こし，吐き気，嘔吐，下痢，腹痛，倦怠感の症状が現れる．これまでに，缶詰フルーツや缶詰ジュースで高濃度のスズが溶出したことによる中毒が発生したことがある．現在は，缶詰でのスズ溶出を防止するために樹脂をコーティングした内面塗装缶が使用されている．食品衛生法では清涼飲料水と粉末清涼飲料水の規格基準で，スズ含量は150 ppm以下と規制している．

有機スズには，多くの化合物があり，そのなかで，魚網防汚剤や船底塗料として使用されているトリブチルスズやトリフェニルスズには内分泌攪乱障害，中枢神経系障害などのいろいろな毒性があることが明らかになった．また，これらのスズ化合物が魚介類に蓄積していることが明らかにされており，食物連鎖によるヒトへの影響が危惧されている．

7.1.5 ヒ素(As)

ヒ素(arsenic)は，有害元素で自然界に広く分布しており，土壌，水，植物，動物などに存在している．古くからヒ素化合物はその毒性から，農薬，殺鼠(そ)剤，防腐剤などに使用されてきた．ヒ素化合物は無機化合物と有機化合物に分類され，その毒性は，有機化合物(アセルノベタイン，アセルノシュガーなど)よりも無機化合物が強く，また無機化合物では，三価の化合物(亜ヒ酸や亜ヒ酸塩)が五価の化合物(ヒ酸やヒ酸塩)よりも毒性が強い．無機ヒ素化合物には発がん性があると考えられている．

ヒ素の毒性の発現は，ヒ素がSH基をもつタンパク質と結合することによってさまざまな酵素活性を阻害することで起こる．一度に大量に摂取すると急性中毒が起こり，悪心，嘔吐，腹痛，下痢，腎障害，血圧低下などのショック状態で死に至ることもある．長期間にわたり微量を摂取すると慢性中毒を起こし，全身の皮膚に色素沈着と脱色，皮膚角化*，末梢神経障害を呈する．ヒ素は，爪や毛髪などに蓄積しやすく中毒症状の診断試料に用いられる．

一般の食品中のヒ素含有量は，食品の種類によって異なる．そのなかで，海産物に比較的高濃度に含まれている．これらの海産物に含まれているヒ素は，大部分は毒性の低い有機ヒ素化合物であるが，海藻類のヒジキには無機ヒ素化合物が多く含まれている．しかしこれまでに海産物の摂取によるヒ素中毒は起こっていない．食品中のヒ素について，清涼飲料水，食品添加物に規格基準が設定されており，野菜，果物については，農薬としての残留基準(10作物)が定められている．

食品によるヒ素中毒としては，1955年に中国・関西地区で，乳児用調整粉乳による乳幼児のヒ素中毒事件がある．これは，調整粉乳の製造過程で乳質の安定剤として添加したリン酸水素二ナトリウムに不純物質として亜ヒ酸が含まれていたためであった．乳幼児約12,000人が中毒を起こし，138人が死亡する痛ましい事件であった．

7.2 動物用医薬品・飼料添加物

現代の日本人の豊かな食生活を支えるために，農作物や畜水産物の安定な供給のために増産が要望されている．その結果，畜水産物の生産形態は，生産効率を求めた集約的なものとなり，畜産物では多頭集団飼育や密飼い，水産物では養殖事業が盛んになり生け簀を用いた過密養殖が行われている．このような生産形態では，病気(感染症)の予防や治療の目的で動物用医薬品を使用することは欠くことのできないことである．

動物用医薬品は，畜水産動物の疾病の治療や予防の目的で使用される医薬品で，薬機法

* 表皮を構成する細胞の大部分である角化細胞が，生まれてから垢(角片)となってはがれ落ちるまでの過程を角化という．

表 7-2 動物用医薬品の残留基準の例

分 類	乳	肉(筋肉)					
		牛	豚	馬	羊	鶏	魚介類
(抗生物質)							
オキシテトラサイクリン	0.1	0.2	0.2	0.1	0.2	0.2	0.2
ベンジルペニシリン	0.004	0.05	0.05	0.06	0.06	0.05	0.05
(合成抗菌剤)							
エンロフロキサシン	0.05	0.05	0.05	0.05	0.05	0.05	ND
スルファミジン	0.0025	0.1	0.1	0.1	0.1	0.1	0.01 ※
(寄生虫駆除剤)							
イソメタミジウム	0.1	0.1	0.01 ※	0.01 ※	0.01 ※	0.01 ※	0.01 ※
チアベンダゾール	0.1	0.1	0.1	0.01 ※	0.1	0.05	0.02
(ホルモン剤)							
ゼラノール	0.002	0.002	0.002	0.01 ※	0.01 ※	0.002	0.002
酢酸トレンボロン	ND	0.002	ND	0.01 ※	0.01 ※	ND	ND

ND：不検出，※ 0.01：一律基準，単位：ppm(part per million)． 食品衛生法より抜粋．

の規定に基づき，治療用の抗生物質や合成抗菌剤，寄生虫駆除剤，解熱鎮痛剤，成長促進目的のホルモン剤，疾病予防目的のワクチンや消毒剤のほかに，麻酔剤や鎮痛剤などが農林水産大臣の承認を受けて使用されている．動物用医薬品のうち副作用の強いもの，病原菌に対して耐性を生じやすいものなどは，要指示医薬品に指定されており，使用に当たって獣医師による処方の交付，または指示が必要とされている．抗生物質や合成抗菌剤は，いずれも要指示医薬品に指定されており，ほかに要指示医薬品に指定されているものにホルモン剤やワクチンなどがある．また使用頻度が多い抗生物質や合成抗菌剤などの抗菌性物質については「動物用医薬品の使用の規制に関する省令」により使用対象動物，用法・用量，休薬期間などの使用基準が定められている．

畜水産食品における動物用医薬品の残留規制については，以前の食品衛生法では，「畜水産食品は抗菌性物質を含有してはならない」と規定されていたが，1996 年以降に，科学的根拠に基づいて畜水産食品中の動物用医薬品の残留基準が順次設定された．しかし，残留基準のない動物用医薬品については，残留があっても規制できなかった．2003 年の食品衛生法改定で，2006 年 5 月からポジティブリスト制度が施行され，残留基準が定められている動物用医薬品の場合は，その基準に基づいて規制され，残留基準が定められていない場合は，ヒトの健康を損なうおそれのない量，いわゆる一律基準(0.01 ppm)により規制され，動物用医薬品の残留する畜水産食品を流通させないようにしている．動物用医薬品の残留基準の例を表 7-2 に示す．

飼料添加物とは，飼料安全法の規定に基づき，(1) 飼料の品質の低下の防止，(2) 飼料の栄養成分，そのほかの有効成分の補給，(3) 飼料が含有している栄養成分の有効な利用の促進を目的として飼料に添加，混和，湿潤，そのほかの方法で用いられるもので，(1)は抗酸化剤，防カビ剤，粘結剤，乳化剤，調整剤の 17 品目，(2)はアミノ酸，ビタミン，ミネラル，色素の 94 品目，(3)は抗生物質，合成抗菌剤，着香料，呈味料，酵素，有機酸の 53

表 7 - 3　飼料添加物と動物用医薬品の比較

項目	飼料添加物	動物用医薬品
投与期間	長期連続投与	原則最大 7 日間
投与量	低用量	高用量
使用形態	飼料工場での飼料に混合したものを使用	獣医師の管理下で農場で使用(要指示制度)
使用目的	生産性改善(予防的)	治療
使用規制	成分規格等省令	使用規制省令
監視機関	(独)肥飼料検査所 都道府県　農水省	(独)動物医薬品検査所 都道府県　農水省

農林水産省消費安全局資料より抜粋.

品目の合計 156 品目が指定されており，そのうち抗菌性物質は 16 品目が含まれており，これらの抗菌性物質を含む飼料添加物は抗菌性飼料添加物と呼ばれている(2020 年 5 月 29 日現在)．飼料添加物と動物医薬品の比較を表 7 - 3 に示す．

7.2.1　抗菌性物質

抗菌性物質とは，一般に細菌などの微生物の発育を抑えたり，殺したりする物質であり微生物が産生する化学物質の抗生物質と化学的に合成された合成抗菌剤に分けられる．家畜や養殖魚の感染症の治療や予防を目的とした動物用抗菌性物質(医薬品)の使用のみならず，家畜の成長促進や飼料効率の改善を目的に低濃度で長期間にわたって飼料に添加される抗菌性飼料添加物(医薬品ではなく抗菌性発育促進物質)として使用されている．

抗菌性物質には，化学的構造の違いによって分類されており，抗生物質には，ペニシリン系，セフェム系，アミノグリコシド系，マクロライド系，リンコマイシン系，ペプチド系，テトラサイクリン系がある．合成抗菌剤には，サルファ剤，ニューキノロン系，キノロン系などがある．動物用抗菌性物質の使用は1960 年代から広がり，1969 年，イギリスで起こった耐性菌問題を受けてだされたスワン報告書で，「動物の耐性菌がヒトに感染する可能性があり，ヒト用の抗菌性物質を動物に使用しないように」との勧告がなされた．以後，これまでに，世界中で家畜由来の薬剤耐性菌が見いだされ，食中毒菌の多剤耐性のサルモネラ菌(血清型ティフィムリウム DT104)，バンコマイシン耐性腸球菌(VRE, vancomycin resistant enterococci)などがある．畜水産動物に抗菌性物質を使用することに対しての安全性に関わるリスクが存在し，(1) 薬剤耐性菌が選択され，その耐性菌が畜水産食品などを介してヒトに伝播し，ヒトの感染症の治療を困難にすること，(2) 畜水産食品に使用した動物用抗菌性物質が残留すること，(3) 畜水産動物に使用した動物用抗菌性物質が糞便などから排泄されて，環境の多種の生物に影響を及ぼすことなど考えられる．これらのことを防ぐためには，畜水産物の生産現場での動物用抗菌性物質の適切な使用が必要である．

7.2.2　寄生虫駆除剤

畜水産動物の寄生虫には，線虫，回虫，条虫，コクシジウム原虫類などの内部寄生虫とダニ，シラミなどの外部寄生虫がいる．畜水産動物に寄生虫が寄生すると成育障害や寄生虫症が起こるので，寄生虫駆除は生産現場では重要なことである．寄生虫駆除剤には，寄生虫症の治療の目的に使用される動物用医薬品と寄生虫を駆除し飼料効率の向上と成長促進の目的で使用される抗菌性飼料添加物がある．一般的に寄生虫駆除剤は，薬効の特性上，体内での代謝が遅いために，動物用医薬品のなかでは休薬期間が長くなっている．また残留基準が設定されている駆除剤がある．

7.2.3　ホルモン剤

ホルモンとは，内分泌腺から分泌される生体内化学物質で特定の生理作用を有している．その生理作用を利用して家畜の繁殖障害の治療や人工授精時期の調節などの目的や成長促進作用を利用した肉牛の肥育を促進し，飼料効率を高める目的で使用されている．肥育を促進するホルモンは肥育ホルモン剤と呼ばれ，主要な牛肉輸出国であるアメリカ，カナダ，オーストラリア，ニュージーランドで広く使用されている．肥育ホルモン剤には，ヒトや家畜の体内で分泌されるホルモンを製剤とした天然型と化学的に合成された合成型がある．現在，肉牛に使用されている天然型のホルモン剤は，エストラジオール，プロゲステロン，テストステロンがあり，合成型のホルモン剤は，酢酸トレンボロン，酢メレンゲステロール，ゼラノールである．

日本では，1960 年から 1998 年まで天然型肥育ホルモン剤が動物医薬品として承認を受け，使用されたが，その後，製造・輸入が中止され，動物医薬品企業が自主的に承認を取り下げた．現在わが国では，肥育を目的としたホルモン剤は使用されていないが，卵胞ホルモンや黄体ホルモンなどのホルモン剤が，繁殖障害や人工授精時期調節の目的に使用されている．牛肉輸出国で広く使用されている天然型ホルモン剤には残留基準値が設定されていないが，合成型ホルモン剤には残留基準値が設定されている．なお，これまでの検査で，輸入食肉にわが国の残留基準値を超える合成ホルモン剤が検出されたことはない．これまでに，ホルモン剤による事件としては，1981 年に，合成型ホルモン剤の残留した牛肉を摂食したフランス，イタリア，プエルトルコの幼い女児において，乳房が膨らむなどの第二次性徴の発育異常が発生した．

7.3　農　薬

7.3.1　農薬の現状

21 世紀に入り，農作物や輸入食品への残留農薬問題が相次いで発生したが，なかでも，2007 年 12 月から 2008 年 1 月にかけて発生した中国製冷凍ギョーザへのメタミドホス混入による中毒事件は記憶に新しい．2008 年 9 月には，基準値以上のメタミドホスが検出された非食用の汚染米が食用として流出していたことが明らかになるなど，国民の農薬に対する不安は非常に大きくなっている．食品安全委員会は 2003 年より食品安全モニターを対象にした「食の安全性に関する意識等について」のアンケート調査を毎年実施しているが，そのなかでも農薬に対する不安は常に上位となっている．

確かに過去において1970年代には難分解性のDDT(dichloro diphenyl trichloroethane), BHC(benzene hexachloride. BHCは旧略称で現在はHCH, hexachlorocyclohexane), ドリン剤(アルドリン, ディルドリン, エンドリン)などの有機塩素系殺虫剤による農作物および環境における残留性が大きな社会問題となった. しかし, 現在, わが国ではこれらの農薬の販売は禁止されている. さらに, 現在開発されている農薬はヒトに対する毒性が弱く, 残留性も低いものへと移行している. このように, 農薬は年々工夫され, より環境やヒトに優しいものに変わってきている. 農薬の登場は, 戦後以降の農作物の生産量の増大や農作業の効率化につながり, 安定した収穫量を確保できるようになったのも事実である. また, 麦類やトウモロコシのデオキシニバレノール(カビ毒)による汚染を防止するには生産段階での汚染防止対策が重要であるため, カビ毒によるリスクを低減するためにも有効な手段となっている. そのため, 農薬については法律による規制を含め正しく理解し, 冷静な判断力のもとで必要に応じて最小限を使用することが求められている.

農薬取締法では, 農薬は「農作物(樹木及び農林産物を含む. 以下「農作物等」という)を害する菌, 線虫, ダニ, 昆虫, ねずみその他の動植物又はウイルス(以下「病害虫」と総称する)の防除に用いられる殺菌剤, 殺虫剤その他の薬剤(その薬剤を原料又は材料として使用した資材で当該防除に用いられるもののうち政令で定めるものを含む)及び農作物等の生理機能の増進又は抑制に用いられる成長促進剤, 発芽抑制剤その他の薬剤をいう」と定義されている. 農薬と呼ばれるものには, 殺菌剤, 殺虫剤, 殺鼠剤, 除草剤, 成長調整剤などがあるが(表7-4),「殺」という文字が使われていることからもわかるように, 病害虫に対して有毒な化学物質である. 一方,「殺」という文字が使われていないが, 除草剤のパラコートはヒトでの農薬死亡事故が多く致命率が高いなど, 殺虫剤よりも毒性の強いものもある. したがって, 農薬を取り扱う者は十分な注意が必要である.

表7-4 農薬の分類

分 類	用 途
殺菌剤	農作物を加害する病原菌(カビ, 細菌, ウイルスなど)を防除する薬剤
殺虫剤	農作物を加害する害虫(昆虫, ダニ, センチュウなど)を防除する薬剤
殺虫殺菌剤	殺虫・殺菌成分を混合し, 害虫と病原菌を同時に防除する薬剤
殺鼠剤	農作物を加害するノネズミなどを防除する薬剤
除草剤	雑草を防除したり, 雑草の種子の発芽を抑制したりする薬剤
成長調整剤	農作物の生育を促進したり, 抑制したりする薬剤
その他	誘引剤(主として害虫をにおいなどで誘き寄せる薬剤), 忌避剤(農作物を加害するほ乳動物や鳥類を忌避させる薬剤)など

農薬のうち, ヒトの健康や動植物の生育に支障のおそれがある化学物質による環境汚染を防止するため, 難分解性, 高蓄積性, 有害性のある農薬については, 化学物質の審査および製造などの規制に関する法律(化審法)により規制され, DDT, アルドリン, ディルドリン, エンドリンが第一種特定化学物質に指定されている. また, 毒性の強いものは「毒物

表7-5 「毒物及び劇物取締法」で規制されている農薬

分　類	農　薬
特定農薬	TEPP，パラチオン
毒物	エンドリン，パラコート
劇物	BHC，PCP，アルドリン，ディルドリン，DDVP，NAC，メソミル
普通物	DDT，マラチオン，MEP，ピレトリン

及び劇物取締法」に基づき，劇物，毒物，特定毒物に指定されている．毒物のうち著しい毒性をもつものは特定毒物として指定され，農薬取締法でも販売および使用が禁止されている（表7-5）．近年，劇物および毒物に指定された農薬は減少傾向を示し，指定のない普通物が増加している．

7.3.2 農薬の種類と毒性

(1) 有機塩素系農薬

殺虫剤のDDT，BHC，ドリン剤のアルドリン，ディルドリン（アルドリンの代謝物），エンドリン（ディルドリンの立体異性体），水田除草剤のPCP（pentachlorophenol）などは，化学構造中に塩素を含むため有機塩素系農薬といわれている（図7-1）．これらは優れた殺虫効果をもっていたこと，さらにドリン剤やPCPを除いてほ乳類に対する急性毒性が弱かったことから，農薬や防疫の目的で大量に使用されてきた．なかでもDDTはヒトへの急性毒性が弱かったため，農産物以外にも，ペストを媒介するノミ，発疹チフスを媒介するシラミ，マラリアを媒介するハマダラカの駆除に大きな役割を果たしてきた．しかし，有機塩素系農薬は脂溶性が大きく代謝されにくいため，慢性毒性が問題になった．さらに，難分解性であるものが多いため，過去に使用されたものが環境中に残存しており，残留性有機汚染物質（POPs, persistent organic pollutants）として問題となった．そのため，多くの有機塩素系農薬が農薬として登録失効となり，わが国をはじめ先進国で相次いで使用が禁止された．なお，開発途上国ではマラリアなどの衛生害虫駆除の目的でいまだにDDT

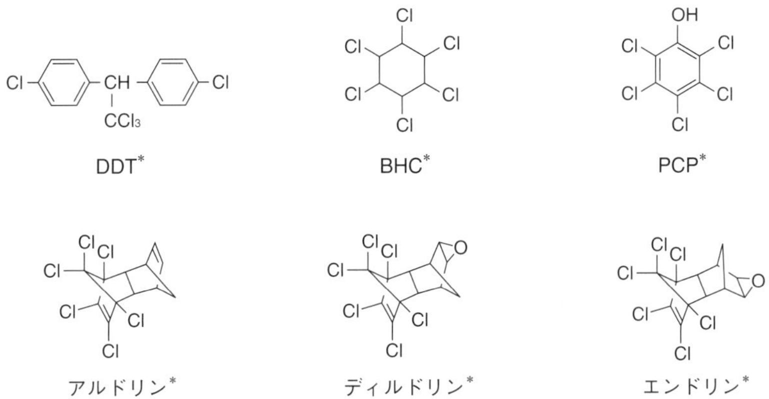

図7-1 有機塩素系農薬（＊はわが国で使用禁止のもの）

が使われている.

(2) 有機リン系農薬

殺虫剤のテップ(TEPP), パラチオンは, 昆虫だけでなく, ヒトを含むほ乳類に対しても強い毒性を示すことから, 1970 年, 1971 年にそれぞれ製造・販売が禁止された. その後, 昆虫には強毒性を示し, ヒトを含むほ乳類に対しては低毒性のマラチオン, フェニトロチオン(MEP), ジクロルボス(DDVP)などが開発された. メタミドホスは農薬取締法において農薬登録されていないため国内での使用は禁止されているが, 諸外国では使用されているため輸入食品において検出される例がある. これらは, 化学構造中にリンを含むため有機リン系農薬といわれている(図 7 - 2). MEP はわが国で発明された低毒性の殺虫剤であり, MEP の生産に伴いパラチオンの生産が中止につながったほどである. MEP は現在, アフリカにおいてマラリアを媒介するハマダラカの駆除にも使用されている. 有機リン系農薬は残留性が少ないことから広く使用されているが, 急性中毒を起こしやすく, 散布中の中毒事故が多いのが特徴である.

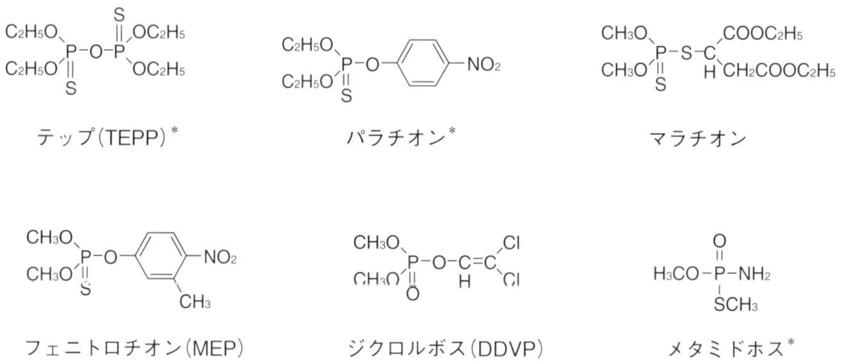

図 7 - 2　有機リン系農薬(＊はわが国で使用禁止のもの)

有機リン系農薬は, オキソ型(P=O)とチオノ型(P=S)に大別できる. オキソ型は活性型でアセチルコリンエステラーゼを阻害するが, チオノ型はそのままでは不活性で, 体内で代謝されてオキソ型となり毒性を示す. 有機リン系農薬によりアセチルコリンエステラーゼが阻害されると, 副交感神経興奮作用により縮瞳, 痙れん, 神経障害などを引き起こす(地下鉄サリン事件で有名となったサリンの作用も, アセチルコリンエステラーゼの阻害によるものである).

(3) カルバメート系農薬

カルバメート系農薬は有機リン系農薬と同様, アセチルコリンエステラーゼを阻害することにより殺虫効果を示す. しかし, 有機リン系農薬に比べてアセチルコリンエステラーゼとの結合が弱いことから, ヒトに対して中毒を起こしたとしても回復が早いため, その毒性は一般に有機リン系農薬より弱い. 殺虫剤のカルバリル(NAC), メソミルなど, 化学構造中にカルバモイル基(-$CONH_2$)を有するためカルバメート系農薬といわれている(図7 - 3).

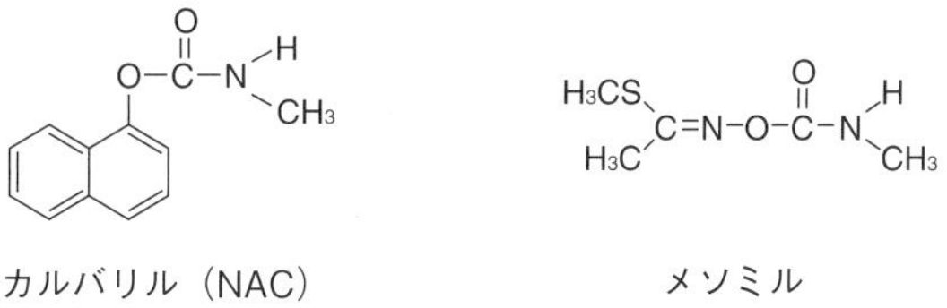

カルバリル（NAC）　　メソミル

図7-3　カルバメート系農薬

(4) その他

ビピリジリウム系農薬として，光合成阻害型の除草剤であるパラコートがある（図7-4）．パラコートはヒトに対する毒性が強く，中毒事故は農薬のなかで多く，自殺を含めた急性中毒のほか，散布中の経気・経皮中毒事故も報告されている．ピレスロイド系農薬としてピレトリン（殺虫剤）があり，シロバナムシヨケギク（除虫菊）に含まれるピレトリンとその類縁化合物を総称してピレスロイドという（図7-4）．従来から蚊取線香として使用されているとおり，ほ乳類に対する毒性は低く，昆虫に対する毒性は強い．

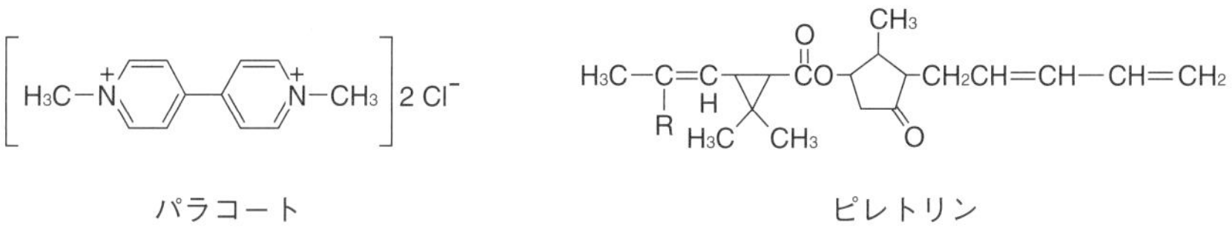

パラコート　　ピレトリン

図7-4　その他の農薬

(5) 収穫後（ポストハーベスト）農薬

諸外国では，農作物を収穫後の保存，輸送中に害虫やカビが発生することや発芽することを防止するために，農薬の使用が広く認められている．収穫後に使用するため，収穫前農薬に比べて食品中への残留性は高くなる傾向にある．現在，わが国では収穫後の農作物への農薬の使用（ポストハーベスト農薬）は禁止されているため，農薬としては扱わず，食品衛生法において食品添加物の使用基準として定められている．輸入食品に頼っているわが国にとって，国際的な協力なしにポストハーベスト農薬に対する規制は困難な状況である．

7.3.3　残留農薬基準

わが国における農産物に対する農薬の残留許容量は，厚生労働大臣が食品衛生法（第11条第3項）に基づいて定めた残留農薬基準と，環境大臣が農薬取締法（第3条第2項）に基づいて定めた農薬登録保留基準（作物残留に関する基準，土壌残留に関する基準，水産動植物に対する毒性に関する基準，水質汚濁に関する基準）の二つの基準で設定されている．いずれの基準においても，設定にあたっては，その農薬を一生涯に渡って毎日摂取し続けたとしても危害を及ぼさないとみなせる体重1 kg当たりの一日摂取許容量（ADI, acceptable daily intake）を超えないことを基本的な考え方としている．

(1) 食品衛生法に基づく残留農薬基準

従来の制度(ネガティブリスト制度)では，食品衛生法で残留基準を設定された283品目(250の農薬と33の動物用医薬品)についてのみリスト化して規制するものであり，残留基準が設定されていない農薬については，食品中にどれだけ残留していても，ヒトの健康を著しく害さないかぎりは，規制できない制度であった．そのため，リストにない海外で使用された農薬などの残留を規制できなかった．2002年の中国産野菜の残留農薬問題は2003年の食品衛生法の改正につながり，それに基づき2006年5月29日，農薬など(農薬，動物用医薬品および飼料添加物)にポジティブリスト制度を導入した(図7-5)．これは，国際的に広く使用されている農薬を含めた799品目の農薬について，コーデックス基準，農薬保留基準，外国基準を参考に残留基準を設定し，残留基準を超えて含まれる食品の販売などを禁止するものとなっている．ただし，残留基準が設定されていない場合には，ヒトの健康を損なうおそれのない量として厚生労働大臣が一定量(一律基準)を定め，それを超える場合には食品の販売などを禁止するものとなっている．一律基準には0.01 ppm(食品1 kg当たり0.01 mg)が適用されている．なお，ヒトの健康を損なうおそれがないことが明らかであるものについては，本制度の対象としない規定を設け，厚生労働大臣が65物質(2019年4月時点で73物質)を指定している．

ポジティブリスト制度においては，個別の基準が設定された場合を除きすべての食品が対象であるため，生鮮農作物に加え，畜水産物，加工食品についても個別の基準が設定されていない場合は，一律基準が適用されることになる．しかし，残留農薬基準値に適合した原材料を用いて製造された加工食品においては，加工食品での残留値によらず販売などが認められている．

農薬を散布する際，風の強い日であれば，目的とする作物以外にも農薬が飛散する可能性もあるため，このような場合，作物と農薬の組合せによっては，防除目的外の作物が残留基準量を超える飛散(ドリフト)を受けることもありえる．そのため，農薬使用者はドリ

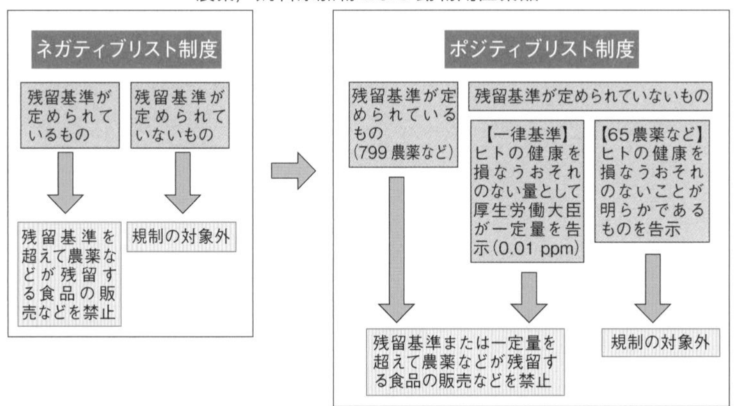

図7-5　ポジティブリスト制度への移行

フト防止を徹底することが重要であり，ラベルに記載されている適用作物，使用時期，使用回数などを遵守し適正に農薬を散布すれば，残留基準値以上の残留を起こすことはないと考えられている．

(2) 農薬取締法に基づく登録と農薬登録保留基準

特定農薬を除く農薬を製造・加工・輸入する場合，農薬取締法に基づき，その農薬について国の登録を受けることが義務づけられている．登録においては，① 品質に関する試験，② 薬効・薬害試験，③ 毒性試験，④ 農作物や土壌，水系での残留性試験，⑤ 環境生物（藻類・魚類・甲殻類など）に対する影響試験に関する資料の提出が必要となる．農林水産省で登録申請を受けた農薬は，食品安全委員会の農薬専門調査会においてADIが設定され，それをもとに，環境省において農薬登録保留基準（作物残留に関する基準，土壌残留に関する基準，水産動植物に対する毒性に関する基準，水質汚濁に関する基準）が設定される．このようにして安全性の面で問題がないと判断された農薬について，農薬使用基準（使用量，使用回数，使用時期など）が設定され，農林水産大臣による登録を受ける仕組みとなっている．なお，2006年のポジティブリスト制度の導入に伴い，作物残留に関わる農薬登録保留基準については，登録時において登録保留基準を設定することはせずに，食品衛生法に基づいて厚生労働大臣が残留農薬基準を設定することとなり，その残留農薬基準を農薬登録保留基準として読み替えることとなっている．

登録された農薬の有効期間は3年であるため，継続して製造・販売を行う場合は再登録が必要となる．近年は失効する農薬数が新規に登録される農薬数を上回っており，有効登録件数は減少傾向で推移している．農薬取締法が制定されてから，今日までに登録された農薬の累計件数は24,357件であるが，このうち現在登録されている有効登録件数は4,263件（有効成分数は593種類）となっている（2020年2月29日現在）．

(3) 食品中の残留農薬調査結果

地方公共団体および検疫所では食品中の残留農薬実態調査を実施しており，その結果を公表している．2019年12月に公表された厚生労働省の「食品中の残留農薬等検査結果について」によると，平成28年度に行われた検査総数は3,017,193件あり，このうち農薬が検出されたのが10,419件（0.35 %）で，検出されたもののうち，基準値を超えたものは214件（0.007 %：国産品43件，輸入品171件）であったと報告している．

以上の調査結果からもわかるように，近年の市場に出回る農作物については，法的規制を受けて適正な使用がはかられているため，国内で流通している農産物の残留農薬レベルは低いと考えられる．ただし，農薬は生理活性を有していることから，安全基準を守られず使用された場合には，ヒトの健康や生態系に悪影響を及ぼすおそれがある．また，国内では使用されていないものの，国外で使用されて輸入食品に残留し問題となるポストハーベスト農薬など，農薬の作物中への残留問題に対しての対策は重要事項である．そのため，今後も検疫所における十分な監視が重要になってくる．

(4) 総農薬方式

農薬については，水道水の水質基準として設定するまでには至っていないものの，国民の関心の高さから総農薬方式による水質管理目標設定項目として位置付けられている．一般環境中で検出されている物質，使用量が多く今後水道水中でも検出される可能性がある物質として，120の農薬を対象に検出値と目標値の比の和として1を超えないこととなっている．

7.4 その他の有害物質

7.4.1 ポリ塩化ビフェニル(PCB)

ポリ塩化ビフェニル(PCB, polychlorinated biphenyl)は，ビフェニルに塩素が結合した化合物の総称で，塩素の結合数や結合位置により多くの種類がある．熱に安定で電気絶縁性に優れ，化学反応を起こしにくいなどの特性をもつため，電気絶縁油，加熱用熱媒体，印刷用塗料など広く使用されていたが，環境汚染や食品汚染を起こしヒトへの健康障害が懸念されている．PCBは化学的に安定であるために環境中ではほとんど分解されない．廃棄物の埋め立てや焼却によって環境に放出されたPCBは最終的に海に蓄積する．また，生物に取り込まれたPCBは脂溶性であるために分解や排泄がされにくく，食物連鎖を通じて生物濃縮を起こす．このため，海産魚介類には高濃度のPCBが蓄積することになる．ヒトに取り込まれるPCBはほとんど食品に由来するが，そのうち70～90%は魚介類によるものである．食品とともにヒトに取り込まれたPCBは，血液によって全身をめぐるが最終的には脂肪に蓄積される．妊産婦では，胎盤や母乳を介して胎児や新生児にPCBが移行する．

PCBの毒性は物質によって異なるが，急性毒性として，頭痛，発熱，塩素挫創，脂質代謝異常，慢性毒性として皮膚の色素沈着，肝機能障害，免疫抑制などが知られる．また，内分泌攪乱作用や発がんの促進作用も指摘されている．とくに化学構造の類似性からダイオキシン類として扱われるコプラナーPCBsは強い毒性を示す．

PCBの食品汚染が問題となったのは，1968年～1969年に北九州を中心とした西日本一帯で発生した米ぬか油中毒による「油症」事件である．PCBを含む食用の米ぬか油を摂取して発生したが，PCB含有の原因は，米ぬか油を加熱脱臭する工程で熱交換のための循環パイプ中の熱媒体として用いられていたPCBが，パイプに生じた微細な亀裂孔から漏出して米ぬか油に混入したためである．この油を摂取したヒトに顔や首のニキビ様の皮疹，色素沈着，腫脹，発疹，全身倦怠感が見られた．最近の見直しでは，熱媒体に不純物として含まれるダイオキシン類のPCDFやPCDDが米ぬか油から検出され，ダイオキシン類の影響も指摘されている．この事件を契機に環境汚染と毒性の問題から，1972年にわが国では生産が中止され，1974年に「化学物質の審査及び製造などの規制に関する法律」(化審法)によって最初の「特定化学物質」に指定され，輸入も禁止されている．なお，PCBは1986年の化審法の改正に伴って「第一種特定化学物質」に指定されている．さらに魚介類をはじめとした食品や容器包装に含まれるPCBに暫定規制値を設けた．現在はADIを5μg/kg/日として規制値を設定している．魚介類や乳製品に含まれるPCBは以前に比べるとその濃度は低下してきている．

7.4.2 ダイオキシン類

ダイオキシン類はポリ塩化ジベンゾ-パラ-ジオキシン(PCDD)，ポリ塩化ジベンゾフラン(PCDF)，および類似化合物であるコプラナー-ポリ塩化ビフェニル(コプラナー-PCB：Co-PCB)を含めた総称で，塩素原子の置換位置や数により多くの異性体，同族体(75種［PCDDs］，135種［PCDFs］)が存在する．ダイオキシンは有機塩素系農薬の不純物あるいは廃棄物焼却によって生成する．

ダイオキシン類は生化学的に安定性が高く，脂肪組織に蓄積しやすいため，生物濃縮により慢性的な影響が問題となる．ダイオキシン類摂取により慢性的な障害とし催奇形性，発がんの促進，上皮細胞異形成，皮膚の塩素挫創(ざそう)(皮膚障害)，抗体産生の低下を見る免疫力低下，精子形成減少などの生殖器の障害，死産や流産，生殖器や腎臓の奇形，甲状腺委縮，成長遅滞，肝障害および内分泌攪乱作用などが動物実験や事故例から知られている．また，いくつかの薬物代謝酵素を強く誘導することも知られている．

ダイオキシン類のなかで最も毒性が強いのはPCDDのうち，2,3,7,8の位置に塩素が結合した2,3,7,8-TCDDであるが，大量摂取する可能性はないため，急性毒性として代表的毒物であるシアン化合物のようにただちに死に至ることはない．ダイオキシンの亜急性毒性としては，1968年に発生した「カネミ油症」事件から，塩素ニキビ(クロルアクネ)，歯茎や爪への色素沈着および倦怠感などが知られている．毒性の強度は，2,3,7,8-TCDDの毒性を1としたときの相対毒性である毒性等価係数(TEF, toxicity equivalent factor)で比較し，各化合物の濃度にTEFを乗じた値の総和を毒性等量(TEQ, toxicity equivalency quantity)として毒性評価が行われる．1998年5月，世界保健機関(WHO)は，規制対象物質としてPCDDsとPCDFsに新たにCo-PCBsを加えるとともに，ダイオキシン類の耐容一日摂取量(TDI, tolerable daily intake)を10 pg-TEQ/kg/日から1～4 pg-TEQ/kg/日に設定したが，2001年5月，さらに1 pg-TEQ/kg/日に基準値を変更している．わが国では，1999年にTDIを4 pg-TEQ/kg/日と設定している．

現在のダイオキシン類の発生源は，自動車排出ガスやゴミの焼却などの有機物の燃焼が主であり，環境を汚染していることが大きな社会問題になっている．塩素を含んだプラスチック類のゴミを，600℃以下で焼却するとダイオキシン類が生成されることが判明したため，わが国ではゴミ焼却炉の改善が急速に進み，排出量が減少している．ダイオキシン類の環境汚染に対する対策として，焼却炉などの排ガスや工場からの排水を規制するとともに，煤塵や焼却灰の適正処理を進め，大気や水，土壌中の濃度を監視している．同時に野生動物やヒトに取り込まれる量や健康への影響を評価している．大気，水，土壌を複合的に汚染するダイオキシン類は，気孔から取り込まれたり表面に付着して作物や牧草に存在する．生体内では分解が遅く，脂肪に蓄積し，食物連鎖により生物濃縮されるため，内海内湾に住む脂肪分の多い大型の魚介類で濃度が高い傾向がある．家畜ではおもに飼料から取り込まれて，肉や牛乳にも含まれる．ダイオキシン類の95.9%は，このような魚介類，畜産類，穀類などに濃縮された食品からヒトに蓄積されている．

7.4.3　内分泌攪乱化学物質

ホルモンは，脳下垂体，甲状腺，副腎，生殖器などから分泌され，そのホルモンに特異的な細胞のレセプター(受容体)に結合して，生体の恒常性，生殖，発生，行動などを調節している．内分泌攪乱化学物質(endocrine disrupting chemicals)とは，動物の生体内に取り込まれた場合，本来その生体内で営まれている正常なホルモンの作用に影響を与える外因性物質のことをいう．生活環境中に検出される化学物質のうち，内分泌攪乱化学物質と考えられている物質とその種類は，非意図的生成物(ダイオキシン，ベンゾ[*a*]ピレンなど)，除草剤や殺虫剤などの農薬，塗料・プラスチックの可塑剤など産業化学物質，エチニルエストラジオール(経口避妊薬)などの医薬品，有機スズ化合物，肥育ホルモン(17β-エストラジオール，プロゲステロン，テストステロンの牛肉への曝露)，植物エストロゲンなど実に多い．内分泌攪乱作用には，エストロゲン(女性ホルモン)作用，エストロゲン阻害作用，アンドロゲン(男性ホルモン)作用，アンドロゲン阻害作用，甲状腺ホルモン攪乱作用，副腎皮質ホルモン攪乱作用などがある．

内分泌攪乱化学物質の攪乱作用機構は，大きく二つに分類される．

① 正常なホルモンと化学構造が類似しているためレセプターに結合することができ，それによって細胞はホルモンが分泌されていないにも関わらずホルモンが分泌された場合と同じような反応を示すもの

【例】 PCB，DDT(*p*, *p′*-dichlorodiphenyltrichloroethane：殺虫剤)，ビスフェノールA(樹脂の原料)，フタル酸エステル類(プラスチックの可塑剤)などがあり，エストロゲンと類似の反応を示す．

② 内分泌攪乱化学物質によってホルモンがレセプターに結合するのが妨げられて，細胞はホルモンが不足しているような反応を示すもの

【例】 DDE(*p*, *p′*-dichlorodiphenyldichloroethylene：DDTの代謝物)，ビンクロゾリン(殺菌剤)などが知られており，アンドロゲン作用を阻害し相対的にエストロゲン様作用を強くする．

また，ダイオキシン類は，エストロゲンやアンドロゲンなどの性ホルモンのレセプターには直接結合せず，芳香族炭化水素受容体〔arylhydrocarbon receptor(Ahreceptor)〕などを介して遺伝子を活性化し，本来のホルモン作用を攪乱することがわかっている．

これらの結果，性成長や生殖能力，発育，免疫機能，精神活動，がんの発生など，さまざまな影響を生体に及ぼすことが推測されている．野生動物では，巻貝の雄性化，鳥類や魚類の雌性化，ワニの生殖障害による個体数の減少，イルカやアザラシの免疫機能の低下などが内分泌攪乱作用として報告されている．ヒトでは精子数の減少，甲状腺機能の異常，

免疫機能の低下などの影響が疑われているが，十分な確証を得られるまでには至っていない．このように内分泌攪乱化学物質は，ヒトへの影響ばかりでなく野生動物にも作用して生態系を乱すことから環境省は1998年から環境ホルモン戦略計画SPEED'98に取り組み，内分泌攪乱作用が疑われる65物質についてヒトや動物に及ぼす影響を個別に評価するとともに，環境中の量や生物への影響を調査している．

7.4.4 放射性物質

2011年の東日本大震災による東京電力福島第一原子力発電所の事故は，環境への放射性物質の放出を引き起こし，大気や土壌の放射能汚染をもたらすとともに，農作物さらには食品の汚染への拡大の懸念を抱かせる深刻なものであった．しかし，放射線は現代社会において，発電のみならずさまざまな分野で利用されている．たとえば，食品衛生分野に関連してジャガイモの芽止めに使われているだけではなく，腐敗細菌などの微生物の制御や異物混入確認などでも使われている．

(1) 放射線の種類

放射線は空間を伝わるエネルギーの流れで，照射した物質を電離させる能力のある電離放射線と電離能力のない非電離放射線に分類される．電離放射線には，α線，β線，中性子線などのような粒子線とγ線，X線のようなエネルギー波である電磁波があり，直接あ

表7-6 電離放射線の種類と性質

	荷電粒子線			非荷電粒子線	電磁波	
線種	α線	β^-線	β^+線	中性子線	γ線	X線
本体	He原子核（陽子2個，中性子2個）	e^-（陰電子）	e^+（陰電子）	中性子	電磁波	電磁波
電荷	プラス2	－1	プラス1	なし	なし	なし
透過性	小 物質透過性は低く厚紙程度で遮蔽可能	中	PET 半減期がきわめて短い	大	大	大
特徴	体内に入ると直接組織や臓器に影響を与える 物質相互作用が大きい	α線より物質相互作用は弱い 原子番号の大きい物質の近傍を通過するとき制動放射X線を放出する	医療診断用に使用	透過性が高く遮蔽が難しい 生体への影響が大きい	物質相互作用は低い 被ばくすると外部からでも体の奥まで到達する	物質相互作用は低い 電離作用が弱いため人体に照射することができる
放出核種	^{226}Ra，^{226}Rn，^{239}Pu，^{238}U	軟β：^{3}H，^{14}C，^{35}S 硬β：^{32}P，^{90}Sr， β^-とγ：^{40}K，^{60}Co，^{131}I	^{11}C，^{13}N，^{15}O，^{18}F，^{22}Na	原子核反応で発生	^{123}I，^{125}I，^{222}Rn，^{226}Ra	核外から発生

るいは間接に物質中の原子を電離する作用をもつ(表7-6). 放射性物質は原子核が不安定な状態にあり，放射線を放出しながら崩壊していく．物理学的半減期は核の崩壊に伴って放射性物質の量が元の半分になる時間を表し，放射性物質の種類(核種)で一定である．

(2) 放射線の単位

① **放射能の単位**　ベクレル(Bq)：放射性物質が放射線を放つ能力を表す単位で，1秒間に1個の原子核が崩壊して放射線を放つと1 Bqである．核種によって放出する放射線の種類やエネルギーは同じ1 Bqでも異なる．

② **吸収線量**　グレイ(Gy)：物質に吸収された放射線のエネルギー量(吸収線量)を表す単位で，1 Gyは，1 kgの物質に1ジュールのエネルギー吸収があるときの線量である．

③ **等価線量**　シーベルト(Sv)：放射線が人体に与える影響の程度を表す単位(被爆の指標)である．人体の臓器・組織が吸収した線量が基本となるが放射線の種類やエネルギーによって人体に対する影響の程度が異なるためこれを考慮し，放射線の種類とエネルギーによる影響を補正するための放射線荷重係数(α線20，中性子線2.5～20，β線，γ線，X線1)を乗じて算出する．

④ **実効線量**　シーベルト(Sv)：人体の組織により放射線に対する感受性が異なるため，放射線の人体への影響は等価線量だけでは評価できない．組織ごとの放射性感受性の差を数値化した組織荷重係数が国際放射線防護委員会(ICRP)により定められている．組織の平均等価線量に組織荷重係数を乗じ，全身で合算した値が実効線量となる．

⑤ CPM(count per minute)：放射線測定機に1分間に入ってきた放射線の数を示す．

(3) 人体への影響

1) 急性被ばくと低線量率長期被ばく

急性被ばくとは放射線を短時間で一気に浴びることで，例として広島・長崎の原爆，あるいは茨城県東海村JCO臨界事故での被ばくがあげられる．低線量率長期被ばくは，福島原発付近の住民のように比較的低い放射線を長時間浴び続けることである．同じ線量でも分割して長期に少しずつ浴びた場合には生体防御機構が働き，影響は小さくなる．生体制御としては傷ついたDNAの損傷を修復し，またがんになったり，子孫に影響を残してしまったりするような細胞を排除する機構がある．それを越えたものだけが影響として出てくる．

放射線障害は，被ばくした個人に現れる身体的障害とその子孫に現れる遺伝的障害に大別される．身体的障害は，被ばく数週間以内のうちに現れる急性影響と数か月以上の長い潜伏期のあとに現れる晩発性影響に区別される．急性影響の代表的なものは，急性放射線症，急性放射線皮膚障害，造血臓器機能不全，永久不妊(2-6 Gy)，死(7-10 Gy)，晩発性影響としては，白内障，悪性腫瘍，奇形児出産などがある．

2) 物理学的半減期と生物学的半減期

放射性物質には，固有の物理学的半減期(壊変により放射能が半分になる時間)があり，年月が経つと放射性物質から出される放射能が弱まっていく．放射性物質の物理学的半減

表 7-7　放射性物質の物理学的・生物学的半減期

放射性物質	物理学的半減期	生物学的半減期
ヨウ素 131	約 8 日	乳児　11 日
		5 歳　23 日
		成人　80 日
セシウム 137	約 30 年	～1 歳　9 日
		～9 歳　38 日
		～30 歳　70 日
		～50 歳　90 日
セシウム 134	約 2.1 年	
ストロンチウム 90	約 29 年	約 49 年

期は放射性物質の種類によって決まり，調理の加熱処理などには影響を受けない．また放射性物質を含む食品を冷凍した場合も物理学的半減期は同じである．一方で体内に取り込まれた放射性物質は，代謝や排泄により体内から減っていく（生物学的半減期）．年齢が若いほど代謝の早さにより体内から早く減少する（表 7-7）．

3）外部被ばくと内部被ばく

環境中には人工放射線や自然放射線があり，私たちは常にそれらに曝露されている（図 7

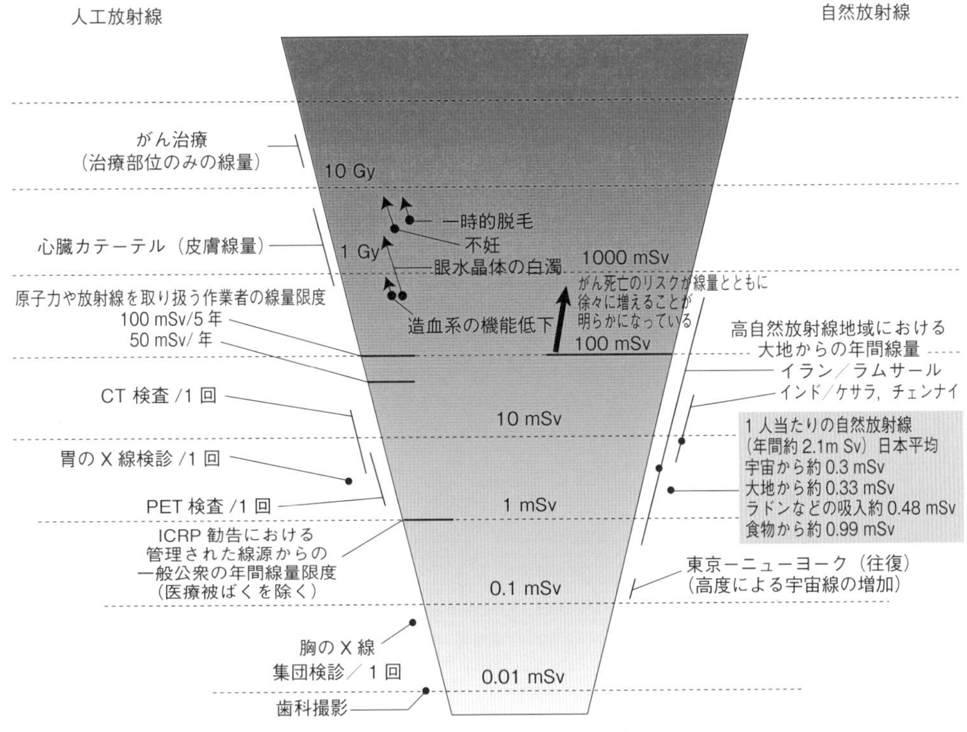

図 7-6　私たちの身のまわりの放射線

「放射線被ばくの早見図」平成 30 年 5 月 16 日，国立研究開発法人 量子科学技術研究開発機構，放射線医学総合研究所．https://www.qst.go.jp/site/qms/1455.html を参考に作成．

-6). 環境中の放射線やX線撮影をはじめとする医療行為で放射線を体外から受けることを外部(体外)被ばくという. 一方, 放射性物質を食事摂取や呼吸などにより体の内部に取り込み, 体内で放射線を受けることを内部(体内)被ばくという. 外部被ばくの場合, 透過性の低いα線などはあまり影響はないが, X線やγ線のような透過性の高い放射線による影響が問題となる. 一方, 内部被ばくでは飛程は短いが生物作用の大きいα線により大きな損傷を生じる. 内部被ばくには, おもに放射性物質が食べものと一緒に取り込まれる経口摂取, 呼吸によって取り込まれる吸入摂取, 皮膚から吸収される経皮吸収, 傷口から入る創傷侵入の四つの経路がある.

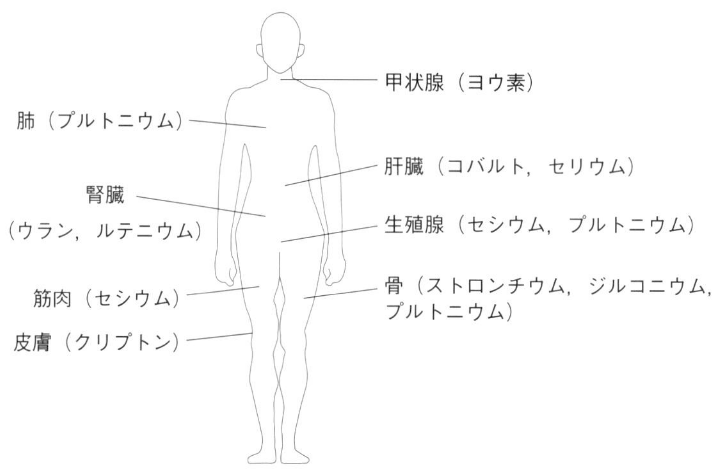

図7-7　放射性物質の人体への蓄積

表7-8　内部被ばく線量(預託線量)への換算方法

放射性核種	半減期	1 Bqを経口または吸入摂取した場合の成人の実効線量係数(mSv/Bq)	
		経口摂取した場合	吸入摂取した場合
プルトニウム239	2.4万年	2.5×10^{-4}	1.2×10^{-1}
セシウム137	30年	1.3×10^{-5}	3.9×10^{-5}
ヨウ素131	8日	2.2×10^{-5}	7.4×10^{-6}
ストロンチウム90	29.1年	2.8×10^{-5}	1.6×10^{-4}
トリチウム*	12.3年	4.2×10^{-8}	2.6×10^{-7}

＊トリチウムの実効線量係数は, 生体に吸収されやすく生物学的半減期が長いため, 線量評価上重要とされるOBT(有機結合型トリチウム)のものを示している.

注) 市場希釈係数(評価対象者の当該食品摂取量に対する汚染された食品の摂取割合)および調理等による減少補正については1としている
化学形等により複数の値が示されている核種については最も大きい実効線量係数を示す.

【6-3-8】内部被ばく線量(預託線量)への換算方法, 「原子力・エネルギー図面集」, 「第6章　放射線」, 一般財団法人日本原子力文化財団より改変.

体に取り込まれた放射性物質は，体内で放射線を出し特定の臓器に蓄積することがある(図7-7)．ストロンチウムは骨などのカルシウムのあるところに，セシウムは全身に，ヨウ素は甲状腺に蓄積する性質がある．プルトニウムは消化管では吸収されにくいため，経口摂取より吸入摂取の場合に問題となる．プルトニウムは肺から血流に移動し，骨や肝臓に沈着しα線を出すため，肺がん，白血病，骨腫瘍，肝がんなどを引き起こす可能性がある．内部被ばく線量(預託線量)への換算方法を示す(表7-8)．

預託線量(mSv)＝飲食物摂取量(kg/日)×摂取日数(日)×実効線量係数(mSv/Bq)×放射性核種の濃度(Bq/kg)

被ばくによる生体影響は線種の物質透過性と物質相互作用により異なる(図7-8)．線種別の生体影響は大きい順に図中に示す．

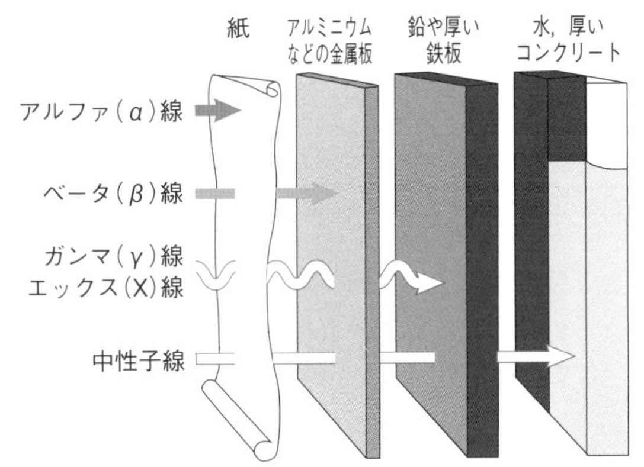

図7-8　おもな放射線と透過力

(4) 食品と放射性物質

(a) 食品中の放射性物質

食品には自然界に存在する天然放射性物質と核実験や原子力事故で放出された人工放射性物質が含まれる(表7-9)．天然放射性物質は地域によってほぼ一定で，カリウム(^{40}K)，海産物に多く含まれるポロニウム(^{210}Po)，鉛(^{210}Pb)，ラジウム(^{226}Ra)などがある．人工放射性物質にはヨウ素(^{131}I)，ストロンチウム(^{90}Sr)，セシウム(^{137}Cs)などがある．ヨウ素(^{131}I)は半減期が8日と短いため被ばく直後の汚染食品を摂取した場合が問題であり，人体では甲状腺が最も影響を受けやすい．これに対しストロンチウム(^{90}Sr)の物理的半減期は28.8年，生物学的半減期は骨に対して50年ときわめて長い．^{90}Srは，腸管から吸収されて骨に沈着し骨髄の造血障害を起こす．^{137}Csの物理学的半減期は30年で，経口摂取されると体内で主として筋肉組織中に分布し，生殖器などに障害を起こす．

食品の放射能汚染については1954(昭和29)年3月，太平洋ビキニ環礁における原爆実験により放射性降下物が原因でマグロなどの魚類が汚染を受けた．核爆発によって莫大な量

表7-9　体内，食物中の自然放射性物質

●体内の放射性物質の量(体重60 kgの日本人の場合．単位Bq)	
カリウム40	4000
炭素14	2500
ルビジウム87	500
鉛210-ポロニウム210	20
●食物中のカリウム40の放射性物質の量(日本．単位Bq/kg)	
干しこんぶ	2000
干ししいたけ	700
ポテトチップ	400
生わかめ	200
ほうれんそう	200
魚	100
牛肉	100
牛乳	50
食パン	30
米	30
ビール	10

の土砂がウラン235，プルトニウム239などの核分裂生成物によって汚染を受け，これらが気流に乗って移動し数か月にわたって地上に落下し，農作物に汚染し，大気，雨水，土壌，牧草などの経路によって乳牛に摂取されたのち牛乳に濃縮されていることが明らかとなり，問題になった．

(b) 放射性物質に汚染された食品の規制

2011年3月の福島第一原子力発電事故に伴い，厚生労働省はヨウ素の甲状腺等価線量で年間50 mSv，セシウムの実効線量で年間5 mSVを限度として「食品中の放射性物質に関する暫定基準値」を定め，規制値を超えた食品の流通を制限している．しかし，2012年4月，現在の暫定規制値に適合している食品は健康への影響はないと一般的に評価され，安全は確保されているがより一層，食品の安全と安心を確保する観点から現在の暫定規制値で許容している年間線量5 mSvから年間1 mSvに基づく基準値に引き下げられた．特別な配慮が必要と考えられる飲料水，乳児用食品，牛乳は区分を設け，それ以外の食品を一般食品とし，全体で4区分とされている(表7-10)．

規制の対象となる核種は，福島原発事故により放出した核種のうち，原子力安全・保安院がその放出量の試算値リストに掲載した核種で，半減期が1年以上の放射性核種全体(セシウム134，セシウム137，ストロンチウム90，プルトニウム，ルテニウム106)である．半減期が短くすでに検出が認められない放射性ヨウ素や原発敷地内で天然の存在レベルと

表7-10　放射性セシウムの新基準値

食品群	基準値(Bq/kg)
飲料水	10
牛乳	50
一般食品	100
乳児用食品	50

＊放射性ストロンチウム，プルトニウム，ルテニウム等を含めて基準値を設定．

変化のないウランについては，基準値は設定されていない(表7-11).

表7-11　規制の対象とする核種の物理的半減期

規制対象核種	物理的半減期
セシウム134	2.1年
セシウム137	30年
ストロンチウム90	29年
プルトニウム	14年〜
ルテニウム106	367日

乳児用食品の範囲については，健康増進法(平成14年法律第103号)第26条第1項の規定に基づく特別用途表示食品のうち乳児用に適する旨の表示認可を受けたもの，及び一般に乳児の飲食に供することを目的として販売するものの双方，としている.

・健康増進法(平成14年法律第103号)第26条第1項の規定に基づく特別用途表示食品のうち，乳児用に適する旨の表示認可を受けたもの　⇒　乳児用調製粉乳

・乳児の飲食に供することを目的として販売するもの　⇒　乳幼児を対象とした調製粉乳(フォローアップミルク等の粉ミルクを含む)，乳幼児用食品(おやつ等)，ベビーフード，乳幼児向け飲料(飲用茶に該当する飲料は飲料水の基準を適用)，その他(服薬補助ゼリー，栄養食品等)

牛乳の区分に含める食品は，乳及び乳飲料(乳飲料は乳等を主原料とした飲料で，消費者から牛乳や加工乳等と同類の商品と認識されているもの)とされている．なお，「牛乳」の区分に含める食品は乳等省令における「乳」(牛乳，低脂肪乳，加工乳等，乳飲料)で，「牛乳」の区分に含めない食品は乳酸菌飲料，発酵乳，チーズである.

製造食品，加工食品については，原材料だけでなく，製造，加工された状態でも一般食品の基準値を満たすことを原則とし，次のa，bの食品については実際に食べる状態を考慮して基準値が適用された.

a．乾燥きのこ類，乾燥海藻類，乾燥魚介類，乾燥野菜など原材料を乾燥させ，水戻しを行い食べる食品：原材料の状態と食べる状態(水戻しを行った状態)で一般食品の基準値を適用する．ただし，のり，煮干し，するめ，干しぶどうなど原材料を乾燥させ，そのまま食べる食品は，原材料の状態，製造，加工された状態(乾燥した状態)それぞれで一般食品の基準値を適用する.

b．茶，こめ油など原料から抽出して飲む，または使用する食品

原材料の状態と飲用，使用する状態で食品形態が大きく異なることから原材料の状態では基準値の適用対象としない．茶は製造，加工後，飲む状態で飲料水の基準値を，米ぬかや菜種などを原料とする油は油で一般食品の基準値を適用する.

7.4.5　調理時に生成される化合物

(1)　ヘテロサイクリックアミン(複素環アミン)

ヘテロサイクリックアミンは，肉や魚などのアミノ酸，タンパク質を多く含む食品を加熱調理した焼け焦げ中に生じる変異原性の強い化合物で，現在約20種が単離されている．そのうち，哺乳動物に発がん性が認められているものを表7-12に示す．MeIQxのように，肉に含まれるいくつかの成分が反応して生成するものもある．MeIQxは現在までに単離

されたヘテロサイクリックアミンの中で最も高い変異原性を示す．シトクロムP450のN-水酸化によりヒドロキシルアミンとなり，続いてトランスフェラーゼにより代謝されてニトレニウムイオンとなることで，フレームシフト型の遺伝子変異を起こしやすい．

(2) ヘテロサイクリックアミン（芳香族アミン）

肉やハンバーグの焦げのなかから見いだされたアミノ酸の熱変性物で，トリプトファン由来のTrp-P-1をはじめ，多数知られている．強い変異原性と発がん性が認められている．

(3) 多環芳香族炭化水素（polycyclic aromatic hydrocarbon, PAH）

石炭，石油，木材，タバコなどを燃焼するときに生成され，加熱調理される食品の焼肉，焼魚，パン，魚や肉の薫製品などをつくる際にも生成される．PAHのなかでベンゾ[*a*]ピレンはきわめて強い発がん物質で，多くの食品中で見いだされているが，とくに薫製品や焼肉中の濃度が高い．また本化合物は，喫煙による発がんのおもな原因物質であると考えられている．

(4) アクリルアミド

2002年4月スウェーデン国立食品局は，炭水化物を多く含んだ高温調理食品（おもにポテトチップス，フライドポテトなど）中に，発がん物質の可能性のアクリルアミドが検出されたと発表し，日本の国立医薬品食品衛生研究所でも追認した．日本での研究では，ポテトチップス467～3,544 μg/kg，フレンチフライ512～784 μg/kg，コーンスナック117～535 μg/kgなどである．アクリルアミドの発がん性はヒトに対してもおそらくあると考えられ，日本産業衛生学会の発がん物質の分類では，動物実験などで証拠がより十分な第二群A2*に分類されている．ポテト摂取量の多いドイツの暫定的基準は，食品1 kg当たり1 mgである．なおアクリルアミドは，食品中のアスパラギンとフルクトース，グルコースなどの還元糖が170 ℃をピークに生成されることが判明している．日本での規制はない．

7.4.6 食品の異物混入

2000年に起きた乳業製造関連の異物混入事故をはじめ，食品への異物混入事件が多発している．近年は食品メーカーにおいても衛生管理体制の徹底，検査装置の普及などにより異物混入による食品回収は減少しつつあるものの，毎年のように多くの食品の回収が報じられている．昔においては食品への異物混入は報告されていない件数を含め現在より多かったと推察されるが，食の安全・安心への関心の高まりを背景に，異物混入に対する消費者の目も厳しいものとなっている．

食品衛生法では異物についての定義はなされていないが，同法第6条において「不潔，異物の混入又は添加その他の事由により，人の健康を損なうおそれがあるもの」を販売することを禁じている．異物を大きく分類すると，昆虫類（成虫，さなぎ，幼虫，卵）やその排泄物，髪の毛，爪などの動物性異物，木片，布切れ，糸くず，輪ゴム，カビ類などの植物

* 第二群A2：ヒトに対しておそらく発がん性があると判断でき（証拠が比較的十分），疫学研究からの証拠が限定的で，動物試験で十分な証拠がある場合．

表7-12　食品中に含まれるヘテロサイクリックアミン

区分	加熱材料	生成物	構 造
アミノ酸	D,L-トリプトファン	Trp-P-1	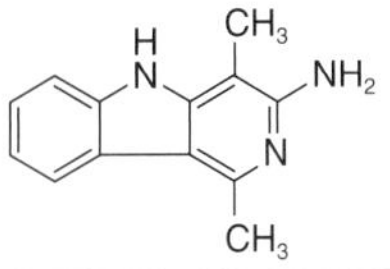
		Trp-P-2	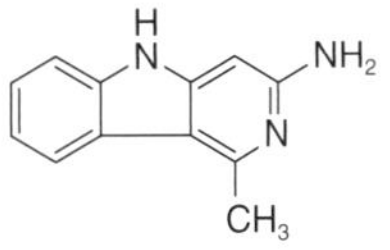
	L-グルタミン酸	Glu-P-1	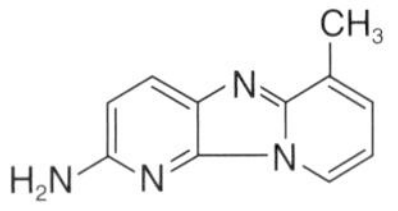
		Glu-P-2	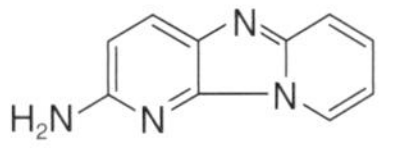
タンパク質	大豆グロブリン	AαC	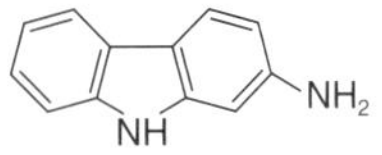
		MeAαC	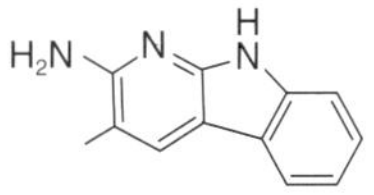
食品	丸干しいわし	IQ	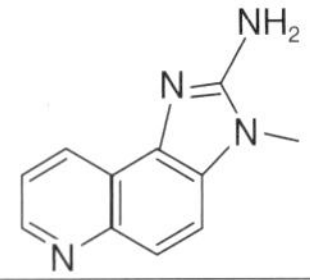
	牛肉，魚肉	MeIQx	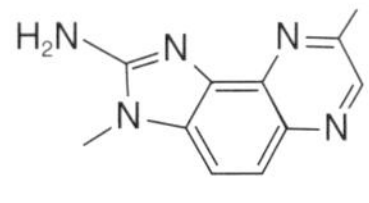
	牛肉	PhIP	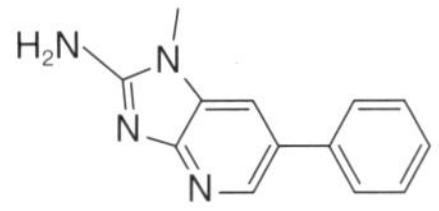

性異物，金属片，ガラス片，プラスチック片，小石，砂などの鉱物性異物に分けられる．こうした異物混入は食する前に人の目に触れたり口のなかで感じたりすることで未然に被害を防止することができることから，食中毒とは異なり直接的に人の健康被害を引き起こす

ものは少ないといわれている．しかし，動物や昆虫由来の異物については異物に細菌などが汚染されている可能性もあり，食中毒のほか人獣共通感染症，寄生虫症を引き起こす可能性がある．また，鉱物性の異物については口に含んでしまった場合には口の内壁を，また誤って飲み込んでしまった場合には内臓を傷つけるなどの危害を加える可能性が高くなる．こうした有症事例のみならず，異物混入は消費者に対して精神的ショックや不快感を与える．そして，その食品が非衛生的な環境で製造されていることを意味し，食品メーカーに対する消費者の信頼を失うことにもなることから，食品を提供する側である食品メーカーあるいは調理者にとって異物混入防止対策は重要事項である．

異物混入を防止するためには原材料，製造，製品保管，流通の各過程において留意点を日常点検することが重要となってくる．原材料においては原材料に土砂，昆虫類あるいはその死体が混入した状態で搬入されることもあるため，仕入品の検品を厳格に行う必要がある．釣り針を飲み込んでいる魚など外観的に見落としやすい場合もあるため，金属探知器で確認している食品メーカーもある．また，保管場所の定期的な殺虫・殺鼠作業の実施，温度，湿度の良好な保管条件の維持なども重要である．製造過程においては製造機器・器具からの異物混入を避けるための機器点検，整理整頓，ゴミやほこりの混入を防止するための清掃が重要となる．金属類の混入では製造過程におけるネジ類，ボルトのナットなどの混入が多いが，老朽化した機器・器具などは異物混入のおそれがあるため，日々の点検とともに必要に応じて新しいものとの交換が必要である．また，従業員への衛生教育の徹底による意識向上も不可欠である．従業員に対する自己管理としては，現場に不必要なものは持ち込まない，爪は短く切るなどがあげられる．このようにして完成した製品についても，金属探知器を用いた確認や製品の抜き取りにおける確認といった対策がなされている．製品保管においては倉庫内を寒冷に保つこと，流通においては包装に穴が開き昆虫類やカビの混入につながる例もあるため，密閉の徹底，容器・包装を丈夫なものにして破損を防止するなどが対策となる．近年ではHACCPやISO9000シリーズなどのマネジメントシステムを導入し，食の安全対策を強化している食品メーカーが増えている．

予想問題

1 食品中の汚染物質に関する記述である．正しいのはどれか．1つ選べ．

(1) アフラトキシンは，調理加熱で分解されやすい．
(2) デオキシニバレノールは，リンゴを汚染するかび毒である．
(3) ポリ塩化ビフェニル(PCB)は，水に溶けやすい．
(4) メチル水銀の毒性は，中枢神経系に現れる．
(5) ストロンチウム90は，甲状腺に沈着しやすい．

2 食品中の有害物質に関する記述である．正しいのはどれか．2つ選べ．

(1) 米には，カドミウムの基準値が設定されている．

(2) 畜牛の舌は，異常プリオンの特定危険部位である．

(3) Trp - P - 1 は，チロシン由来のヘテロサイクリックアミンである．

(4) アクリルアミドは，畜肉や魚肉を高温で調理した際に精製する．

(5) ダイオキシンは，ゴミの焼却により生成される．

3 放射性物質に関する記述である．正しいのはどれか．1 つ選べ．

(1) 放射線の透過能力は，α 線が最も強い．

(2) ヨウ素 131 の集積部位は，筋肉である．

(3) ストロンチウム 90 の沈着部位は，骨である．

(4) 生物学的半減期は，元素によらず一定である．

(5) セシウム 137 の集積部位は，甲状腺である．

4 有害物質の食品汚染に関する記述である．誤っているのはどれか．1 つ選べ．

(1) 玄米には，規格基準があり，カドミウム含有量は 0.4 ppm である．

(2) 海藻に含まれる有機ヒ素化合物は，無機ヒ素化合物より毒性が弱い．

(3) わが国の魚介類の水銀の暫定規制値は，メチル水銀 0.3 ppm である．

(4) トリブチルスズは内分泌攪乱障害を引き起こす．

(5) 鉛は，おもに筋肉組織に沈着・蓄積し，生物学的半減期は 10 年といわれている．

5 食品汚染物質に関する記述である．正しいのはどれか．2 つ選べ．

(1) 日本人におけるダイオキシン類の曝露は，野菜類によるものが多い．

(2) 米ぬか油に起因した油症は，製造工程で混入した PCB が原因であった．

(3) アクリルアミドは，肉や魚の焼けこげ中に存在する．

(4) 焼肉やくん製品には，発がん物質の多環芳香族炭化水素（PAH）の濃度が高い．

6 ダイオキシン類に関する記述である．正しいのはどれか．2 つ選べ．

(1) 日本ではダイオキシン類の耐容一日摂取量（TDI）2 pg TEQ/kg/ 日に設定している．

(2) ダイオキシン類は性ホルモンレセプターに直接結合して本来のホルモン作用を攪乱する．

(3) ダイオキシン類は生化学的に安定性が高く，脂肪組織に蓄積しやすいため，慢性的な影響が問題となっている．

(4) ダイオキシン濃度の高い魚は，あじ，さばなどの脂肪含量の高い魚種である．

7 農薬による食品汚染に関する記述である．正しいのはどれか．2 つ選べ．

(1) 残留基準が設定されていない農薬は，食品中に存在してはならないとされている．

(2) 食品中の残留農薬基準は，農薬取締法に基づき設定されている．

(3) 食品中の残留農薬基準は，一日摂取許容量（ADI）を超えないように設定されている．

(4) ポジティブリスト制度における残留農薬基準の適用は，加工食品も対象である．

(5) 日本でも，ポストハーベスト農薬の使用が認められている．

8 異物による食品汚染に関する記述である．正しいのはどれか．2 つ選べ．

(1) 昔は現在ほど異物混入はなかったと考えられる．

(2) 異物混入の食品は食品安全基本法の違反に該当し，販売が禁止されている．

(3) 動物性異物の混入は，鼠族・昆虫の防除設備が十分であれば混入することはない．

(4) 従業員への衛生教育の実施は，異物混入対策として重要である．

(5) カビなどの微生物も異物に含まれる．

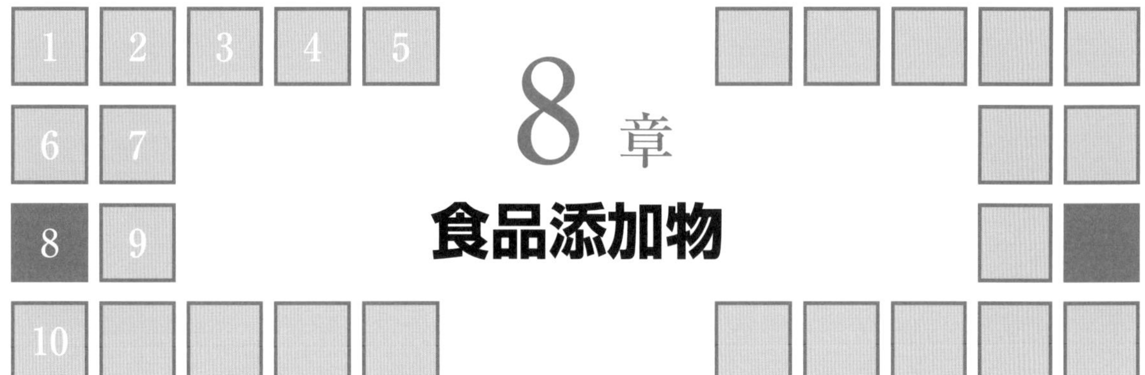

8章 食品添加物

8.1 食品添加物の概念

8.1.1 食品添加物を取り巻く社会情勢

はじめて食品衛生法による食品添加物に関する規制が施行されたのは，戦後間もない1947年のことである．このときから日本は，許可した食品添加物しか使えないという指定制度であるポジティブリスト制をとってきた（これと対峙する制度として，使用してはならないものをリスト化し，それ以外のものは使用可とするネガティブリスト制がある）．当初指定された品目数は60品目であったが，高度成長期の60年代半ばから現在までにおよそ1500品目にも及ぶ添加物が認可されている．この間，食品添加物を取り巻く社会情勢は大きく移り変わり，その変化に見合うよう食品衛生法にたびたび改正が加えられてきた．最近では，食品を巡るメーカーや流通業の不祥事が相次ぎ，食品の安全に対して国民に大きな不安と不信を抱かせた．このため，食品の安全性確保に必要な規制強化，その他の措置を講ずるため，2003（平成15）年に食品衛生法は大幅に改正された．

8.1.2 食品衛生法による定義と分類

食品衛生法第4条2項に食品添加物は「食品の製造の過程において又は食品の加工若しくは保存の目的で，食品に添加，混和，浸潤その他の方法によって使用される物をいう」と定義されている．これによって，食品の製造・加工の過程で消失または除去されて最終食品に残存しなかった場合でも，食品添加物として規制の対象となる．ここで定められた食品添加物は，厳しい安全性試験・審査を通過して指定される．

一方，「天然香料」については，食品衛生法第2条3に「動植物から得られた物又はその混合物で，食品の着香の目的で使用される添加物」と定義され，「一般飲食物添加物」は，食品衛生法第10条に「一般に食品として飲食に供される物であって添加物として使用されるもの」と定義されており，これらについては安全性試験・審査は要求されない．

香料も含め，食品添加物には天然由来のものと，化学的に合成された合成添加物がある．かつて，前者は「天然添加物」とよばれ，「長い食経験」によって安全性が証明されたものと見なし，安全性試験が実施されないまま認可されていた．しかし，天然であっても食経験がないものもあり，また，不純物にも注意が必要であるとの考えから，1995（平成7）年5月の食品衛生法改正以降は，合成添加物と同様の安全性試験がされるようになった．した

表８-１　食品添加物の分類

（品目数は 2022 年 6 月21日現在）

分　類	品目数	天然	合成	内　容
指定添加物	472	○	○	厚生労働大臣が安全性と有効性を確認して指定したもので，天然・合成物ともに 1996 年 5 月以降に許可されたものはこの範疇に入れられる
既存添加物	357	○		1996 年 5 月の法改正までは安全性審査が実施されないまま天然添加物として許可・使用されていたもので，品目数はこれ以上増えない
天然香料	約600	○		天然の動・植物から得られ，着香を目的として使用されるもの．例：レモンから抽出・精製された香料
一般飲食物添加物	約100※※	○		食品として飲食に供されているものを添加物としてそのまま利用するもの 例：オレンジやイチゴの果汁を着色の目的で使用する場合

※ 品目数の最新情報は日本食品添加物協会や日本食品化学研究振興財団などのホームページで得られる．
※※「一般飲食物添加物品目リスト」に品目が収載されているが，すべての食品が対象となる．

表８-２　食品添加物として指定される要件

番　号	要　件
1	国際的に安全性が実証または確認されるもの
2	使用により消費者に利点を与えるもので以下のいずれかにあてはまらなければならない ① 食品の製造，加工に必要不可欠なもの ② 食品の栄養価を維持させるもの ③ 腐敗，変質，その他の化学変化などを防ぐもの ④ 食品を美化し，魅力を増すもの ⑤ その他，消費者に利点を与えるもの
3	既に指定されているものと比較して，同等以上か別の効果を発揮するもの
4	原則として化学分析などにより，その添加を確認し得るもの

がって，これ以降に許可されている食品添加物は「指定添加物」「天然香料」「一般飲食物添加物」の三つに分けて登録されている．これに，法改正以前に天然添加物とよばれていたものを「既存添加物」として加え，現在の食品添加物は表８-１に示されるよう四つに分類される．

8.1.3　指　定

(1) 指定されるための要件

食品添加物として指定を受ける条件を表８-２にまとめる．添加することで，栄養価の定価など食品の価値を低下させる場合や劣悪な品質をごまかす目的での使用，または，疾病の治療目的での使用などは認められていない．

(2) 指定されるまでの過程

食品添加物の指定は厚生労働省で行うが，その手順を大まかに示すと図８-１のようになる．厚生労働大臣に提出された審査要請は薬事・食品衛生審議会に諮問される．審議会の

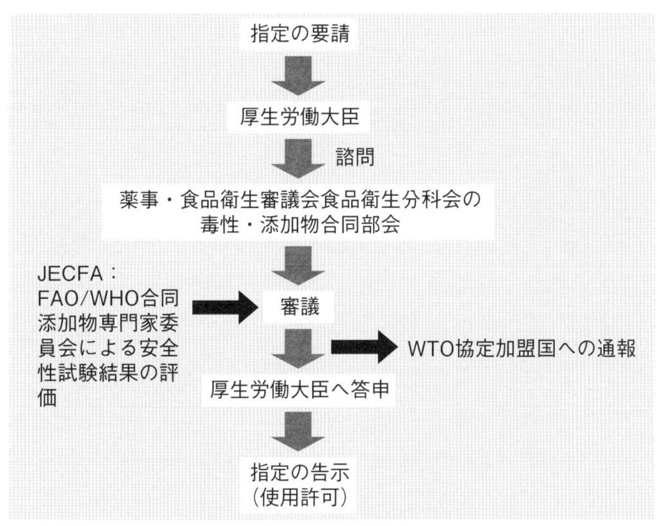

図8-1　食品添加物が指定されるまでの流れ

食品衛生分科会の毒性・添加物合同部会で審議されるが，そこでは国連食糧農業機関（FAO, Food and Agriculture Organization of the United Nations）および世界保健機関（WHO, World Health Organization）合同添加物専門家委員会での安全性評価結果をもとにして，さらに食品添加物としての有効性や化学的性質，海外での使用状況や申請が出された背景などが検討される．審議結果は世界貿易機関（WTO, The World Trade Organization）や国民に報告され，問題がなければ厚生労働大臣に指定許可が答申されて告示に至る．

(3) 国際情勢

食文化は国によって特徴があり，必要とする食品添加物の種類も異なる．したがって，たとえ海外で認可されていても，食品衛生法で使用が認められていない添加物を含む食品は日本国内で輸入・販売することはできない．しかしながら安全性に対する考えや科学的な分析手法には国際協調がとられており，JECFA（Joint Expert Committee on Food Additives, 合同食品添加物専門家委員会）というWHOとFAOが協力して運営する国際組織で食品添加物の成分規格や安全性試験の結果評価が毎年実施され，日本もここで得られた結果を指定時の参考資料としている．JECFAで得られたさまざまな検討結果はコーデックス食品規格委員会（第10章参照）によって「食品添加物に関するコーデックス一般規格」として規格化されている．JECFAと日本でそれぞれ認められている添加物の総数は1500品目程度と大差はないが，重複する添加物は4割に満たない．食品の流通が国際化する現在，世界的な統一基準をつくろうとする国際協調姿勢はあるものの，異なる食文化と，不要な許可添加物の数を増やしたくないという思いから統一が難しい状況である．

8.1.4　規格および基準

食品衛生法第21条に，厚生労働大臣が添加物の規格と基準を食品添加物公定書に収載することが義務付けられている．食品添加物公定書はおよそ5年おきに改訂され，食品添加物の安全性と品質の維持に不可欠のものである．第9版(2018年発行)からWeb上で閲覧できるようになった．規格･基準の策定においては，第64条に，その趣旨，内容，その他の必要な事項を公表し，広く国民または住民の意見を求めなければならないことが定められている．規格とは品質を確保するための成分規格のことであり，具体的には添加物の純度や含量，性状，確認試験法，純度試験法，定量法などである．基準には添加物の指定基準や製造基準，保存基準，使用基準，表示基準などがある．使用基準は一部の添加物について定められており，それを使用できる食品の種類や使用方法，最大使用量などが規定されている．製造基準は一部の既存添加物や香料などに規定がある．保存基準は，とくに不安定な物質のエルゴカルシフェロールやβ-カロテン，コレカルシフェロール，ナトリウムメトキシド，ビタミンA油に対して規定が設けられている．

8.1.5 メリットとデメリット

食品添加物は，食中毒や食品の腐敗を予防し，食品の見た目や風香味，食感などを改善することで嗜好性を安価に向上させることができる．また，栄養強化の目的で使用したり，物性を改善したり機械耐性を付与することによって機械を使った大量生産を容易にするなどの役割を担う．これら食品添加物のメリットを「用途」別に分類して表8-3にまとめる．

食品添加物を使用するデメリットとして安全性の問題があげられる．安全性評価については後述するが，使用が許可されるにあたっては安全性試験が実施される．しかし現代科学で予測できないような障害が発生する可能性がないとはいえない．食品添加物は必ずしも人体に必要なものではなく，食品メーカーは「必要最小限の使用量にとどめ」「正しく用

表8-3 食品添加物の種類

用途目的	使用目的と効果	おもな指定添加物(化学合成品)	おもな既存添加物(天然添加物)
		具体例	具体例
甘味料	甘味を与える	アスパルテーム，サッカリン	甘草抽出物，ステビア
着色料	着色し，色調を整える	カラメル，食用黄色4号	クチナシ黄色素
保存料	微生物の生育抑制(食中毒予防)	ソルビン酸，安息香酸	しらこたん白抽出物
増粘安定剤	滑らかさと粘りの向上，分離防止	カルボキシメチルセルロース	ペクチン，グアーガム
酸化防止剤	油脂分などの酸化防止と保存性向上	L-アスコルビン酸，BHA	天然トコフェロール
発色剤	ハム・ソーセージの色調・風味改善	亜硝酸ナトリウム	なし
漂白剤	白くきれいにする	亜硫酸ナトリウム	なし
防カビ剤	輸入柑橘類・バナナのカビ発生防止	TBZ，OPP，ジフェニル	なし
ガムベース	チューインガムの基材	酢酸ビニル樹脂	カウリガム，グアヤク樹脂
苦味料等	苦味を与える	なし	カフェイン，ニガヨモギ抽出物
酵素	物性向上	なし	リゾチーム
光沢剤	つやを出す	なし	シェラック
酸味料	酸味を与える	クエン酸，乳酸	フィチン酸
調味料	うま味を与え，味を整える	L-グルタミン酸ナトリウム	タウリン(抽出物)
乳化剤	水と油を均一に混ぜ合わせる	グリセリン脂肪酸エステル	植物レシチン
強化剤	栄養素を強化する	β-カロテン，葉酸	焼成カルシウム，フェリチン
製造用剤	食品の製造上必要なもの	殺菌剤，かんすい，膨張剤	pH調整剤，日持ち向上剤
香料	香気を付与または増強する	酢酸エチル，ケイ皮酸	天然香料として別分類される

名　称	菓子パン
原材料名	小麦粉・砂糖・卵・植物油脂・ぶどう糖・でん粉・バター・パン酵母・食塩／小麦たん白・香料・増粘多糖類・ビタミンC・酸化防止剤(ビタミンE)(原材料の一部に大豆，ゼラチンを含む)
内容量	1個
消費期限	別途記載
保存方法	直射日光，高温多湿を避けて保存して下さい
製造者	株式会社　化学同人ベーカリー 〒000－0000　京都市下京区仏光寺通柳馬場西入ル

図8-2　一括表示の例

いる」こと，消費者は「表示内容を確認して，自分の意志で商品を選択する」こと，行政は「安全性評価法の向上を常に追求する」とともに，不正防止のため「使用法や表示が正しく実施されていることを厳正に監視する」ことが重要である．

8.1.6　表示基準

(1) 一括表示

加工食品においては名称，原材料名，内容量，消費期限または賞味期限，保存方法，製造者などをまとめて表示することが義務付けられており，これを一括表示とよぶ．その一例を図8-2に示す．

(2) 表示の意義と方法

(a) 意　義

食品に使用された添加物は原則としてすべて表示しなければならない．これは消費者が食品を自由に選択して購入するための判断基準として必須であり，とくにアレルギー患者や糖尿病患者など食事に制限のある患者にとっては重要な情報源となる．

(b) 記載方法

使用している食品添加物の表示は，一括表示の原材料名の欄に記載することが義務付けられている．原材料名の欄には，最初に原材料を，次に添加物を両者の区分が明確となるよう，／(スラッシュ)を用いたり改行などして記載する．原材料および食品添加物は，いずれも重量が重い順に記載しなければならない．

(c) 簡略名と類別名による表示

食品添加物は基本的には物質名で表示されるが，消費者にわかりやすくするために，簡略名または類別名を用いてもよい(表8-4)．化学的表現である物質名は消費者にとってわかりにくいものが多いのが現状である．

(d) 用途名併記の義務

甘味料，着色料，保存料，増粘剤・安定剤・ゲル化剤または糊料，酸化防止剤，発色剤，漂白剤，防カビ剤・防ばい剤の8用途に用いられる食品添加物については，消費者の安全性に対する意識を考慮してその使用目的が容易に判別できるよう用途名併記が義務付けられている(表8-4)．

(e) 一括名表示

多種類の食品添加物を配合して使用する食品添加物製剤の場合は，すべての物質名を表示するよりも製剤の使用目的を表すほうがわかりやすいので一括名で表示してもよい(表8-4)．一括名表示が許されている製剤は，イーストフード，乳化剤，苦味料，香料，酸味料，チューインガム軟化剤，調味料，膨張剤，ガムベース，かんすい，酵素，光沢剤，凝

表8-4　物質名表示以外の記載方法

表示方法	具体例
物質名を簡略名で表記してもよい	硫酸アルミニウムカリウム　⇒　ミョウバン
物質名を類別名で表記してもよい	レッドカーラント色素　⇒　アントシアニン色素
用途名併記が義務のものがある	甘味料(サッカリンNa)，保存料(安息香酸Na)など
一括名で表示できる製剤がある	イーストフード，香料，調味料，酸味料，膨張剤など

表8-5　添加物表示が免除されるケース

免除ケース	内　容	例
加工助剤	加工の工程で使用される添加物で，加工工程で分解･中和などして，できあがった食品に残ってはならないもの	イオン交換樹脂，水酸化ナトリウム，塩酸，アセトン，二酸化ケイ素など
キャリーオーバー	その食品の原料に含まれているが，できあがった食品には微量しか残らずその効果が出ないもの	せんべいを製造するときの原料であるしょう油に含まれる保存料など
栄養強化剤	栄養強化の目的で使用されたもの	ビタミン，ミネラル，アミノ酸類など
小包装商品	パッケージの面積が小さく30 cm^2 以下のものは表示困難のため一部免除される．ただし，安全性に関する表示事項である名称・保存方法・消費期限または賞味期限・表示責任者・アレルゲンについては省略できない	小包装したキャンディー，チョコレート，豆菓子など
バラ売り商品※	包装されていないものは表示ができないので免除される	はかり売りの菓子類，ベーカリーで店頭販売されているパンなど
一部の製造用剤※※	かんすい	炭酸カリウム，リン酸水素二ナトリウムなど
	脱臭・脱色剤	活性炭，二酸化ケイ素など
	吸着・精製剤など	水酸化カルシウム，イオン交換樹脂など
	抽出溶剤	アセトン，ヘキサンなど
	消泡剤(とうふ製造用など)	シリコーン樹脂，高級脂肪酸など
	離型剤(パン・菓子類の製造用など)	鉱物油，流動パラフィンなど

※ バラ売り商品であっても，イマザリル，ジフェニール，オルトフェノール，オルトフェノールナトルム，チアベンダゾール，サッカリンおよびサッカリンナトリウムを含む場合は表示が必要である．

※※ 製造用剤とは，用途が多岐にわたるため，統一的な用途名によって分類することが困難な添加物を便宜上まとめたものである．表中に示されるもの以外に，中和剤，冷却剤，分散剤，柔軟剤，脱塩剤，とうふ凝固剤，イーストフード，被膜剤，ろ過助剤，清澄剤，固結防止剤，担体，流動性改善剤，除鉄剤，かんすい，湿潤剤，殺菌料，調味料緩衝剤などがある．

固剤，pH 調整剤である．

(3) 表示の免除

消費者の理解の混乱を避けるため，表 8 - 5 に示される六つのケースは例外として，表示が免除されている．

(4) 遺伝子組換え材料の表示

遺伝子組換え表示制度は，2001（平成 13）年 4 月に JAS 法と食品衛生法に基づいて施行された．これは遺伝子組換えの大豆，とうもろこし，じゃがいも，なたね，綿実，アルファルファ，てんさい，パパイヤ，カラシナの 9 作物と，大豆，とうもろこしをおもな原料とする 33 食品群の加工食品，または遺伝子組換え原料が入っているかいないかが不明な場合の「遺伝子組換え」「遺伝子組換え不分別」の表示義務，「遺伝子組換えでない」などの任意表示を制度化したものである．とうもろこしの生デンプンや加工デンプン，大豆およびこれに由来する大豆タンパク質などは，食品添加物の希釈剤，分散剤もしくは食品添加物製剤の有効成分の一つとして利用されることがあり，この場合も表示義務がある．

(5) アレルギー性材料の表示

2001（平成 13）年 4 月からおもなアレルギー起因材料である小麦，そば，卵，乳，落花生，えび，かに，くるみを特定原材料とよび，表示が義務付けられた．これらを用いた原材料だけでなく添加物についても，使用量がわずかであっても表示義務がある．また，次の 20 品目については，特定原材料に準ずるもの（アレルギー表示推奨品目）として表示が奨励されている．アーモンド，あわび，いか，いくら，オレンジ，カシューナッツ，キウイフルーツ，牛肉，ごま，さけ，さば，大豆，鶏肉，バナナ，豚肉，まつたけ，もも，やまいも，りんご，ゼラチン．

8.2 安全性評価

8.2.1 安全性の考え方

食品添加物は決して健康に害を及ぼすものであってはならない．これらは医薬品とほぼ同様の方法で，実験動物を使っての安全性が詳細にチェックされ，無害なものが認可される．食品添加物は急性毒性を重視する医薬品と違い少量を長期間摂取するものなので，とくに長期間の毒性試験が重要視される．ただし，健康への影響が予測される物質についても，社会的有用性が高く，かつ，使用対象食品や使用量に制限を設けることによって安全性が確保できると判断される場合は認可される．

8.2.2 安全性評価の方法

安全性評価は厚生労働省の定める「食品添加物の指定及び使用基準改正に関する指針（ガイドライン）」に沿って実施される．ガイドラインでは次の三つの安全性に関する資料を求めている．

表8-6　毒性に関する試験項目と内容

大分類	中分類	小分類	実験生物	内　容
一般毒性試験	亜急性毒性試験	28日間反復投与試験	ラット イヌ	実験動物に28日間繰り返し与えて生じる毒性を調べる
		90日間反復投与試験	ラット イヌ	実験動物に90日間以上繰り返し与えて生じる毒性を調べる
	慢性毒性試験	1年間反復投与試験	ラット マウス イヌ	実験動物に1年以上の長期間にわたって与えて生じる毒性を調べるとともに，毒性の認められない無毒性量を調べる
特殊毒性試験		繁殖試験	ラット	実験動物に二世代にわたって与え，生殖機能や新生児の生育におよぼす影響を調べる
		催奇形性試験	ラット ウサギ	実験動物の妊娠中の母体に与え，胎児の発生，生育におよぼす影響，とくに催奇形性を調べる
		発がん性試験	ラット マウス ハムスター	実験動物にほぼ一生涯にわたって与え，発がん性の有無を調べる
		抗原性試験	モルモット ウサギ マウス	実験動物で即時型や遅延型のアレルギー発生の有無を調べる
		変異原性試験	サルモネラ菌※ 大腸菌 動物培養細胞 げっ歯類	細胞の遺伝子(DNA)や染色体への影響を調べる．発がん試験の予備試験的な性質の試験であり，変異原性陽性であってもほ乳動物に対して発がん性があるとは限らない

※ サルモネラ菌(*Salmonella enterica* serovar Typhimurium)を用いた変異原性試験のことを，開発者(Bruce M. Ames)の名前にちなんでエームズ試験(Ames test)と呼ぶ．遺伝子DNAの1塩基欠失によるフレームシフトおよび1塩基の点突然変異を検出するために，それぞれの試験用途に見合う2種類の菌株を用いる．

① 毒性に関する資料

② 体内動態に関する資料

③ 食品添加物の一日摂取量に関する資料

①に関する試験項目を表8-6にまとめる．対象となる化学物質の性質によっては試験項目が省略されることがある．

医薬品で重視される急性毒性試験およびヒトにおける臨床試験は，食品添加物では実施されない．

安全性試験は，厚生労働省管轄の国立医薬品衛生研究所の中にある安全性生物試験研究センターで実施され，そこで得られた結果のリスク評価は，内閣府の審議会である食品安全委員会でなされる．

8.2.3　一日摂取許容量(ADI)と使用基準の設定

使用が認められた食品添加物については，ヒトが一生涯にわたって摂取しても何の影響も出ない量，つまり一日摂取許容量(ADI，acceptable daily intake)が設定されて，これをもとに使用基準(使用してもよい食品の種類・使用量・使用濃度・使用目的・使用方法)が

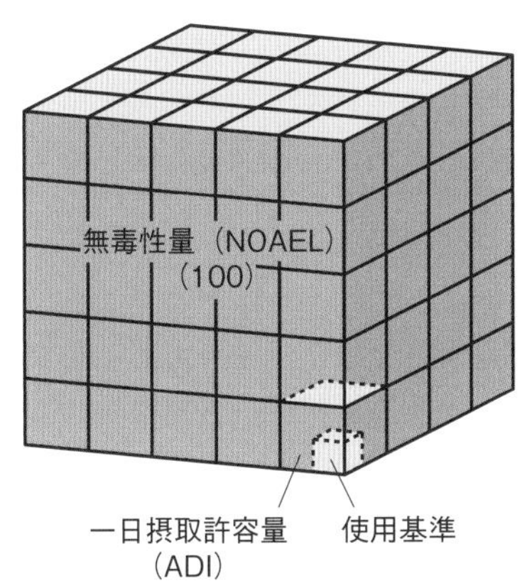

図8-3　使用基準の策定

NOAEL：no-observed adverse effect level.
日本食品添加物協会,「よくわかる食品添加物」(2019年)より抜粋修正.

決められる(図8-3).

ADIは慢性毒性試験によって求められた無毒性量(NOAEL, 動物実験で有害な作用を示さない量)を安全係数(100)で除し, さらにヒトの平均体重50 kgで除して求められ, 通常mg/kg体重/日で表される. 安全係数の根拠は, 動物とヒトの種差1/10と個人差(老若・健康・男女差など)1/10を考慮して1/100としている.

8.2.4　安全性評価における問題点

食品添加物の安全性に関してはさまざまな問題が提起され議論されているが, 企業利益や科学技術の限界, 実験経費, 考え方の違いなどの理由から解決されていない問題が多い. これらをまとめると以下のようになる.

(1) 相乗作用の問題

安全性試験はその物質単独について実施されるため, 複数の添加物を使用する場合の毒性はチェックされていない. また, 多種多用な食品成分との反応性や体内での反応に問題がないかなどをチェックする有効な手段が見つかっていない.

(2) 実験動物とヒトとの根本的な違いに関する問題

安全性試験は数種類の実験動物に対してのみ実施されており, 医薬品のように人体に対する臨床試験は実施されない. 実験動物とヒトとは構造的にも生理的にも異なるので, 実験動物に対して無害だからといって, 人体にも無害であるとはいい切れない.

(3) 発がん性に対する問題

日本では発がん性のある食品添加物については, ネグリジブルリスク(無視できる危険性)論の立場をとっており, 無視できる程度のわずかな発がんリスクなら使用を認めている. 発がん性物質についてはアレルギー性物質と同様, これ以上摂取すればその病気が発症するという閾値がなく, 摂取許容量としての線引きがきわめて難しいため, これに対する対処法は考えられていない.

(4) ハイリスクグループに対する問題

たとえば子どもや妊婦などの場合は，ふつうの成人と比べて化学物質に対する感受性が高いと考えられるが，このようなハイリスクグループに対する安全性評価上の考慮はなされていない．

(5) 天然添加物の問題

1995（平成7）年5月以降は，天然物に対しても化学合成品と同様の安全性試験が実施されるようになったが，それまで天然添加物として認められていた既存添加物についての安全性試験はいまだ進行中であり完了していない．

(6) 内分泌攪乱（環境ホルモン）物質に対する問題

現行の安全性試験には，食品添加物の内分泌攪乱作用の有無をチェックするシステムがない．たとえば，抗酸化剤のBHAについては内分泌攪乱作用があると報告されている．

8.3 おもな食品添加物の種類と特徴

8.3.1 保存料

保存料とは，食品の保存の目的に比較的微量でも有効なものであり，微生物を殺菌する効果はないが，微生物の増殖を遅らせる静菌作用がある．加熱殺菌や冷凍，冷蔵など，従来の保存方法と食品保存料を組合せれば食品の保存性をより延長できる．保存料は酸性で効果が増大する，つまり，食品のpHが低いときに効果を発揮するものが多く，食品に応じた保存料を使用する必要がある．

化学合成品（合成保存料）と天然物由来（天然保存料）の保存料があるが，合成保存料のすべてに，使用対象食品と使用量の制限が定められている．最近は消費者意識の高まりから天然保存料の使用が増加している．現在使用されているおもな化学合成保存料および天然保存料を表8-7および表8-8に示す．

8.3.2 殺菌料

殺菌料は製造用剤に分類される．食品の腐敗細菌や病原菌などを殺滅するために使用し，その効果は保存料よりも強い．食器・調理器具・作業衣・作業場などの殺菌にも利用され，また漂白剤としても用いられる．許可されている4品目の特徴を表8-9に示す．

8.3.3 防カビ剤

カビの生えやすい生鮮果実の柑橘類とバナナに限って使用が認められている．防カビ剤はポストハーベスト（収穫後の農薬）の一種である．すべて化学合成品であり，一般に物質名ではなく用途名で表示される．表8-10におもな許可品目の特徴を示す．

8.3.4 漂白剤

漂白剤は食品に含まれる色素を分解もしくはほかの物質に変化させて効果を発揮する．酸化剤の亜塩素酸ナトリウムと還元剤の亜硫酸系物質の二つに分類されるが，表8-11に示す6品目が許可されている．一般に，還元剤は酸化剤よりも漂白力が弱く，食品中で分

表 8-7　化学合成保存料

品名および化学式	使用対象食品	使用量	特　徴
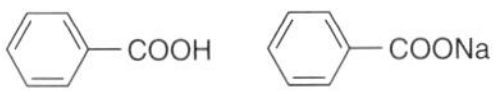 COOH　COONa 安息香酸[1]，同ナトリウム[1,2] (benzoic acid，sodium benzoate)	キャビア マーガリン 清涼飲料水，シロップ，しょう油，果汁，果汁ペースト	2.5 g/kg 以下 1.0 g/kg 以下 0.60 g/kg 以下 (数値はすべて安息香酸として)	安息香の木の樹脂中に含まれる成分であり，柑橘類や緑茶，シナモンなど自然界に低濃度(0.1～数ppm)ながら広く分布する．水溶性の安息香酸ナトリウムのほうがよく利用される．細菌類(芽胞にも有効)やカビ，酵母に pH 6 以下の酸性条件で静菌効果を示す．安息香酸ナトリウムは乳酸，酢酸，クエン酸と相乗効果を示す．おもな用途は清涼飲料水やしょう油である
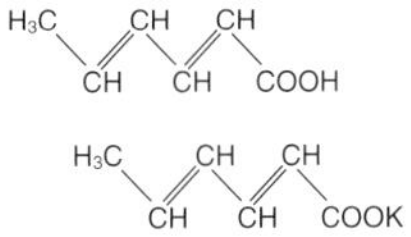 H_3C CH CH CH CH COOH H_3C CH CH CH CH COOK ソルビン酸[1,3]，同カリウム[1,2,3] (sorbic acid，potassium sorbate)	チーズ 魚肉ねり製品，鯨肉製品，食肉製品，うに いかくん製品，たこくん製品， マーガリン，魚介乾製品，煮豆，あん類，つくだ煮，みそ，漬物，フラワーペースト類，ジャム ケチャップ，干しすもも，酢漬けの漬け物 甘酒，発酵乳 果実酒，雑酒 乳酸菌飲料(殺菌したものを除く)	3.0 g/kg 以下 2.0 g/kg 以下 1.5 g/kg 以下 1.0 g/kg 以下 0.50 g/kg 以下 0.30 g/kg 以下 0.20 g/kg 以下 0.050 g/kg 以下 (数値はすべてソルビン酸として)	ソルビン酸は，未熟のナナカマドの実から発見されたもので，静菌効果はそれほど強くないが抗菌スペクトルが広く，細菌類，カビ，酵母に対して有効である．乳酸菌や嫌気性細菌に対しては効果が低い．水溶性の高いソルビン酸カリウムのほうがよく使用される．pK 値が 4.8 と比較的高いので中性付近の食品にも有効である．非解離分子だけでなく解離分子も静菌効果を示し，食塩，加熱，置換炭酸ガスと相乗効果を示す．揮発性なので加工工程での消失や包装材の種類に気をつける必要がある．光に対してやや不安定である
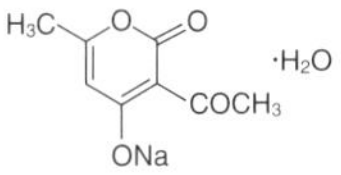 H_3C O O ·H_2O $COCH_3$ ONa デヒドロ酢酸ナトリウム (sodium dehydoroacetate)	チーズ，バター，マーガリン	0.50 g/kg 以下 (数値はデヒドロ酢酸として)	pK 値が 5.27 と高いので，中性・弱酸性食品に対して静菌効果を示す．カビと酵母に対して有効であるが，乳酸菌や嫌気性細菌には弱い．バター，チーズ，マーガリンにのみ使用が許可されているが，利用頻度は低い
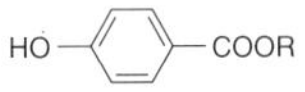 HO COOR R=C_2H_5，C_3H_7，C_4H_9，$CH(CH_3)_2$，$CH_2CH(CH_3)_2$ パラオキシ安息香酸エチル，プロピル，イソプロピル，ブチル，イソブチル[4] (ester *p*-hydroxybenzoate)	しょう油 果実ソース 酢 清涼飲料水，シロップ 果実・果菜の表皮部分	0.25 g/L 以下 0.20 g/kg 以下 0.10 g/L 以下 0.10 g/kg 以下 0.012 g/kg 以下 (数値はすべてパラオキシ安息香酸として)	通称パラベン．パラオキシ安息香酸のエチル，*n*-プロピル，イソプロピル，*n*-ブチル，イソブチルの5種類のエステルが許可されており，pH によって効果が変化しないので，食品や化粧品，医薬品の防腐剤として幅広く利用される．一般にエステルを構成するアルキル鎖の炭素数が増加するにつれて，グラム陽性菌(グラム陰性菌には無効)やカビ，酵母に対する抗菌性が増す．きわめて水に溶けにくいため，水溶解度が向上するよう工夫された製剤が利用される．たとえば，シクロデキストリンやアミロースと併用された製剤や，共融合[4]によって水溶解性を向上させた製剤がある
C_2H_5COOH プロピオン酸(propanoic acid) $(C_2H_5COO)_2Ca \cdot nH_2O$ 同カルシウム[3](monocalcium dipropanoate hydrate) C_2H_5COONa 同ナトリウム[3](sodium propanoate)	チーズ パン，洋菓子	3.0 g/kg 以下 2.5 g/kg 以下 (数値はすべてプロピオン酸として)	プロピオン酸は，奇数炭素鎖の長鎖脂肪酸の代謝中間体として人体内に存在するほか，ナチュラルチーズであるエメンタルチーズや，しょう油，さばのなれずし，くさや汁，パンなど多くの発酵食品に広く分布する．カビと細菌に対しては強い効果を発揮するが，酵母と乳酸菌には弱い．独特の臭気があるためあまり利用されない．プロピオン酸ナトリウムは家畜や家禽の飼料に防カビ剤としてよく利用される

1）マーガリンに，安息香酸または安息香酸ナトリウムと，ソルビン酸またはソルビン酸カリウムを併用するときは，使用量の合計が 1.0 g/kg を超えないこと．

2）安息香酸ナトリウムとソルビン酸カリウムについては菓子製造用の果実ペーストと果汁には無塩物で 1.0 g/kg 以下を使用．

3）ソルビン酸またはソルビン酸カリウムと，プロピオン酸カルシウムまたはプロピオン酸ナトリウムを併用するときは，使用量の合計が 3.0 g/kg を超えないこと．

4）*n*-ブチルエステル 30 %／イソブチルエステル 30 %／イソプロピルエステル 40 % で混合すると共融合を起こし常温で液体となり，それぞれを単体で使用する際に比較し水溶解度が約 4 倍(650 μg／mL)に増加する．

表 8-8　天然保存料

品　名	主成分	製　法	特　徴
しらこたん白 別名：プロタミン (protamine)	塩基性タンパク質	おもにさけなどの魚類精巣(しらこ)から抽出した水溶性の塩基性アミノ酸を主体とするプロタミンヒストン	アルカリ性でグラム陽性細菌や細菌芽胞に対して効果を発揮する．グリシンやモノグリセライドとの併用でグラム陰性細菌に対しても有効となる．pH の高い食品にも有効である
ε-ポリリジン (ε-polylysine)	ε-ポリリジン	放線菌の一種からイオン交換樹脂で吸着，分離，精製してつくられるリジンのホモポリマー	抗菌スペクトルが広く，とくに耐熱性菌や乳酸菌に対して著効を示すが，カビには弱い．熱安定性が高く加熱処理と併用することで効果が増大する
ヒノキチオール(抽出物) (hinokitiol)	ツヤプリシン	タイワンヒノキ油から発見されたが，現在はヒノキ科の青森産ヒバから抽出されている油溶成分	酵母とカビに対して効果が強い．水に溶けにくい．食品中の金属と錯体をつくり変色するため包装材に混ぜて利用される．フケ菌にも有効で育毛剤としても利用される
ペクチン分解物 (pectin hydrolysates)	ガラクツロン酸 中性オリゴ糖	柑橘果肉の絞り粕に含まれるプロトペクチンを酵素ペクチナーゼで分解したもの	ガラクツロン酸が，グラム陽性・陰性細菌，とくに乳酸菌に対して有効に働く．大腸菌，緑膿菌，ブドウ球菌，枯草菌に対して効果を示す
エゴノキ抽出物 (styrax benzoin)	安息香酸 安息香酸ベンジル ケイ皮酸 ケイ皮アルデヒド バニリン	ジャワ，スマトラ，タイのアンソクコウ(安息香)の木の樹皮から採取した樹脂からエタノールで抽出される	安息香酸が抗菌作用を示す．消炎作用や沈静作用があることから気管支炎や喘息などの呼吸器系疾患に薬用としても利用される
カワラヨモギ抽出物 (capiline)	カピリン	キク科のカワラヨモギから抽出される	強力な抗カビ効果を示す．薬草として，保湿，食欲増進，胆汁分泌促進，止血作用がある
ホウノキ抽出物 (magnolol) (honokiol)	マグノロール ホオノキオール	モクレン科のホウノキ樹皮から抽出されるジフェニル化合物のネオリグナン	抗細菌作用を示す．中枢抑制作用や抗ストレス潰瘍作用，筋弛緩作用も有することから漢方薬としても利用されている
レンギョウ抽出物 (phillyrin)	フィリリン	モクセイ科連翹の果実から抽出されるリグナン配糖体	チフス菌，パラチフス菌，ブドウ球菌，百日咳菌に強い効果を示す．漢方薬として消炎，排尿，皮膚疾患などにも利用される

表 8-9　殺 菌 料

品名および化学式	規格・使用基準	特　徴
H_2O_2 過酸化水素 (hydrogen peroxide)	最終食品の完成前に分解または除去すること	水と酸素に分解する際に発生するスーパーオキサイドが細菌類の細胞膜を変性し殺菌効果を発揮する．かずのこのアニサキス殺滅と漂白に利用されている．わずかながら発がん性があるため，使用後はカタラーゼで完全に分解・除去しなければならない
NaClO 次亜塩素酸ナトリウム (sodium hypochlorite)	含量：有効塩素を 4 % 以上含むこと．ごまに使用してはならない	塩素の酸化力で殺菌効果を発揮するが，抗菌スペクトルが広く，ウイルス類，グラム陽性・陰性細菌(細菌芽胞には効果がない)，真菌類(効力はやや低い)，藻類，原生菌類に対して有効である．pH が低いほど，また温度上昇に伴なって殺菌速度が上がるが，有機物と反応してクロラミンなどの反応生成物をつくり殺菌効力が低下する．強い塩素臭が欠点．水道水の殺菌に用いられている
$Ca(OCl)_2$ を主成分としたものか，$Ca(ClO_2) \cdot 2Ca(OH)_2$ の純品もしくはこれを主成分としたものがある 高度サラシ粉 (calcium hypochlorite)	菓子製造に用いる柑橘類果皮，さくらんぼ，生食用野菜類，卵の殻部分，ふき，ぶどう，ももに使用できるが，残存してはならない	酸性溶液中で発生する二酸化塩素が殺菌効果を発揮する．毒性がかなり強いので，水洗で完全に除去できないときはエリソルビン酸液を使用する
陽極 $H_2O \rightarrow 1/2O_2+2H^++2e^-$ $2Cl^- \rightleftarrows Cl_2+2e^-$ $Cl_2(aq)+H_2O \rightarrow HCl+HClO$ 陰極 $H_2O+2e^- \rightarrow 1/2H_2+OH^-$ 次亜塩素酸水 (hypochlorous acid water)	最終食品に残存してはならない	一般には電解水とよばれる．0.2 % 以下の食塩水または 2 ～ 6 % 塩酸を電気分解することによって得られる次亜塩素酸を主成分とする水溶液である．それぞれから強酸性次亜塩素酸水と微酸性次亜塩素酸水が得られる．生じる次亜塩素酸が細菌全般に対して殺菌効果を示す．次亜塩素酸ナトリウムの 10 ～ 20 倍の殺菌効果があり，塩素臭が弱く耐性菌の出現がない

8章 食品添加物

表8-10　防カビ剤

品名および化学式	使用基準	特　徴
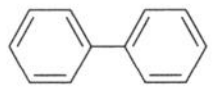 ジフェニル (diphenyl)	グレープフルーツ，レモン，オレンジ類にのみ使用できる．果実に0.070 g/kg 以上残存してはならない	特有な臭いがある．柑橘類の腐敗菌である緑カビ病菌，青カビ病菌に対して効果がある．運搬用の容器，またはなかに入れる紙片に湿潤させて使用する
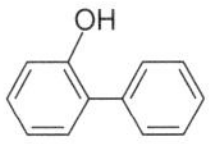 OH オルトフェニルフェノール (OPP：*o* - phenylphenol)	柑橘類にのみ使用できる．果実に0.010 g/kg を超えて残存してはならない	特有の臭いがあり，カビ以外にも糸状菌や細菌，酵母に静菌効果を示す．本品単独または他の防カビ剤と併用して表皮に散布か塗布されて用いる
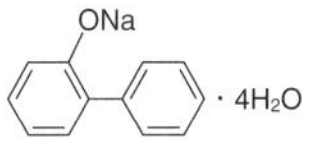 ONa ・$4H_2O$ オルトフェニルフェノールナトリウム (sodium *o* - phenylphenol)	柑橘類にのみ使用できる．果実に0.010 g/kg を超えて残存してはならない	特有の臭いがあり，おもに輸入柑橘類に水溶液として散布されるか，浸漬剤として使用される
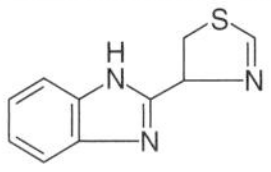 H N S N N チアベンダゾール (TBZ：thiabendazole)	柑橘類とバナナに使用できる．柑橘類に0.010 g/kg，バナナに0.0030 g/kg(果肉には0.00040 g/kg 以上)残存してはならない	無臭であり，柑橘類に対してはTBZを添加したワックスエマルジョンに浸漬して使用される．バナナに対してはTBZを添加した鉱物油乳化液に浸漬するか，もしくは収穫時に噴霧して使用する
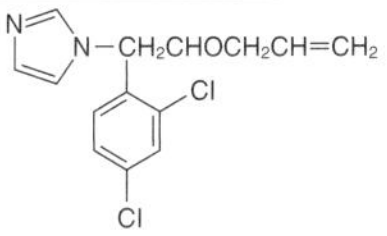 N N－$CH_2CHOCH_2CH{=}CH_2$ Cl Cl イマザリル(imazalil)	みかんを除く柑橘類とバナナに使用できる．柑橘類で0.0050 g/kg，バナナで0.0020 g/kg を超えて残存してはならない	国内ではほとんど使用されてなく，輸入品において輸送中のカビ発生防止に使用されている
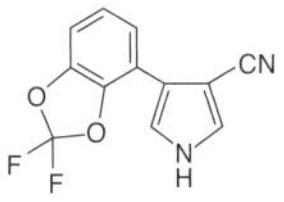 CN O O F F N H フルジオキソニル(fludioxonil)	みかんを除く柑橘類(0.010 g/kg 以下)，キウイフルーツ(0.020 g/kg 以下)，あんず・おうとう・ざくろ・すもも・西洋なし(0.0050 g/kg 以下)など，合計17品目に使用できる．	無臭であり，農薬としても使用される．糸状菌に対して広い抗菌スペクトルを示す．菌糸の生育疎外だけでなく，胞子発芽と発芽管伸長を阻害する．

表8-11　漂 白 剤

分類	品名および化学式	使用対象食品	使用量	特　徴
酸化剤	$NaClO_2$ 亜塩素酸ナトリウム (sodium chlorite)	さくらんぼ，ふき，ぶどう，もも	最終食品に残存してはならない	わずかに臭気があり殺菌作用もある．酸性溶液中で二酸化塩素を発生し，これが作用を起こす
還元剤	SO_2 二酸化硫黄 (sulfur dioxide) Na_2SO_3・$7H_2O$ 亜硫酸ナトリウム (sodium sulfite) $Na_2S_2O_4$ 次亜硫酸ナトリウム (sodium dithionite) $Na_2S_2O_5$ ピロ亜硫酸ナトリウム (sodium disulfite) $K_2S_2O_5$ ピロ亜硫酸カリウム (potassium disulfite)	ごま，豆類，野菜 かんぴょう 干しぶどうを除く乾燥果実 コンニャク粉 ゼラチン 果実酒，雑酒 糖蜜，キャンデッドチェリー 糖化用タピオカでんぷん 水あめ 天然果汁 甘納豆，煮豆，えびのむきみ， 冷凍生かにのむきみ その他の食品	使用できない 5.0 g/kg 未満 2.0 g/kg 未満 0.90 g/kg 未満 0.50 g/kg 未満 0.35 g/kg 未満 0.30 g/kg 未満 0.25 g/kg 未満 0.20 g/kg 未満 0.15 g/kg 未満 0.10 g/kg 未満 0.030g/kg 未満 (数値はすべて二酸化硫黄としての残存量)	保存剤や抗酸化剤としての効果もある．生成する亜硫酸が作用を起こす

表 8 - 12　化学合成甘味料

品名および化学式	使用対象食品	使用量	特　徴	甘味度※
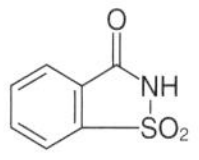 サッカリン (saccharin)	チューインガム	0.05 g/kg 以下	水に溶けにくいのでチューインガムに使用され，唾液に徐々に溶けるために甘味が持続する	50,000
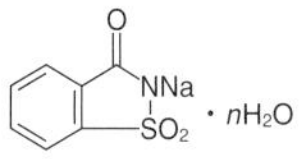 サッカリンナトリウム (saccharin sodium)	こうじ漬，酢漬，たくあん漬 粉末清涼飲料 かす漬，みそ漬，しょう油漬，魚介加工品 海藻加工品，しょう油，つくだ煮，煮豆 魚肉ねり製品，シロップ，酢，清涼飲料水，ソース，乳飲料，乳酸菌飲料，氷菓 アイスクリーム類，あん類，ジャム，上記以外の漬物，発酵乳，フラワーペースト類，みそ，魚介加工品缶詰，びん詰，その他食品 菓子	残存量として 2.0 g/kg 未満 1.5 g/kg 未満 1.2 g/kg 未満 0.50 g/kg 未満 0.30 g/kg 未満 0.20 g/kg 未満 0.10 g/kg 未満	高濃度では苦味を感じる．有機酸が存在する水溶液中で加熱すると分解が促進され苦味を呈する．水易溶性なので用途が広い．日本薬局方にも収載され砂糖が摂取できない患者に使用される．練り歯磨きの甘味剤としても利用される	50,000
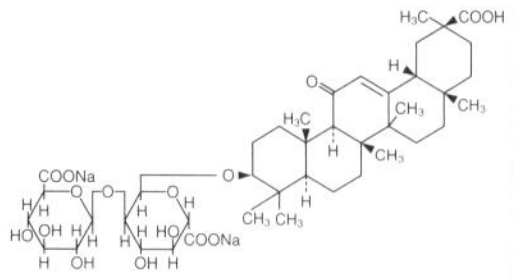 グリチルリチン酸二ナトリウム (disodium glycyrrhizic acid)	しょう油，みそ	制限なし	天然の甘草抽出物がよく使用され，化学合成品である本品はほとんど利用されていない	25,000
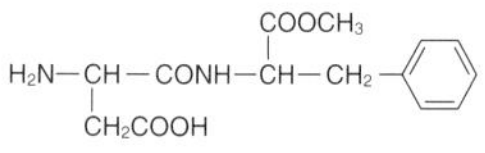 アスパルテーム (aspartame α- L -aspartyl - L - phenylalanine methylester)	規制なし	制限なし	フェニルアラニンとアスパラギン酸のジペプチドで爽やかな甘味がある．加熱や発酵で分解し甘味をなくす欠点がある．フェニルケトン症の患者はフェニルアラニンを摂取できないので本品の摂取は避けなければならない．本品を使用する場合，L -フェニルアラニンの表示義務がある	18,000
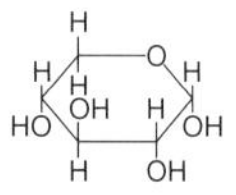 D -キシロース (D -xylose)	規制なし	制限なし	木材ヘミセルロースのキシランから得られる．上品な甘味があり，用途はメイラード反応によって，ちくわやかまぼこなどに鮮やかな黄金色の焼き色を付けるのに利用される	40
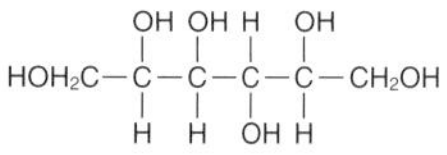 D -ソルビトール (D - sorbitol)	規制なし	制限なし	一般にブドウ糖より還元製造され，飲料のこく付け，保湿，デンプンの老化防止に利用される．果物や海藻など天然にも存在する．日本薬局方にも収載されている	48
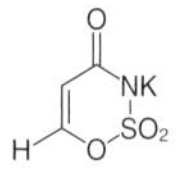 アセスルファムカリウム (acesulfame - K)	あん類，菓子，生菓子 チューインガム アイスクリーム類，ジャム類，漬物，氷菓 果実酒，清涼飲料水，乳飲料 砂糖代替品 その他の食品	2.5 g/kg 以下 5.0 g/kg 以下 1.0 g/kg 以下 0.50 g/kg 以下 15 g/kg 以下 0.35 g/kg 以下	水溶性で吸湿しにくい．熱や pH，酵素に対して安定．甘味発現が非常に早く，発現の遅いアスパルテームやスクラロースなど相乗効果を発揮し砂糖に近い甘味を出す．食塩により甘味の切れが向上する	20,000
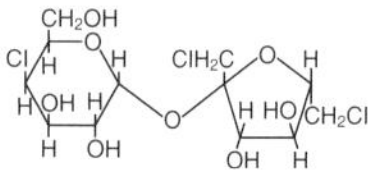 スクラロース (sucralose)	砂糖代替品 チューインガム 菓子，生菓子 ジャム 清酒，果実酒，清涼飲料水，乳飲料 その他の食品	12 g/kg 以下 2.6 g/kg 以下 1.8 g/kg 以下 1.0 g/kg 以下 0.40 g/kg 以下 0.58 g/kg 以下	ショ糖を原料にしてつくられる．甘味の質もショ糖にきわめて近く，砂糖代替ノンカロリー甘味料として用いられる．水にもエタノールにも溶けやすい	60,000

※ 甘味度とはショ糖の甘さを 100 とした場合の相対的な甘さを官能的に調べて示した数値のことである．

表8-13　おもな天然甘味料

品　名	特　徴	甘味度
カンゾウ抽出物 (glycyrrhizin)	マメ科の多年草カンゾウの根から水で抽出し乾燥したもの．サポニンのグリチルリチンが甘味成分．食品の塩なれや不快味を矯正する効果がある．特異な持続性のある甘味をもつ	25,000
ステビア抽出物 (stevioside) (rebaudioside-A)	南米原産のキク科の多年草であるステビアの葉から抽出される．ステビオサイドやレバウディオサイド-Aが甘味成分．甘味の質は砂糖に近い．妊娠抑制作用が報告されている	30,000
アマチャ抽出物 (D-phyllodulcin)	アジサイ科のアマチャの葉を発酵させたあと乾燥させる過程でフィロズルチン配糖体が加水分解してフィロズルチンが得られる．糖尿病や肥満症患者の砂糖代替品として利用される	50,000
ソーマチン抽出物 (thaumatin)	西アフリカのクズウコン科の植物種子から水で抽出される．5種類のソーマチンポリペプチドのうちの二つが甘味の主成分である．水溶性で持続性のある爽快な甘味をもつ	300,000

解されたあと空気中の酸素の酸化作用によって再着色することがあるが，酸化剤についてはそれが起こらない．

8.3.5　甘 味 料

甘味料は化学合成品（合成甘味料）と天然物由来（天然甘味料）の二つに分類する方法や，化学構造上の特徴から，糖質系とその他に分類する方法がある．合成甘味料については，健康上の問題が指摘され使用の可否が議論されているものが多い．甘味料は，砂糖に比べ甘味が強いので最近では砂糖の代替というよりも，ダイエット（カロリー摂取量を減らす）目的で使用される場合が多い．糖質系の甘味料は砂糖よりも甘味度が低く，甘味付与以外の目的で使用される場合が多い．表8-12に許可されている8品目の化学合成甘味料の特徴を，また表8-13におもな天然甘味料の特徴を示す．

8.3.6　着 色 料

加工食品の外観をよくするために用いられる．化学合成によってつくられたもの（合成着色料）と天然物から得られたもの（天然着色料）がある．指定添加物（おもに化学合成品）のすべてに対して使用基準が設けられている．

(1)　化学合成着色料

化学合成品の大部分は酸性タール色素であり，かつてコールタールを原料にしてつくられていたため各種健康障害が懸念されたことがあるが，安全性試験の結果，日本では現在12品目およびそのアルミニウムレーキ8種が許可されている．製造過程での有害物資の残存や生成の問題を払拭するため，酸性タール色素については純度規格が定められている．アルミニウムレーキとは，化学合成着色料に塩化アルミニウムを反応させて得られる沈殿物であり，水にも有機溶媒にも不溶であるため食品中でも溶けず粉末状態を保つ．そのため分解しにくく色が安定に保たれるメリットがある．使用対象食品と使用量の制限はないが，共通して使用してはならない食品として，カステラ，スポンジケーキ，きなこ，豆類，のり類，わかめ類，こんぶ類，茶，マーマレード，野菜類，しょう油，鮮魚介類，食肉漬

表8-14 酸性タール色素

品 名	化合物名	備 考
食用赤色2号, 同アルミニウムレーキ	アマランス	A, イチゴシロップやゼリー等に使用される
食用赤色3号, 同アルミニウムレーキ	エリスロシン	X, 洋菓子, かまぼこ, 漬物等に使用される
食用赤色40号, 同アルミニウムレーキ	アルラレッドAC	A, 清涼飲料水や駄菓子によく使用される
食用赤色102号	ニューコクシン	A, ポンソー4Rともいう. 洋菓子や漬物等に使用される
食用赤色104号	フロキシン	X, 酸性で色素酸が沈殿する. でんぶや和菓子によく使用される
食用赤色105号	ローズベンガル	X, 酸性で色素酸が沈殿する. チェリーやかまぼこ等に使用される
食用赤色106号	アシッドレッド	X, アシッドローダミンBともいう. 菓子やゼリー等に使用される
食用黄色4号, 同アルミニウムレーキ	タートラジン	A, ゼリーやシロップ等, 多様な食品に使用される
食用黄色5号, 同アルミニウムレーキ	サンセットイエローFCF	A, 菓子や清涼飲料類に使用される
食用緑色3号, 同アルミニウムレーキ	ファーストグリーンFCF	T, 菓子や清涼飲料類に使用される
食用青色1号, 同アルミニウムレーキ	ブリリアントブルーFCF	T, 安定で, 菓子等のほか, 医薬品にも使用される
食用青色2号, 同アルミニウムレーキ	インジゴカルミン	I, 不安定. 天然の藍の色素である. 和菓子等に使用される

※ A：azo系, X：xanthene系, I：indigoid系, T：triphenylmethane系,

物, 魚肉漬物, 鯨肉漬物, めん類が定められている. 化学構造上で分類すると, アゾ(azo)系, キサンチン(xanthene)系, インジゴイド(indigoid)系およびトリフェニルメタン(triphenylmethane)系の四つに分類され, すべて水溶性を示す. 酸性タール色素の命名法は食品衛生法によって定められており, 食用○色○号とよばれる. 認可品目の一覧を表8-14に示す.

酸性タール色素以外には, β-カロテン, 三二酸化鉄, 水溶性アナトー, クロロフィル, 銅クロロフィル, 銅クロロフィリンナトリウム, 二酸化チタンの7品目が許可されている.

(2) 天然着色料

天然物由来の着色料の原料は, 花や果実, 色の付いた野菜類などである. これらを使用してはならない食品として, こんぶ類, 茶, のり類, 豆類, 野菜類, わかめ類, 食肉, 鮮魚介類が定められている. 化学構造的に分類すると, カロテノイド(carotenoid)系, アントシアン(anthocyan)系, フラボノイド(fravonoid)系, その他の四つに大別される.

カロテノイド系は動植物に広く分布する脂溶性色素で, 紅色素のリコピン類(lycopene, すいかやトマトなどに含まれる), カロテン類(carotene, にんじんや卵黄などに含まれる),

および黄色素のクリプトキサンチン類(cryptoxanthin，かぼちゃやとうもろこしなどに含まれる)がある．アントシアン系は，果実や花の美しい色の大部分であることから花青素(かせいそ)ともよばれ，酸性で赤，アルカリ性で青を示すものが多い．なすやしそ，いちご，ぶどうなどに存在する．フラボノイド系は，みかんなどの柑橘類やパセリやたまねぎなどの淡色野菜類に分布する水溶性の黄色素である．その他，サボテンに寄生するエンジムシのコチニール色素(まれにアナフィラキシーショックを引き起こすことがある)や糖類を加熱処理してつくるカラメル色素，紅麹カビのベニコウジ色素，ベニノキ種子被覆物のアナトー色素，クチナシ果実のクチナシ色素などがある．

8.3.7 酸化防止剤

食品の保存中に生じる劣化現象には，微生物による腐敗以外に，空気中の酸素が食品中の色素や油脂成分などを酸化して，変色や異味・異臭，栄養素の破壊，毒性物質の生成などを引き起こすことがある．酸化防止剤はこのような劣化を防ぐ目的で使用される．水溶性(エリソルビン酸など)と油溶性(BHA，BHT および *dl*-α-トコフェロールなど)があり，水溶性酸化防止剤は，油脂類以外の色素や栄養成分に対して効果がある．油溶性酸化防止剤は，油脂類や魚介冷凍品など油脂含有量の多い食品に利用される．

酸化防止剤はクエン酸やアスコルビン酸，酒石酸などと著しい相乗効果を発揮する．最近は化学合成品を使用しない傾向にあり，天然物を単独使用するか，物理的に酸素を遮断する方法(真空包装やガス封入，脱酸素剤の使用)と併用することが多くなった．表 8-15 に化学合成品であるおもな酸化防止剤を示す．天然系のおもな物質としては，グアヤク脂や小麦胚芽から抽出される *dl*-α-トコフェロール(化学合成品も利用される)，ごま油から抽出されるセサモリンやセサモールなどがよく利用される．

8.3.8 発 色 剤

発色剤は食肉や魚卵の色素を安定化させるもので，表8-16に掲げるような3品目が指定されている．これは，肉色素のミオグロビン(Mb: myoglobin)や血色素のヘモグロビン(Hb: haemoglobin)などの色素タンパク質が不安定で，酸化作用によって褐変するため，亜硝酸ナトリウムや硝酸塩によってニトロソ基(-NO)を結合させ安定な鮮紅色のニトロソ体に変化させるために用いる．よく利用される亜硝酸ナトリウムにはボツリヌス菌などの偏性嫌気性食中毒菌の生育抑制作用，食肉製品に特有の芳香を生成，獣肉臭の消去，抗酸化能などの働きがある．

また，発色剤としては指定されていないが，塩漬などで，なすに硫酸第一鉄(栄養強化剤)や焼みょうばんを使用するとアントシアニン色素(ナスニン)の紫色が安定に保持される．

8.3.9 そ の 他

(1) 増粘安定剤

おもな使用目的は，食品に粘りを与え粘度安定性や食感を滑らかに改善することである．その他に食品の水分保持，あるいは食品成分の分離防止や乳化安定のためにも用いられる．

表8-15　おもな酸化防止剤(化学合成品)

品名および化学式	使用対象食品	使用量	特　徴
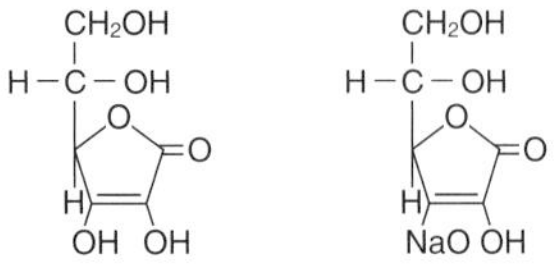 L-アスコルビン酸，同ナトリウム塩 (L-ascorbic acid and sodium L-ascorbate)	規制なし	制限なし	ビタミンCとして知られ，強化剤の指定もある．水溶性を示す．アスコルビン酸には酸味があるが，ナトリウム塩にはわずかな塩味がある．還元力が強く自身が酸化されることで抗酸化能を発揮する．清涼飲料水，果実ジュース，茶飲料，食肉製品，冷凍魚類など用途は広い
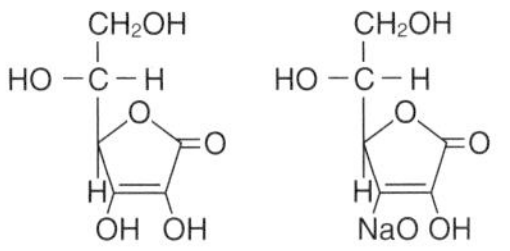 エリソルビン酸，同ナトリウム塩 (erythorbic acid and sodium erythorbate)	規制なし	制限なし	アスコルビン酸の立体異性体で，性状・用途が類似しており，水溶性を示す．酸化防止目的にかぎって使用可である．ハム・ソーセージの発色剤に使用される亜硝酸ナトリウムと併用することで発色効果が高まる
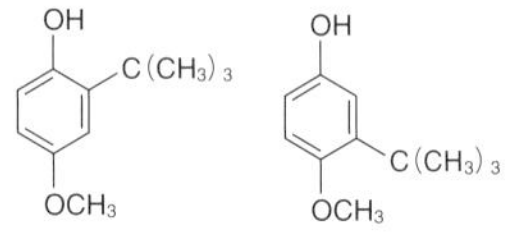 (Ⅰ)　(Ⅱ) ブチルヒドロキシアニソール (BHA：butyl hydroxy anisol)	魚介冷凍品，鯨冷凍品の浸漬液 油脂，バター，魚介乾製品，魚介塩蔵品，乾燥裏ごしいも	1 g/kg 以下(浸漬液) 0.2 g/kg 以下	独特なガソリン臭と刺激性の味を有する．水に溶けず油溶性を示す．2種の位置異性体が存在するが，(Ⅰ)のほうが効力が強いためよく利用される．クエン酸やアスコルビン酸などの有機酸，BHT，没食子酸プロピルなどと相乗効果を示すため併用されることが多い
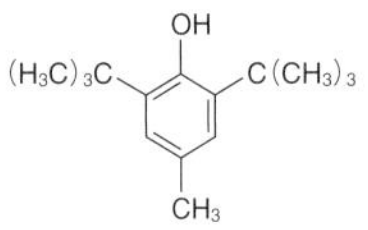 ジブチルヒドロキシトルエン (BHT：dibutyl hydroxy toluene)	魚介冷凍品，鯨冷凍品の浸漬液 油脂，バター，魚介乾製品 チューインガム 魚介塩蔵品，乾燥裏ごしいも	1 g/kg 以下(浸漬液) 0.2 g/kg 以下 0.75 g/kg 以下 0.2 g/kg 以下	無味・無臭で，水に溶けず油溶性を示す．光・熱安定性が高く加工過程で効力が失われない利点がある．クエン酸や酒石酸，アスコルビン酸などと相乗効果を示すため併用されることが多い，BHAとともに代表的な油脂用酸化防止剤であるが，多量摂取では体内貯蔵脂肪に蓄積する
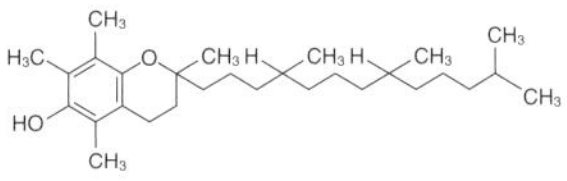 *dl*-*α*-トコフェロール (*dl*-*α*-tocopherol)	規制なし	制限なし	抗不妊因子ビタミンEとして発見された．ビタミンEにはトコフェロールとトコトリエノールのそれぞれにα, β, γ, δ体があり，合計8種類の同族体があるがα型は最も生理活性が強い．酸化防止力は比較的弱いが，天然型を化学合成したものであり，人体に無害であることから消費者の拒否反応がないため広く利用される．紫外線に弱い
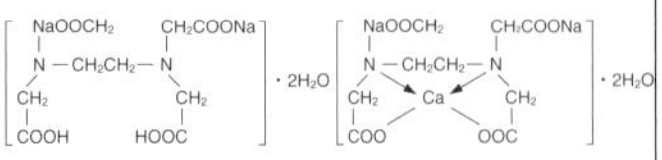 エチレンジアミン四酢酸二ナトリウム，同カルシウム二ナトリウム ($EDTANa_2$：disodium ethylenediaminetetraacetate) ($EDTACaNa_2$：calcium disodium ethylenediaminetetraacetate)	$EDTANa_2$：清涼飲料水以外の缶・びん詰食品 $EDTACaNa_2$：缶・びん詰清涼飲料水	$EDTANa_2$：0.25 g/kg 以下($EDTACaNa_2$として)，最終食品完成前に食品中のCaと反応させて$EDTACaNa_2$にすること $EDTACaNa_2$：0.035 g/kg 以下($EDTACaNa_2$として)	食品に微量含まれる金属は酸化反応を著しく触媒するが，本剤はこの金属と結合して錯体を形成し酸化触媒作用をブロックするキレート剤である．$EDTANa_2$は動物実験での死亡率が高いため，消化管からほとんど吸収されず，しかも代謝的に不活性で体内蓄積がないことが確認されている$EDTACaNa_2$に変化させることが条件で使用許可されている

表8-16　食品の色素安定に用いられる添加物

品名および化学式	指定用途	使用対象食品	使用量	特　徴
$NaNO_2$ 亜硝酸ナトリウム (sodium nitrite)	発色剤	食肉製品，鯨肉ベーコン 魚肉ソーセージ，魚肉ハム いくら，すじこ，たらこ	0.070 g/kg 以下 0.050 g/kg 以下 0.0050 g/kg 以下 ※すべて亜硝酸根としての残存量	食品添加物のなかで最も急性毒性（現在は安全性試験項目には加えられていない）が強く，ヒトの致死量は 0.18 ～ 2.5 g であり，青酸カリとほぼ同等である．食品中のジメチルアミン（とくに魚卵中に多い）と反応して強い発がん性を示すニトロソアミンを生じる．これを防ぐためにアスコルビン酸やトコフェロールが併用される．過剰摂取により呼吸困難を主症状とするメトヘモグロビン症を引き起こす
KNO_3 硝酸カリウム (potassium nitrate)	発色剤	食肉製品，鯨肉ベーコン	0.070 g/kg 以下 ※亜硝酸根としての残存量	無臭，水溶性で塩味がある．加工中に細菌の働きによって亜硝酸に変化し発色効果を発揮する．過剰摂取で胃腸に炎症を起こし死に至る
$NaNO_3$ 硝酸ナトリウム (sodium nitrate)	発色剤	食肉製品，鯨肉ベーコン	0.070 g/kg 以下 ※亜硝酸根としての残存量	無臭，水溶性で塩味がある．加工中に細菌の働きによって亜硝酸に変化し発色効果を発揮する．ラットを用いた慢性毒試験で催奇形性が報告されている
$FeSO_4$ 硫酸第一鉄 (ferrous sulfate)	強化剤	規制なし	制限なし	アントシアン類のナスニン（なすの色素）と結合して安定できれいな黒紫色を保つ．過剰摂取により中枢神経麻痺や腎炎などの中毒を起こす

増粘剤や安定剤，ゲル化剤，糊料ともよばれる．そのほとんどが天然物の海藻や果物から抽出したもの，微生物の産生物質または天然物に化学的処理を施したものである．使用基準のあるものについては対象食品の指定はないが，使用量の制限が設けられている．

天然系の増粘安定剤の代表的なものに，グアーガムやキサンタンガム，ペクチン，カードラン，プルラン，アラビアガム，ジュランガム，アルギン酸などがあるが，健康障害が報告されているものもある．天然原料から抽出したものに化学処理を施した代表例として，カルボキシメチルセルロースナトリウム（一般に CMC とよばれる）があり，濃厚ソースやケチャップ，ジャム，ピーナッツバターなどに増粘の目的で，また，アイスクリームやシャーベットなどに乳化安定のために用いられる．こんぶやカジメなどの海藻から抽出したアルギン酸を化学処理した，プロピレングリコールエステルやアルギン酸ナトリウムもよく利用される．

化学合成品としては唯一ポリアクリル酸ナトリウムが認められている．

(2) 強 化 剤

栄養強化剤ともよばれ，ビタミンやミネラル，アミノ酸など微量で栄養的効果があり栄養強化の目的で使用するものをいう．食品の製造加工・流通・保存中に失われる栄養素を補うため，もしくは，もともとその食品に少ないか存在しない栄養素を補給するために用いる．強化剤が添加されるおもな食品は，米，麦，小麦粉，めん類，しょう油，みそ，バター，マーガリン，粉乳，菓子，清涼飲料水などである．

ビタミンやミネラルでは過剰摂取により過剰症や毒性を発現するものがあり，それらには使用対象食品や使用量の制限が設けられている．ビタミンでは脂溶性ビタミンに過剰症が発生するものが多い．おもなものでは，ビタミンAによる肝障害や脱毛，ビタミンDによる高カルシウム血症や頻尿，ビタミンKによる溶血性貧血や肝腫大などがある．ミネラルの過剰症としておもなものに，Caによる幻覚や食欲不振，尿管結石，PによるCa吸収阻害，Feによるヘモクロマトーシス(血色素沈着症)，Cuによる溶血性黄疸，Seによる肝硬変や脱毛などがある．アミノ酸についても使用対象食品が設けられているものがある．過剰摂取によりアミノ酸インバランス(肝硬変や肝性脳症などの健康障害)を起こすので注意が必要である．

(3) 乳 化 剤

乳化とは，水と油のどちらか一方が小さな粒子となってもう一方の液体中に分散する現象をいう．マーガリンのように，水の粒子が油に分散した乳化状態(エマルジョン)をw/o(water in oil)型エマルジョンとよび，マヨネーズのように油の粒子が水に分散した乳化状態をo/w(oil in water)型エマルジョンとよぶ．エマルジョンはパンやケーキ，菓子類，チョコレート，キャラメル，アイスクリームなどの油脂を含む食品において，しっとりとした食感やさくさく感，口溶け感などを出すのに重要な役割を果たす．

エマルジョンは時間とともに水と油に分離してしまうので，乳化剤を用いて安定化させる必要がある．乳化剤分子には親水性部分と親油性(疎水性)部分があり(両親媒性と呼ぶ)，これが水と油の界面に配置することによってエマルジョンを安定化する作用を発揮する．

乳化剤によって親水性や親油性の強さのバランスが異なり，これがw/o型かo/w型のいずれのエマルジョンを形成するかを決める要因となる．このバランスを決める数値をHLB(hydrophilic lipophilic balance)とよび，乳化剤によって0～20の値で示される．HLB値が大きいほど親水性が大きくo/w型エマルジョン形成能が高いことを示す．一般にショ糖エステルのようにHLB値の大きい乳化剤ほど加工食品に好ましい食感を与える．最も安価で広く利用される乳化剤はグリセリン脂肪酸エステルである．このような化学合成エステル類以外に，天然系の卵黄レシチンや大豆レシチンも広く利用される．

(4) 調味料・酸味料・苦味料

いずれも味の向上や改善の目的で使用される．調味料と酸味料はおもに化学合成や微生物発酵によってつくられるが，苦味料はすべて天然物由来である．

調味料は，アミノ酸系，核酸系，有機酸系，および無機塩系の四つに大別される．アミノ酸系はこんぶの旨味成分であるグルタミン酸ナトリウム，核酸系はかつお節の旨味成分である5′-イノシン酸二ナトリウムやしいたけの旨味成分である5′-グアニル酸二ナトリウム，有機酸系ははまぐりの旨味成分であるコハク酸二ナトリウム，無機塩系は塩化カリウムやホエイソルトなどが代表的なものである．

酸味料はクエン酸や乳酸，酢酸，リンゴ酸，コハク酸やそれらの塩類がよく利用される．

これらは味の調整目的だけでなく，食品のpHを下げ細菌の生育抑制効果もあることからpH降下剤やpH調整剤(食品を適切なpH領域に保つ目的で使用される)，日持ち向上剤として，また膨張剤(ベーキングパウダー)に使用される酸性剤としても利用される．

苦味料にはカフェインやキノコ類(かわらたけやひめまつたけなど)の抽出物などが用いられている．

(5) 酵　素

すべてが微生物発酵もしくは天然物から得られる．チーズ製造用のタンパク質分解酵素のキモシンは，牛乳に含まれるκ-カゼインを特定の部位で分断することによって，親水性であったカゼインを疎水性化して固形状態に導くことから凝乳酵素ともよばれる．製パン時の生地物性改良剤としては，糖化酵素であるα-アミラーゼやβ-アミラーゼ，グルコアミラーゼなどが利用される．肉質改良剤としては，古くからはパパインが，クズ肉の結着剤としてトランスグルタミナーゼがよく利用される．カタラーゼは，殺菌剤として用いられた過酸化水素を完全に分解処理する際に用いられる．

(6) 光 沢 剤

おもに菓子類や柑橘類の表面のつや出し剤としてワックス類と樹脂類が用いられるが，これらには食品表面の防湿効果もある．ワックス類として，ブラジルロウヤシから得られるカルナウバロウや，ミツバチの巣から得られるミツロウなどが利用されている．樹脂類では，ラックカイガラムシから得られるシェラックがある．

(7) ガムベース

チューインガムの咀嚼基材として用いられる．化学合成によって得られるエステルガムやポリイソブチレン，天然物から得られるカンデリラロウやチクルなどが利用される．

(8) 日持ち向上剤

保存料と区別するために食品業界が名付けた名称であり，製造用剤，酵素，および酸化防止剤の3種類がこれに相当する．保存性の低い食品に対して，比較的短い間，微生物による腐敗を抑える目的で使用される．静菌剤とよぶこともある．

製造用剤のなかでは，柑橘類種子抽出物の脂肪酸やフラボノイド化合物(細菌とカビに対する抗菌性，および抗酸化性がある)，ホップ抽出物(グラム陽性菌に有効)，茶抽出物のエピガロカテキンガレート(EGCg：epigallocatechin gallate，細菌に有効)などが利用される．

酵素では，風邪薬にも利用される卵白リゾチームがよく利用される．これはグラム陽性細菌細胞壁のムコ多糖を加水分解することで抗菌力を示す．

酸化防止剤では，プロポリス抽出物やクローブ・セージ・ローズマリーなどの各種香辛料抽出物がある．そのほかに，カニやエビなどの甲殻に含まれるキチンをアルカリ処理して得られるキトサンに抗細菌性がある．

(9) 食品添加物製剤

さまざまな添加物を目的に応じてバランスよく配合したものを食品添加物製剤と呼ぶ．

食品添加物製剤は，使う側にとって次のようなメリットをもつ．

① 食品製造時に微量の添加物を計量する手間が省ける．

② 計量ミスを避けることができる．

③ 微量材料を食品に均一に分散することが容易になる．

④ ふつうの方法では食品に混合するのが難しい添加物でも，製剤化することで容易に混合できるように工夫されているものがある．

⑤ 相乗効果が最大に発揮できるように配合されていることが多く，結果的に添加物の使用量を最小限に抑えることができる．

⑥ 自家配合では得られないような効果を発揮する製剤がある．たとえば，独特な味を出す調味料や，ケーキ用やドーナツ用など用途に応じて豊富な種類がある膨張剤などである．

供給する側は，高価な添加物を大量購入することで仕入れコストを下げられる．また独自の配合バランスや混合技術のノウハウ，添加物の粒子サイズの調整や油脂などによるコーティングなど，独自の物理処理を施すことで新しい機能を醸し出して，製剤の付加価値を高めて利潤を上げることができる．たとえば，かんすいは中華麺を製造する際に小麦粉に対して1％程度使用されるアルカリ製剤であり，次の四つの効果を示す．

① 小麦粉中のフラボノイド色素が黄色く発色し中華麺独特の麺色を出す．

② 麺の食感を強くする．

③ 中華麺独特の風香味を出す．

④ pHが高くなることで麺熟成中の腐敗防止作用を行う．

①～③の効果がそれぞれ特徴的に異なる炭酸ナトリウム，炭酸カリウム，リン酸二ナトリウム，リン酸三ナトリウム，リン酸二カリウム，リン酸三カリウムの6品目が認められており，ラーメン用や焼そば用など中華麺の種類や用途に応じてバランスよく配合された製剤が広く利用されている．

予想問題

1 食品添加物に関する記述である．正しいのはどれか．2つ選べ．

(1) 膨張剤やかんすいなど，通常複数の組合せで使用するものは一括名で表示できる．

(2) 食品に残存する量がいかに微量であったとしても，使用した添加物はすべて物質名で表示しなければならない．

(3) 食品の製造過程において，食品の加工もしくは保存の目的で使用されるものは，すべて食品添加物とみなす．

(4) 食品に最終的に残存しないものは食品添加物とみなさない．

(5) 指定添加物には天然物は含まれない．

2 食品添加物の安全性評価についての記述である．正しいのはどれか．２つ選べ．

(1) 試料の毒性を知る目安となるLD_{50}(半数致死量)は，慢性毒性試験の一つとして実験動物に原則１週間の経口投与を行って得られる値である．

(2) 最大無毒性量とは実験動物に対して何ら影響を及ぼさない投与量の最大量のことである．

(3) 遺伝子に変異をもたらす物質の性質を変異原性というが，発がん性と同じ意味で用いられる．

(4) エームズ試験は，サルモネラ菌に突然変異を誘発するか否かで判定する変異原性試験の一つである．

(5) 食品添加物についても医薬品と同様，最終的にはヒトでの臨床試験が実施される．

3 食品添加物の一日摂取許容量(ADI)についての記述である．正しいのはどれか．２つ選べ．

(1) FAO/WHO 合同食品添加物専門家委員会は，世界各国の食文化を考慮したうえで個別に ADI を設定している．

(2) ADI とは，ヒトが一生涯摂取しても何ら影響の現れない量であり，単位は mg/体重(kg)/日で表される．

(3) ADI は，マウスやラットなどの実験動物で得られたLD_{50}(半数致死量)値に安全係数として 1/100 を乗じて求められる．

(4) ADI は，マウスやラットなどの実験動物に毒性の現れない最大無毒性量に安全係数として 100 で除して求められる．

(5) ADI は過去５年間における一日平均摂取量も考慮して決められる．

4 食品添加物の使用基準についての記述である．正しいのはどれか．２つ選べ．

(1) 指定添加物には厳格に設定されているが，既存添加物には設定されていない．

(2) 摂取総量が ADI(一日摂取許容量)を超えないように定められる．

(3) おもに添加物の生理作用から見て，食品に使用する場合にとくに注意を要するものについて定められる．

(4)「動植物から得られた物，またはその混合物で，食品の着香の目的で使用される添加物」についても厳格な使用基準が定められている．

(5) 化学的合成品のみに設定される．

5 食品添加物の表示に関する記述である．正しいのはどれか．２つ選べ．

(1) 使用基準が設定されていない添加物については表示が免除される．

(2) 保存料として安息香酸が含まれるしょう油を使って製造した佃煮については，「保存料(安息香酸)」のように用途名と物質名の併記義務がある．

(3) 消泡剤として使われるシリコーン樹脂は使用量が少ないため食品には微量しか存在しないので，物質名での表示はしなくてよい．

(4) 甘味料のアスパルテームはフェニルアラニンを含んでいるが，糖尿病の人の摂取を避けるための「フェニルアラニンを含む」旨の表示は必要ない．

(5) 包装されていないバラ売り商品については例外なく表示が免除される．

6 食品添加物の使用目的別分類名と具体的な物質例との組合せである．正しいのはどれか．2つ選べ．

記号	使用目的別分類名	具体的な物質例
(1)	保存料	安息香酸，ソルビン酸，プロピオン酸
(2)	酸化防止剤	エリソルビン酸，BHA，*dl*-α-トコフェロール
(3)	甘味料	サッカリン，D-ソルビット，フェニルアラニン
(4)	漂白剤	次亜塩素酸Na，亜塩素酸Na，亜硝酸Na
(5)	強化剤	β-カロテン，葉酸，クエン酸

7 食品添加物に関する記述である．正しいのはどれか．2つ選べ．

(1) 砂糖の200倍の甘味があるアスパルテームは，フェニルアラニンとアスパラギン酸のアミノ酸混合物である．

(2) 過酸化水素は，最終食品完成前に分解または除去することを条件にして，殺菌料としての使用が認められている．

(3) 安息香酸，デヒドロ酢酸，ソルビン酸などの保存料やその塩類は，それらのp*K*値付近で効果を発揮する場合が多く，酸性側で有効となる．

(4) 亜硝酸塩は，二級アミンと反応して発がん性物質であるニトロソアミンを生成するため，食肉製品における発色剤としての使用は禁止されている．

(5) *dl*-α-トコフェロールは，天然物は使用できるが化学合成品については使用が認められていない．

8 食品添加物に関する記述である．正しいのはどれか．2つ選べ．

(1) 酸化防止剤には水溶性と油溶性のものがあり，それぞれ使用目的が異なる．

(2) 人体を構成する60兆個の細胞の祖先は微生物である．したがって，微生物に対して殺傷能力や増殖抑制効果のある殺菌料や保存料は，人体に何らかの害をおよぼす場合が多く，そのため使用基準が設けられている．

(3) 砂糖の約500倍の甘味度をもつサッカリンは水難溶性であるため，比較的水に溶けやすいNa塩のみが食品に広く使用されている．

(4) 砂糖の約200倍の甘味度をもつグリチルリチン酸二ナトリウムは，ブドウ糖を還元して得られる．

(5) 電解水は水を電気分解しただけのものなので，食品添加物の範疇には入らない．

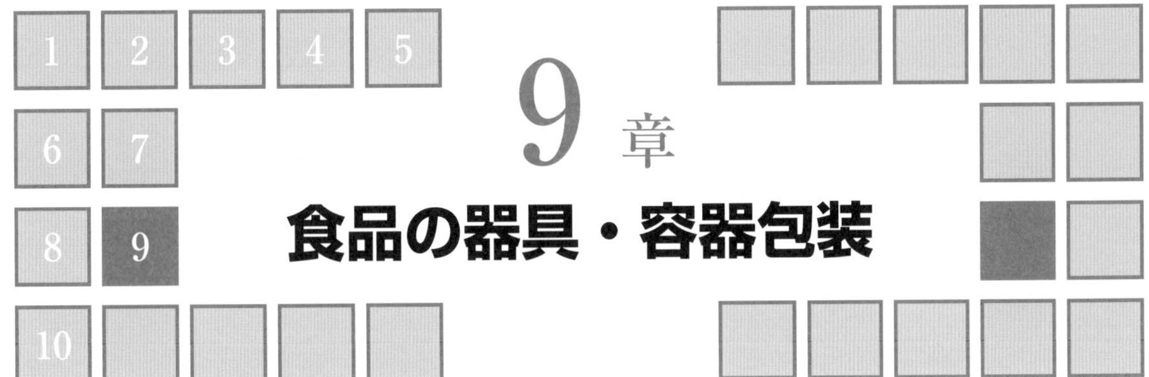

9章 食品の器具・容器包装

9.1 器具・容器包装の概要

人は昔から食料の確保や調理または保存のためにさまざまな器具を用いており，これらを利用することで生活が豊かになっている．現在，食品の製造，加工，貯蔵，保存，運搬，販売などの過程において，食品を調理したり，包んだり，容器に入れたりすることが行われ，これら食品を包んだり入れたりするものを総称して，器具・容器包装と呼ぶ．食品の器具・容器包装は，食品やその原材料を加熱，殺菌，密閉・密封して，微生物の増殖や異物の混入を防ぐために使用されている．

食品衛生法では，容器包装は「食品又は添加物を入れ，又は包んでいる物で，食品又は添加物を授受する場合そのままで引き渡すものをいう」と定義されている．また，器具は「飲食器，割ぽう具，その他食品又は添加物の採取，製造，加工，調理，貯蔵，運搬，陳列，授受又は摂取の用に供され，かつ，食品又は添加物に直接接触する機械，器具その他の物をいう．ただし，農業及び水産業における食品の採取の用に供される機械，器具その他の物は，これを含まない」と定義されている．器具の例としては，製造加工用品（コンベア，パイプなど），貯蔵運搬用（タンク，ボトル，段ボール箱など），陳列販売用（はかり，手袋など），調理用（鍋，釜，包丁など），飲食用（茶碗，コップ，スプーンなど）があり，容器の例としては，びん，缶，袋，パック，カップ，トレーなどが，包装の例としては，包装紙，セロファン紙，ラップフィルムなどがある．

9.2 器具・容器包装に関する法律

これらの器具や容器は直接食品に触れるものであることから，器具や容器自体が微生物や化学物質など，人に対して有害な影響を及ぼすようなものに汚染された場合，食品衛生学上大きな問題が生じることが考えられる．したがって，食品衛生法では，食品の器具および容器包装について，以下のように規定されている．

第15条 「営業上使用する器具及び容器包装は，清潔で衛生的でなければならない」，

第16条 「有毒な，若しくは有害な物質が含まれ，若しくは付着して人の健康を損なうおそれがある器具若しくは容器包装又は食品若しくは添加物に接触してこれらに有害な影響

を与えることにより人の健康を損なうおそれがある器具若しくは容器包装は，これを販売し，販売の用に供するために製造し，若しくは輸入し，又は営業上使用してはならない」

第17条 「厚生労働大臣は，特定の国若しくは地域において製造され，又は特定の者により製造される特定の器具又は容器包装について，第26条第1項から第3項まで又は第28条第1項の規定による検査の結果次に掲げる器具又は容器包装に該当するものが相当数発見されたこと，製造地における食品衛生上の管理の状況その他の厚生労働省令で定める事由からみて次に掲げる器具又は容器包装に該当するものが相当程度含まれるおそれがあると認められる場合において，人の健康を損なうおそれの程度その他の厚生労働省令で定める事項を勘案して，当該特定の器具又は容器包装に起因する食品衛生上の危害の発生を防止するため特に必要があると認めるときは，薬事・食品衛生審議会の意見を聴いて，当該特定の器具又は容器包装を販売し，販売の用に供するために製造し，若しくは輸入し，又は営業上使用することを禁止することができる」

第18条 「厚生労働大臣は，公衆衛生の見地から，薬事･食品衛生審議会の意見を聴いて，販売の用に供し，若しくは営業上使用する器具若しくは容器包装若しくはこれらの原材料につき規格を定め，又はこれらの製造方法につき基準を定めることができる」

などの規定がある．

また，これまで日本においては，食品用器具・容器包装において，ネガティブリスト制度が導入されてきた．しかし，国際整合的な食品用器具・容器包装の衛生規制の整備が求められたことから，平成30年6月13日に公布された食品衛生法等の一部を改正する法律により，合成樹脂製の食品用器具・容器包装について，原則使用を禁止した上で安全性を評価した物質のみを使用可能とするポジティブリスト制度が導入され，令和2年6月1日から施行されている*．このポジティブリスト制度は，まず合成樹脂から導入され，器具･容器包装製造事業者には，適正製造規範による製造管理及び販売の相手先に対する情報伝達が義務付けられている．合成樹脂が対象となった理由として，① さまざまな器具及び容器包装に幅広く使用され公衆衛生に影響を与えている，② 欧米等の諸外国においてポジティブリスト制度の対象とされている，③ 事業者団体による自主管理の取組の実績がある点である．なお，合成樹脂以外の材質についても，リスクの程度や国際的な動向を踏まえ，ポジティブリスト化について今後も検討を続ける．

ポジティブリスト制度の対象となっているものは，① 合成樹脂製の器具･容器包装，② 他の材質の器具・容器包装で食品接触面に合成樹脂の層が形成されている場合の合成樹脂である．たとえば，紙に使用される合成樹脂等のうち，食品接触面に合成樹脂の層が形成されている場合は，ポジティブリスト制度の対象となる．なお，ヒトに対して影響を与える量(食品中濃度が0.01 mg/kg)を超えて使用している原材料が溶出または浸出しても，食品に移行しない加工処理がされている場合，リスト化されていない物質でも食品の非接触

* 「厚生労働省ウェブサイト「食品用器具・容器包装のポジティブリスト制度について」
https://www.mhlw.go.jp/stf/newpage_05148.html を参照

部位に使用できる．

このポジティブリスト制度において管理する物質は，① 最終製品に残存することを意図して用いられる合成樹脂の基本をなすもの(基ポリマー)，② 合成樹脂の物理的又は化学的性質を変化させるために最終製品中に残存することを意図して用いられる物質である．着色料も最終製品に残存することを意図して用いられる物質であるため，ポジティブリスト制度の対象である．なお，合成樹脂の反応に使用される触媒，重合助剤や非意図的生成物等は，従来のリスク管理法により管理される．

厚生労働省では，同制度の国際整合性の観点も踏まえた告示物質の把握を進めており，約2500を超える物質が対象になっている．これらの物質について，食品安全委員会による食品健康影響評価結果を踏まえ，審議した上で規格が定められており，国内で販売，製造，輸入，営業上使用されている器具・容器包装に用いられている物質(既存物質)について，さまざまな情報等に基づき評価が行われている．既存物質については，すでに器具・容器包装に使用されており，その使用にあたり一定の安全性情報の確認が行われている．また，これまでに器具・容器包装として長い使用実績がある物質が使用できなくなった場合，食品等の製造，販売，ひいては食品の安定供給に支障をきたすことが想定されるため，器具・容器包装にすでに使用されている物質全体を特定し，第18条第1項に基づく告示物質として規定した上で順次食品健康影響評価を進めている．評価は，対象物質における，① 事業者が保有する試験成績(溶出試験，毒性試験結果)，② 溶出シミュレーションソフトを用いた溶出量の推定，③ QSARを用いた遺伝毒性の推定，④ 反復投与毒性等の毒性情報の収集等を用いて，食品安全委員会で行われる．

9.3 各製品別の概要

9.3.1 プラスチック製品

古くから，食品の器具・容器包装には木の皮，植物の葉，木竹，動物の皮，内臓の皮が用いられ，紙，陶磁器，ガラス，金属，さらにプラスチックが使用されている．プラスチックは，現在，器具・容器包装に多く使用されている素材であり，合成樹脂といわれている．

プラスチックは加温した状態で固体や，流動体の状態から所定の形に成形される高分子化合物である．プラスチックは一般に，エチレン，プロピレン，スチレンなどの石油を原料とする化合物のモノマーを重合させてできた高分子ポリマーに，可塑剤や酸化防止剤などの添加物を加えて混合し，加熱，加圧して成形したものをいう．成形は容易であり，多量に生産することができる．プラスチック製品の長所としては，安価で軽量であり，耐水および耐薬品性が強く腐食しにくい．また，絶縁性に優れており，加工や着色をすることもできる．欠点としては，燃えやすく，強度，耐熱性，耐油生，ガス透過性の点で問題があり，さらに紫外線に弱く，太陽光により劣化が進む．しかし，添加材を使用することにより，導電性，難燃性，酸化防止性，光劣化防止性，弾性，柔軟性，微生物による分解性

表9-1　おもなプラスチック製品(熱硬化性樹脂)の性質など

種類	名　称	主原料	性　質	用　途	試験項目(材質:材料試験, 溶出:溶出試験)	溶出有害物質(毒性)
熱硬化性樹脂	フェノール樹脂	フェノールとホルムアルデヒドの重合物	耐熱性, アルカリに弱い	弁当箱, お椀	溶出：フェノール, ホルムアルデヒド, 蒸発残留物	ホルムアルデヒド(めまい, 吐き気, 頭痛, 腹痛), フェノール(神経毒性)
	メラミン樹脂	メラミンとホルムアルデヒドの重合物	硬度高い, 耐酸性, 耐アルカリ性, 耐油性	食器類	溶出：フェノール, ホルムアルデヒド, 蒸発残留物	ホルムアルデヒド(めまい, 吐き気, 頭痛, 腹痛)
	尿素樹脂(ユリア樹脂)	尿素とホルムアルデヒドの重合物	硬度高い, 耐熱性, 耐油性	用途少ない	溶出：フェノール, ホルムアルデヒド, 蒸発残留物	ホルムアルデヒド(めまい, 吐き気, 頭痛, 腹痛)

の優れた樹脂も製造されている．また，各種のフィルムを貼り合わせたり(ラミネート)，複数の樹脂を混合した樹脂(ポリマーアロイ)なども開発されている．

プラスチックの種類としては，熱に対する性質から，熱硬化性樹脂と熱可塑性樹脂に分類される．熱硬化性樹脂は，加熱により硬化して一度成形すると，以後加熱しても軟らかくならず再成形されない樹脂であり，フェノール樹脂，メラミン樹脂，尿素樹脂(ユリア樹脂)などがある．これらはホルムアルデヒドとの縮合反応により得られるポリマーが主成分である．熱可塑性樹脂とは，加熱により軟化し，冷却すると硬化するものであり，何度でも成形することができるタイプの樹脂であり，ポリエチレン，ポリプロピレン，ポリ塩化ビニルなどがある．

プラスチック製品は原料のモノマーを重合させたものであり，高分子物質であることから，安全性に問題はないと考えられている．しかし，未反応のモノマーや添加剤が残存し，溶出する可能性があり，塩化ビニル，塩化ビニリデンのモノマーは発がん性を示す．熱硬化性樹脂にはホルムアルデヒドを原料として使用されており，ホルムアルデヒドは変異原性を示し，シックハウス症候群，化学物質過敏症の要因と考えられている．また，プラスチック製品には，さまざまな添加剤が使われていることから，これらの物質が溶出して食品を汚染することも考えられる．さらに，可塑剤であるフタル酸エステル，ポリエチレンの原料であるスチレンモノマーの二量体であるスチレンダイマー，ポリカーボネートやエポキシ樹脂の原料であるビスフェノールＡなどは内分泌撹乱化学物質として知られている．内分泌撹乱化学物質とは，内分泌系に影響を及ぼし，生体に障害や有害な影響を引き起こす外因性の化学物質であり，ビスフェノールＡをはじめとする化学物質の生体影響について調査・研究が行われている．また，ポリ塩化ビニルやポリ塩化ビニリデンのような塩素系プラスチックは燃焼により，発がん物質であるダイオキシンが生成する．しかし，高温(800℃)による燃焼では生成しない．代表的なプラスチック製品の詳細については表9-1および9-2に示した．

現在，国内外においてプラスチックの環境への排出が大きな問題となっており，とくに微小なプラスチック粒子であるマイクロプラスチックが深刻な環境問題となっており，そ

表9-2 おもなプラスチック製品(熱可塑性樹脂)の性質など

種類	名 称	主原料	性 質	用 途	試験項目(材質:材料試験,溶出:溶出試験)	溶出有害物質(毒性)
熱可塑性樹脂	ポリメタクリル酸メチル(PMMA)	アクリル酸エステルまたはメタクリル酸エステルの重合物	透明性(ガラスに近い)	コップ,しょう油・ソース容器	溶出:メタクリン酸メチル,蒸発残留物	アクリルニトリル(発がん性)
	ポリ塩化ビニル(PVC)	塩化ビニルの重合物	製造時に可塑剤と安定剤が添加.水,アルカリ,油,アルコール耐性.フタル酸エステルの溶出の可能性.600℃での燃焼により,ダイオキシン産生	包装用フィルム,卵の容器,イチゴパック	材質:ジブチルスズ化合物,クレゾールリン酸エステル,塩化ビニル,溶出:蒸発残留物	塩化ビニル(発がん性),フタル酸エステル類(内分泌攪乱作用),アジピン酸ジエチルヘキシル(内分泌攪乱作用),ジブチルスズ
	ポリ塩化ビニリデン(PVDC)	塩化ビニリデン重合物	製造時に安定剤を加える.無色透明.熱安定性,耐薬品性,耐水性,難燃性.燃焼により,ダイオキシン産生	常温長期保存用包装フィルム,ハム・ソーセージ包装	材質:バリウム,塩化ビリニデン,溶出:蒸発残留物	ポリ塩化ビニリデン(発がん性)
	ポリエチレン(PE)	エチレン重合物	高密度ポリエチレンと低密度ポリエチレンがある.酸,アルカリ耐性.ガス透過性が高い	包装用フィルム,包装袋	溶出:蒸発残留物	
	ポリプロピレン(PP)	ポリプロピレン重合物	酸,アルカリ,鉱物油耐性	内層シート,ストロー,アイスクリームカップ,タッパー容器,トレー	溶出:蒸発残留物	
	ポリスチレン(PS)	スチレンモノマー重合物	透明度,光沢性あり.酸,アルカリに耐性.熱,油に弱い	使い捨てナイフおよびフォーク,カップラーメン容器	材質:揮発性物質,溶出:蒸発残留物	スチレン類(内分泌攪乱作用)
	ポリエチレンテレフタレート(PET)	テレフタル酸とエチレングルコールの縮重合物	透明性,ガスバリアー性,水分遮断性,耐圧性,耐熱性	ペットボトル,食用油用ボトル	溶出:アンチモン,ゲルマニウム,蒸発残留物	
	ポリカーボネート(PC)	ビスフェノールAとホスゲンの縮合物	透明性,耐衝撃性,難燃性	食品用機器部品,サラダボール	材質:ビスフェノールA,ジフェニルカーボネート,アミン類,溶出:ビスフェノールA,蒸発残留物	ビスフェノールA(内分泌攪乱作用)
	ナイロン(ナイロン6,ナイロン6.6など)	脂肪族骨格を含むポリアミド	耐薬品性,耐摩耗性,耐油性,柔軟性,強靭性	日本酒容器の内張り,レトルトパウチの外層	溶出:カプロラクタム,蒸発残留物	
	ポリメチルペンテン(PMP)	メチルペンテン重合物	耐熱性,耐薬品性	包装用ラップフィルム,電子レンジ,圧力釜	溶出:蒸発残留物	
	ポリビニルアルコール(PVA)	酢酸ビニルモノマーをけん化して製造	温水に溶解.親水性	錠剤の結合剤	溶出:蒸発残留物	
	ポリ乳酸(PLA)	乳酸のエステル結合による重合物	微生物により分解(循環型素材)	包装用フィルム,レジ袋	溶出:総乳酸,蒸発残留物	

の対策が行われている.

9.3.2 金属製品

器具・容器包装に使用されている金属素材としては,鉄,ステンレス,銅,アルミニウムなどがあり,高級なものとしては金,銀などの貴金属が利用されている.金属は,曲げても折れにくく,薄い板にしたりするなど加工ができ,熱伝導性がよいことから古くから缶や器具類，加熱調理器具，包装用箔などに利用されている．

ステンレスは錆びにくい鉄の合金であり，約12%のクロムを含有している．耐蝕性が強く，耐熱性，耐酸化性に優れている．用途としてはスプーンなどに利用されている．しかし，ステンレス鋼の構成成分としてニッケルが含まれていることから，ニッケルに対して感受性が高い人はアナフィラキシーショックなどに注意が必要である．

アルミニウムは鉄や銅に比べて軽く，熱伝導性は鉄の3倍であり，価格も比較的安い．また金属光沢があり，耐蝕性，耐摩耗性，耐熱性が強い．さらにほかの金属よりも毒性が弱いことから利用価値が高い．しかし，塩，酸，アルカリにより腐食されやすい．

金属缶にはブリキが利用されている．ブリキにはスズが含まれており，スズが容器密封時の酸素を除去することで鉄イオンの溶出を阻害し，食品の変質を抑制する．しかし，開封した場合，有機酸を含む食品によりスズが腐食して溶出し，スズによる急性毒性が起こる．しかし，内面に金属の腐食防止または食品の品質保持のため，缶内面がエポキシ系，フェノール系，ポリ塩化ビニル系などの合成樹脂塗料によりコーティングされている．また，最近，鋼板にスズを電気メッキしたブリキや電気クロム酸処理したティンフリースチール(TFS)が使用されており，これらは耐蝕性が優れている．

9.3.3 セラミック製品

ガラス，陶磁器，ほうろう製品はセラミック製品とよばれ，非金属性無機化合物を構成成分としている．ガラス製品としては，コップ，グラス，皿などの食器，耐熱ガラスの鍋があり，ジャムや飲料などのガラスびんなどの容器もある．ガラスは透明で硬く，耐熱性があり，化学的に不活性である．また，表面が滑らかで美しい光沢をもち，光や電磁波を通す．しかし，重く，急激な温度変化や物理的衝撃に弱い．さらに，表面に傷があると割れやすく，酸には強いが，アルカリには比較的弱い．ガラスの種類は成分や製造方法により分類され，ソーダ石灰ガラス，鉛ガラス，二酸化ケイ素がある．ソーダ石灰ガラスは，食器類に使用されている最もふつうのガラスであり，鉛ガラスは高級食器や装飾品に使用されている．鉛ガラスの一種であるクリスタルガラスは鉛を25%以上添加することで，光の屈折率を大きくして透明感と光沢が増している．ホウケイ酸ガラスはほかのガラスに比べ，二酸化ケイ素の割合が高く，化学的な侵蝕や温度変化に強く，コーヒーメーカーなどに使用されている．

陶磁器は，粘土や陶土を成形して焼成したものであり，使用する原料や焼成温度により製品の物理的，化学的特性が異なる．種類としては，土器，炻器(せっき)，陶器，磁器がある．主成分はアルミニウムとケイ素の酸化物であり，表面にはガラス質の釉油(ゆうゆ)の皮膜が塗りつけられている．

ほうろう製品は，金属の表面にガラス質の特殊ガラス(釉油)を薄く塗り，800℃前後で数時間焼きつけしたものである．ほうろう製品は金属製品のもつ強度とガラス製品のもつ耐蝕性，光沢性を兼ね備えたものであり，錆びにくく，酸や塩分に強い．

これらのセラミック製品においては，もともとの含有成分として，また装飾における絵つけにおいて有害性金属が含まれている場合があり，これらの重金属が製品から溶出する可能性がある．鉛ガラスには鉛が含まれ，また，陶磁器やセラミック製品の絵つけに，カドミウム，鉛，銅，クロム，マンガンを含む顔料が用いられている．これらの製品を製造する際の焼成温度が低い場合は金属が溶出することがある．また，食品と接触する部分に絵つけや着色があるものからも溶出が起こる場合がある．セラミック製品には鉛，カドミウムに関する溶出試験が設定されており，4 % 酢酸を用いて常温，暗所に24時間放置して行われる．

そのほかのセラミック製品として，ニューセラミック製品がある．これは，高純度で精製した酸化アルミニウムや酸化ジルコニウムを原料として高温で焼成し，加工されたもので包丁やはさみに利用されている．物理的，化学的特性が優れており，医療関係などのさまざまな分野においても使用されている．

9.3.4　紙製品・セロファン製品

パルプを原材料とする紙製品は，古くから食品の包装材料として用いられてきた．原料が天然物またはその加工品であり長年に渡り使用されていることから，安全性が確認されていると思われている．しかし，製紙工程において，殺菌剤，漂白剤，防カビ剤などの化学物質による処理が行われ，再生紙の場合にはインキや着色料などの化学物質の混入が考えられる．また，紙に添加される化学物質としては，滑剤，内部サイズ剤，表面サイズ剤，紙力増強剤，蛍光増白剤，定着剤がある．現在，牛乳パック，ジュース類，コーヒーフィルター，酒類などに使用されているが，これら食品と直接接触することから，アルミ箔やポリエチレンをラミネート処理して，化学物質の溶出を防止している．紙製品としては，硫酸紙，グラシン紙，パラフィン紙などがあり，いずれも耐水性，耐油性があり，さまざまな用途で用いられている．

セロファンはパルプの主成分であるセルロースを再生してフィルム状にしたものであり，透明で耐熱性，耐寒性があることから包装材料として利用されている．しかし，耐水性，耐油性，耐酸性に問題があり，プラスチック製品が用いられる場合が多い．

9.3.5　木・竹製品

木や竹製品は天然物からできており，安価で清潔感がある．また，断熱効果があり，廃棄物による公害が少なく，衛生上の問題も少ないと思われる．木製品としては，しゃもじ，かまぼこ板，せいろ，まな板などがあり，竹製品としては，はし，しゃもじ，串などがある．しかし，吸湿性，多孔性があることから，雑菌などが付着しやすく，また樹脂を分泌するものもある．したがって，原木の貯蔵段階において防腐剤，防カビ剤の化学物質などを浸み込ませる処理が行われている場合があることから，それらが溶出することが考えられ，注意が必要である．

9.4 容器包装リサイクル法と識別表示

家庭から排出されるゴミの重量比で約2～3割，容積比で約6割を占める容器包装廃棄物に関して，リサイクルの促進により廃棄物の減量化を図り，資源を有効利用するために，1995(平成7)年6月に容器包装リサイクル法が制定され，1997(平成9)年4月から本格施行，2000(平成12)年4月より完全施行された．この法律の基本理念とは，すべての人びとがそれぞれの立場でリサイクルの役割を担うことであり，消費者は分別排出，市町村は分別収集，事業者は再商品化を行う．

容器包装リサイクル法の分別収集対象となる容器包装は，ガラスびん，PETボトル，紙製容器包装，プラスチック製容器包装，アルミ缶，スチール缶，紙パック，段ボールであり，そのうち，アルミ缶，スチール缶，紙パック，段ボールについては，すでに市町村が分別収集した段階で有価物となり，リサイクルが進んでいることから，再商品化義務の対象となっていない．また，各容器包装の廃棄物の適切な処理および資源の有効利用を行うための分別排出および分別収集を促進するために識別表示が義務化されている(表9-3)．

飲料容器の小型化が進み表示可能なスペースが縮小傾向にあることから，2020年4月よりスチール缶，アルミ缶，PETボトルにおける識別マークのサイズが見直され，縮小され

表9-3 容器包装の識別表示

<table>
<tr><td>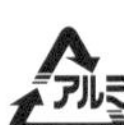</td><td>アルミ缶(飲料，酒類用)</td></tr>
<tr><td>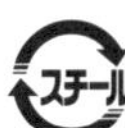</td><td>スチール缶(飲料，酒類用)</td></tr>
<tr><td>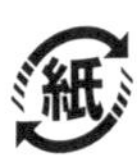</td><td>紙製容器包装(アルミ不使用の飲料・酒類用紙パック，段ボール製のものは除く)</td></tr>
<tr><td></td><td>プラスチック製容器(飲料・酒類・特定調味料用のPETボトルは除く)</td></tr>
<tr><td>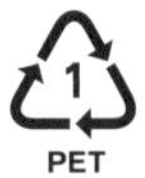</td><td>飲料・酒類・特定調味料用のPETボトル
ポリエチレンテレフタレート</td></tr>
</table>

マーク中央の数字は材質を示している．
1：ポリエチレンテレフタレート(飲料，しょうゆ，酒などのPETボトル)
2：高密度ポリエチレン(ポリタンク，ロープ，スーパーの袋(乳白色)など)
3：ポリ塩化ビニル(卵パック，水道のパイプ，フルーツのケースなど)
4：低密度ポリエチレン(透明ポリ袋，ケチャップやマヨネーズなどのボトル)
5：ポリプロピレン(プリンカップや食用コンテナなど)
6：ポリスチレン(魚のパックや食卓関連の雑貨品など)
7：その他

ることになった．さらに，PET ボトルについては，外装単位の販売に限り，外装に表示する際には個別容器への表示が省略可能となる．また，資源・廃棄物の制約，海洋ゴミ対策，地球温暖化対策などの幅広い課題に対応するため，2020 年 7 月より，プラスチック製買物袋の有料化が行われている．

9.5 食品の包装技術

食品を包装する目的は，微生物などの有害生物や化学物質からの汚染を防ぎ，腐敗防止，食中毒予防，毒性発現抑制など食品の安全性を確保することである．真空方法は，包装内の空気を除去して密封状態にし，好気性細菌やカビの繁殖，食品の変質，色素の変化を抑制する．ガス置換包装は，ガスバリアー性の高いフィルムを使用して，包装内の空気を窒素などのガスで置換し，食品の変質や劣化を防止する．レトルト殺菌包装（レトルトパウチ）は，食品をガスバリアー性の高い袋に入れ，シールパック後，120 ℃，4 分以上の条件で殺菌する．この殺菌条件は芽胞の殺滅温度である．一般に使用される袋は，食品側にポリプロピレン，外側に光や空気を遮断するためにポリエステル（PET）といった合成樹脂やアルミ箔をラミネート加工したフィルムでできている．レトルトパウチにより，空気，水分，光を遮断し，内部の食品を密閉する．脱酸素剤封入包装は，食品を酸素バリアー性の高い素材の容器・包装に入れ，脱酸素剤を加えて密封する．脱酸素剤として，酸化反応により酸素を吸収する鉄分などを用いる．無菌充塡包装では，容器と食品を別々に殺菌し，無菌的条件下で容器に充塡・密封して食品を製造する．ロングライフミルク（LL 牛乳）にこの方法が用いられており，常温流通も可能で，利用性が高い．

予想問題

1 次は器具，容器包装に関する記述である．正しいのはどれか．２つ選べ．

(1) 熱可塑性樹脂とは，加熱により硬化し，冷却すると軟化するものであり，何度でも成形することができるタイプの樹脂である．

(2) ポリ塩化ビニルのような塩素系プラスチックは燃焼により，発がん物質であるダイオキシンが生成する．

(3) 鋼板を電気クロム酸処理したティンフリースチール（TFS）が使用されており，これらは耐蝕性が優れている．

(4) 木や竹製品は，吸湿性があることから雑菌などが付着しにくく，衛生上の問題は少ない．

2 次は器具，容器包装に関する記述である．正しいのはどれか．２つ選べ．

(1) 熱硬化性樹脂はホルムアルデヒドを原料として使用されており，ホルムアルデヒドは変異原性を示す．

(2) ステンレスは錆びにくい鉄の合金であり，約 12% のニッケルを含有している.

(3) 酒類の紙パック製品は食品と直接接触することから，アルミ箔やポリエチレンをラミネート処理している.

(4) ポリ乳酸樹脂は，乳酸のエステル結合による重合物であり，その結合の強さから微生物による分解を受けない.

3 次は器具，容器包装に関する記述である．正しいのはどれか．２つ選べ.

(1) ポリカーボネートやエポキシ樹脂の原料であるビスフェノール A は発がん物質として知られている.

(2) ブリキにはクロムが含まれており，クロムが容器密封時の酸素を除去することで鉄イオンの溶出を阻害する.

(3) 容器包装リサイクル法の分別収集対象となる容器包装のうち，再商品化義務の対象となっていないものはアルミ缶，スチール缶，紙パック，段ボールである.

(4) レトルト殺菌包装（レトルトパウチ）に使用される袋には，光や空気を遮断するためにアルミ箔をラミネート加工したフィルムが使用されている.

4 器具，容器包装に関する記述である．正しいのはどれか．２つ選べ.

(1) プラスチック容器のリサイクル識別表示マークは，1 種類である.

(2) PET は，プロピレンを原料として製造される.

(3) ガラスは，容器包装リサイクル法の対象外である.

(4) ラミネートは，2 種類以上の包装素材を層状に成型したものである.

(5) アルミ箔は，遮光性に優れている.

5 食品の容器包装に関する記述である．正しいのはどれか．２つ選べ.

(1) ガラスは，プラスチックに比べて化学的安定性が高い.

(2) 生分解プラスチックは，微生物によって分解されない.

(3) 真空包装は，好気性微生物の生育を阻止する.

(4) ポリエチレンテレフタレートは，ヒートシール性に優れている.

(5) ポリエチレンは，気体透過性が低い.

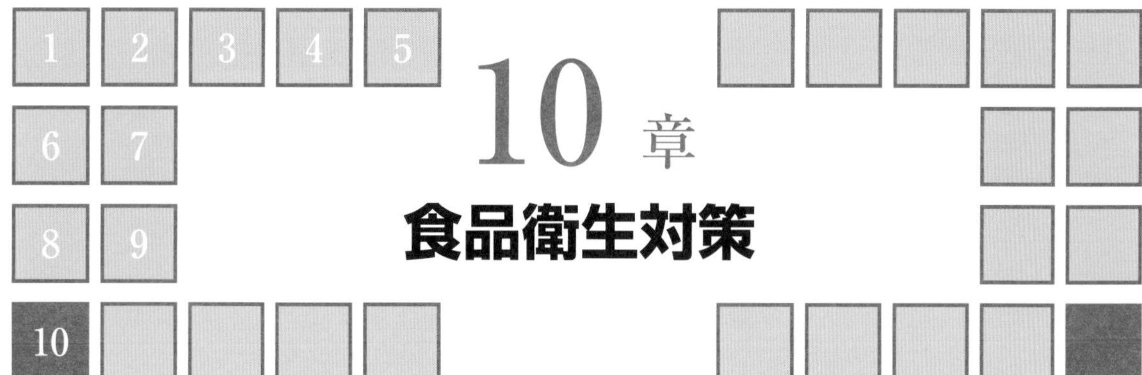

10章 食品衛生対策

食品衛生法の改正により，食品の安全性の確保のためにさらなる対応が求められるようになった．食品衛生は環境衛生，医療衛生とともに公衆衛生のなかの重要な分野である．したがって，食品衛生管理は，食品衛生を守り食中毒の発生を防ぐための重要な課題となる．

不特定多数の消費者に喫食される食品は「安全」「安心」が最優先課題でもあり，食品衛生においては食中毒発生の防止が重要である．わが国の食を取り巻く環境変化や国際化等に対応し，食品の安全を確保するため，広域的な食中毒事案への対策強化，事業者による衛生管理の向上が求められ，さまざまな対策を講じている．

10.1　食品衛生行政における対策

食品衛生行政を担当するわが国の機関は，厚生労働省医薬・生活衛生局である．食品安全基本法が2003（平成15）年に制定され，国民の健康の保護が最も重要であるという基本的認識のもと，規制や指導などのリスク管理を行う関係行政機関から独立して，科学的知見に基づき客観的かつ中立公正にリスク評価を行う機関として，食品安全委員会が内閣府に設置された．

1947（昭和22）年に制定された食品衛生法は食品安全基本法の概念に従い，同時期に大改正された．さらに，わが国を取り巻く環境変化，国際化への対応食品の安全確保のために，食品衛生法の一部改訂が2018（平成30）年6月13日に公布された（食品の監視および食品関係営業施設の監視指導については第2章を参照）．

10.1.1　輸入食品の安全対策

近年，わが国の食生活は，食品製造加工業・外食産業の発展，食品販売店の増加などに伴い，食のグローバル化が進み，輸入食品の占める割合はカロリーベースで62%（令和4年度）に達しており，食料自給率が38%（カロリーベース）を下回っているわが国では，輸入食品の安全確保は，欠かすことのできないものであり，食中毒などを防止するための重要な課題である．

輸入食品の監視指導については，検疫所に食品衛生監視員を配置して，食品衛生法に基づく輸入届出書など書類の審査，立ち入り検査，サンプリング，化学的・微生物学的検査などを実施して，食品衛生法違反食品の国内への侵入を阻止している（第2章も参照）.

輸入食品における使用禁止あるいは基準値を超える農薬や食品添加物などの検出例，寄生虫や病原微生物などの検出例，牛海綿状脳症問題，遺伝子組換え食品の安全性など問題は多岐にわたる．さらに，環境汚染物質による食品汚染や生物濃縮がヒトの健康と関連して社会問題化し，国民に不安を抱かせている．このような事態に対応すべく，法改正（食品安全基本法の設置，感染症法の設置，食品衛生法，農薬取締法，JAS法，食品表示法など）を行い，対応している．輸入食品のおもな食品衛生法違反事例を表10-1に示した.

しかしながら，それぞれの国での食品の規格基準や表示基準は一致していないところも多く，残留農薬や添加物の基準設定など，輸入食品の安全対策については，国際的な視野での対応が求められている〔国連の国連食糧農業機関（FAO）と世界保健機関（WHO）合同食品規格計画のもと，コーデックス委員会の規格基準については第2章を参照〕.

表10-1　輸入食品のおもな食品衛生法違反事例

違反条文	違反件数（件）	構成比（%）	おもな違反内容
第6条（販売等を禁止される食品及び添加物）	（延数）211 （実数）211	24.6	アーモンド，とうもろこし，ピスタチオナッツ，落花生等のアフラトキシンの付着，キャッサバ等からのシアン化合物の検出，二枚貝の下痢性貝毒及び麻痺性貝毒の検出，米，小麦，菜種等の輸送時における事故による腐敗・変敗（異臭・カビの発生）等
第10条（病肉等の販売等の禁止）	（延数）5 （実数）5	0.6	衛生証明書の不添付
第12条（添加物等の販売等の制限）	（延数）55 （実数）48	6.4	指定外添加物（TBHQ，アゾルビン，塩化メチレン，カルミン酸アルミニウムレーキ，サイクラミン酸，酸化亜鉛，パテントブルーV，メタノール，メチルコバラミン，ヨウ素化塩）の使用
第13条（食品又は添加物の基準及び規格）	（延数）536 （実数）504	62.5	農産物及びその加工品の成分規格違反（農薬の残留基準超過，E.coli陽性等），畜水産物及びその加工品の成分規格違反（動物用医薬品の残留基準超過，農薬の残留基準超過等），その他加工食品の成分規格違反（大腸菌群陽性等），添加物の使用基準違反（安息香酸，ソルビン酸，ポリソルベート等），添加物の成分規格違反，放射性物質の基準超過，安全性未審査遺伝子組換え食品の検出等
第18条（器具又は容器包装の基準及び規格）	（延数）50 （実数）42	5.8	材質別規格等の違反
計	（延数）857 （実数）809	100	

厚生労働省令和4年度輸入食品監視統計より.

10.1.2　食品中の化学物質の対策

食品中の化学物質（食品添加物，残留農薬，動物用医薬品など）は，リスク管理の観点から，実際の摂取量が長期の動物試験成績などに基づく一日摂取許容量（ADI, acceptable daily intake）または耐容一日摂取量（TDI, tolerable daily intake）を超えないようにする．リスクは基本的に毒性の量と強さによるからである．必要に応じ規格基準を設定し，その遵守状況を把握する（詳しくは第8章も参照）．

従来のネガティブリスト制は，残留基準が規制されている農薬などをリスト化して，基準を超えた場合に規制の対象としていた．そのため，リストに載らない農薬が食品から検出されても，その食品の販売は規制できなかった．2006（平成18）年に施行されたポジティブリスト制では，「人の健康を損なうおそれのない量」（一律基準0.01 ppm）が設定され，残留基準が定められていない農薬などが，この一律基準を超えて残留する場合は，その販売が規制される．これによって，食品の安全管理が強化された．

ポジティブリスト制の導入にあたり，国際基準であるコーデックス基準などを参考に，国際的に広く使用されている農薬などに新たな残留基準が設定された．また，ポジティブリスト制は諸外国でも採用されており，一律基準として欧州連合（EU）やドイツは0.01 ppm，ニュージーランドやカナダは0.1 ppmに設定している．

10.1.3　遺伝子組換え食品の安全対策

遺伝子組換え食品などの安全性を確保するために，遺伝子組換え食品を輸入・販売する際には必ず安全性の審査を受けることとなった〔2001（平成13）年4月から，食品衛生法〕．厚生労働省では，組換えDNA技術の応用による有害成分が存在していないかなど，食品安全委員会の意見により審査を進める．遺伝子組換え食品の安全性評価の基本的な考えとして「実質的同等性」という考えがあり，すでに存在する食品と比べて安全性を評価するというものである．これは，FAO/WHOやOECD*1の専門家会議で提言された考えである．

2023（令和5）年7月現在，わが国において，ヒトの健康を損なうおそれがないと確認されたものは，食品333品種と添加物80品目である（表10-2）．また，遺伝子組換え食品の表示については，JAS法と食品衛生法に基づき，表示内容が義務化されている．分別生産流通管理（IPハンドリング，identity preserved handling）が行われた遺伝子組換え食品の場合は「遺伝子組換え食品」である旨を，遺伝子組換え食品と非遺伝子組換え食品が分別されていない場合は「遺伝子組換え不分別」である旨を義務表示する．分別された非遺伝子組換え食品の場合は，遺伝子組換え食品が認可された食品にのみ「非遺伝子組換え食品」である旨を任意表示することができる．

なお，分別生産流通管理とは，遺伝子組換え農産物と非遺伝子組換え農産物が区別されて生産・流通されている根拠となり，「遺伝子組換えでない」と表示（任意・義務）する場合に必要となる．

＊1　OECD：Organization for Economic Co-operation and Development

表10-2　安全性審査の手続を経た旨の公表がされた遺伝子組換え食品および添加物

食品（333品種）		
対象品目	品種数	付与された性質
ジャガイモ	12	害虫抵抗性，ウイルス抵抗性，アクリルアミド産生低減，打撲黒斑低減
大豆	29	除草剤耐性，高オレイン酸形質，害虫抵抗性，低飽和脂肪酸，ステアリドン酸産生
テンサイ	3	除草剤耐性
トウモロコシ	210	害虫抵抗性，除草剤耐性，高リシン形質，耐熱性α-アミラーゼ産生，組織特異的除草剤耐性，収量増大の可能の向上
ナタネ	24	除草剤耐性，雄性不稔性，稔性回復性
ワタ	48	害虫抵抗性，除草剤耐性
アルファルファ	5	除草剤耐性，低リグニン
パパイヤ	1	ウイルス抵抗性
カラシナ	1	除草剤耐性，稔性回復性
添加物（80品目）		
対象品目	品目数	付与された性質
α-アミラーゼ	19	生産性向上，スクロース耐性向上，耐熱性向上
キモシン	5	生産性向上，キモシン生産性，凝乳活性の向上
プルラナーゼ	4	生産性向上，酵素活性の向上
リパーゼ	6	生産性向上
リボフラビン	2	生産性向上
グルコアミラーゼ	5	生産性向上
α-グルコシルトランスフェラーゼ	4	生産性向上，性質改変
シクロデキストリングルカノトランスフェラーゼ	2	生産性向上，性質改変
アスパラギナーゼ	1	生産性向上
ホスホリパーゼ	7	生産性向上
β-アミラーゼ	1	生産性向上
エキソマルトテトラオヒドロラーゼ	2	耐熱性向上
酸性ホスファターゼ	1	酸性ホスファターゼ生産性
グルコースオキシターゼ	3	生産性向上
プロテアーゼ	4	生産性向上
ヘミセルラーゼ	2	生産性向上
キシラナーゼ	5	生産性向上
β-ガラクトシダーゼ	1	生産性向上
プシコースエピメラーゼ	1	生産性向上
アミノペプチダーゼ	1	生産性向上
α-グルコシダーゼ	1	生産性向上
カルボキシペプチダーゼ	1	生産性向上
テルペン系炭化水素類	1	生産性向上
ペクチナーゼ	1	生産性向上

厚生労働省医薬・生活衛生局食品基準審査課，令和5年7月4日現在.

10.1.4 食物アレルギーへの対策

食物アレルギーは小児から成人まで幅広く見られ，最近ではさまざまな食品にアレルギーが見られるようになっている．アナフィラキシーショックという重篤な症状が起こることもあり，食物アレルギーによる事故の防止のためにも食品表示は重要である．2001年に「食品へのアレルギー物質表示制度」が定められ，発症数や重篤度から表示を義務づける「特定原材料」と，表示を推奨する「特定原材料に準ずるもの」を規定している．

2023年3月現在，特定原材料（省令で定められたもの）は8品目（えび，かに，卵，小麦，そば，落花生，乳，くるみ）で，特定原材料に準ずるもの（通知で定められたもの）は20品目（アーモンド，あわび，いか，いくら，オレンジ，キウイフルーツ，牛肉，さけ，さば，大豆，鶏肉，豚肉，バナナ，まつたけ，もも，やまいも，りんご，ごま，カシューナッツ，ゼラチン）である．特定原材料の8品目のうち，そばと落花生ではアレルギー症状が重篤で生命に関わる場合があり，他の6品目は症例数が多いため定められている．

10.1.5 牛海綿状脳症（BSE）への安全対策

牛海綿状脳症（BSE，bovine spongiform encephalopathy）とはウシの病気で，異常プリオンタンパク質の感染により牛の脳がスポンジ状になり，異常行動や運動失調を示し，死亡に至る．

1986年にイギリスで発見され，2001（平成13）年以降，わが国においてもBSEに罹患したウシが平成21年1月までの間に36頭発見された．2001年10月18日からは，食用として処理されるすべてのウシを対象としたBSE検査の実施，また食肉処理時の特定部位（舌と頬肉を除いた頭部，脊髄，回腸遠位部）の除去・焼却の義務化により，2003（平成15）年以降出生した牛からはBSEは確認されていない．

その後，食品安全委員会による評価・検証に沿って，2005（平成17）年には検査対象月齢を21カ月以上とし，さらに，2013（平成25）年に検査対象月齢を48カ月以上とした．2016（平成28）年の食品安全委員会の食品健康影響評価で，BSEプリオンによるプリオン病発症の危険性はきわめて低いと結論づけ，2017（平成29）年4月からBSE検査は健康牛に関しては廃止されている．

2001（平成13）年には，BSE発生国からの牛肉の輸入は禁止されている．食品安全委員会の評価から一定の輸入条件〔30カ月齢以下と証明される牛由来であることや，特定危険部位を除去することなど〕のもとで輸入は再開されている．

10.1.6 食品の機能性表示の安全対策

2001年に，特定保健用食品と栄養機能食品とからなる保健機能食品制度が創設された．現在は，特定保健用食品，栄養機能食品，機能性表示食品がある．健康の維持増進に役立つ食品の機能性を表示できる保健機能食品は，国が個別に許可した特定保健用食品，国の規格基準に適合した栄養機能食品，事業者の責任において科学的根拠に基づいた機能性を表示した機能性表示食品がある．

特定保健用食品（トクホ：構造／機能表示及び疾病リスク低減表示）とは，体調調節機能を有する成分（関与成分）を含み，健康増進法第26条第1項の許可を受け，その摂取により，特定の保健の目的が期待できる旨の表示（保健の用途の表示）をする食品で，「お腹の調子を整える」「コレステロールの吸収を抑える」「食後の血中中性脂肪の上昇をおだやかにする」などの表示があげられる．2023（令和5）年12月22日現在，1,058件の食品が特定保健用食品の許可等を受けている．

国の規格基準に適合した栄養機能食品とは，食生活において特定の栄養成分の補給を目的として摂取する者に対し，当該栄養成分の機能の表示をするもので，個別の許可申請を行う必要がない．栄養機能食品として補給できる栄養成分は，13種類のビタミン（ナイアシン，パントテン酸，ビオチン，A，B_1，B_2，B_6，B_{12}，C，D，E，K，葉酸），6種類のミネラル（Zn，K，Ca，Fe，Cu，Mg），1種類の脂肪酸（n-3系脂肪酸）である．

2015（平成27）年より新たに追加された機能性表示食品とは，機能性をわかりやすく表示した商品を消費者が正しい情報を得て選択できる．事業者の責任において特定の保健の目的が期待できる旨を表示するものとして消費者庁長官に届け出たもので，個別審査を受けたものではない．

その他，特別用途食品があり，乳児の発育や，妊産婦，授乳婦，えん下困難者，病者などの健康の保持・回復などに適するという特別の用途について，消費者庁長官の許可を受けて表示を行うものである．

10.1.7 放射線照射に対する安全対策

放射線には，α（アルファ）線，β（ベータ）線，電子線，中性子線などの粒子線，γ（ガンマ）線，X（エックス）線などの電磁波がある．食品に放射線を照射する目的は，殺菌，殺虫，発芽・発根抑制，果実類の成熟抑制など，食品の保存性を高めることである．加熱や他の殺菌法と比較して，品質に及ぼす影響が少なく，また，殺菌料や保存料などの薬品を必要としないことは利点であるが，放射線照射により，食品中の成分が相互に反応して有害物質が生成する可能性も考えられる．

わが国では，2011（平成23）年3月11日の東日本大震災による福島第一原子力発電所の深刻な事故の発生により放射性物質が大量に環境中に放出され，厚生労働省は基準値を設定して，それを超える食品が摂取されないようにした．世界各国では，食品への放射線照射が実用化されているが，わが国では，ジャガイモの発芽防止を目的としたγ線照射以外は許可されていない．なお，照射食品の安全性については世界各国でも研究が進められ，多くは健全性に対する問題はないと結論づけられている．

10.1.8 食品トレーサビリティ

食品の移動を把握することを食品トレーサビリティという．食品事業者が食品を取り扱った際の記録を作成・保存することで，問題のある食品の遡及・追跡ができるようになる．食品事故に対して迅速な原因の究明や商品回収等に有効である．2018（平成30）年には，食品衛生法および食品表示法が一部改正され，HACCP手法による衛生管理の導入，食品リコール情報の報告が義務化され，今後，食品トレーサビリティの取り組みを推進する必要がある．

牛，米についてはすでにトレーサビリティが運用されている．牛トレーサビリティは，2004 年 12 月から「牛の個体識別のための情報の管理及び伝達に関する特別措置法（牛トレサ法）」に基づいて実施されている．BSE のまん延防止措置の的確な実施や個体識別情報の提供の促進等を目的に，牛を個体識別番号により一元管理している．生産から流通・消費の各段階において個体識別番号を正確に伝達することにより，消費者に対して個体識別情報の提供を促進している．また，米トレーサビリティは，2010 年 10 月 1 日から米トレーサビリティ法により，業者間の取引記録の作成・保存と，お米の産地情報の伝達が義務付けられている．

10.2　HACCP の概念

HACCP（hazard analysis and critical control point，ハサップ）とは，食品の危害分析・重要管理点方式の略である．食品分野の事業者が食中毒菌汚染や異物混入等の危害原因を把握し，原材料の入荷から製品の出荷に至る全工程で，危害要因を除去や低減のために，とくに重要な工程を管理し，製品の安全性を確保しようする衛生管理の手法である．

この手法は FAO/WHO 合同食品規格（コーデックス）委員会から発表され，各国にその採用を推奨している国際的に認められたものである．後述のように，わが国でも 1990 年に HACCP の考え方が導入された．

国際的には，先進国を中心に HACCP の義務化が進んでおり，わが国の食を取り巻く環境変化や国際化などに対応し，食品の安全を確保する必要がある．2018（平成 30）年 6 月 13 日に食品衛生法が改正・公布され，原則として，すべての食品等事業者に，一般衛生管理に加え HACCP に沿った衛生管理の実施を求めることになった．

10.2.1　HACCP の歴史

HACCP は，安全な宇宙食をつくるために，1960 年代にアメリカ航空宇宙局（NASA）で開発されたもので，「製造後の製品検査」から「事前の“分析”をもとに製造工程を管理」するという考え方である．商業ベースでこの考え方が導入されたのは 1973 年のことで，アメリカにおいて低酸性缶詰の適正製造基準に HACCP に基づいた衛生管理が取り入れられた．

1993 年にはコーデックス委員会が，「食品衛生の一般原則」の附属文書として「HACCP システム及びその適用のためのガイドライン」を公表した（いわゆる「コーデックス HACCP」）．各国においても HACCP に基づいた衛生管理が進められるようになった（ただし，規模や業種等を考慮した一定の営業者については，取り扱う食品の特性等に応じた衛生管理とする）．

10.2.2　わが国における HACCP の導入

わが国では，1990 年に「食鳥処理場における HACCP 方式による衛生管理指針」が策定され，1996 年には「総合衛生管理製造過程」による食品の製造が始まった．

2018（平成 30）年 6 月 13 日公布の食品衛生法等の一部を改正により，HACCP による衛生管理が制度化された．すべての食品等事業者に HACCP システムの考え方を取り入れた衛生管理計画の作成・実行が義務づけられた．

10.2.3　食品工場における一般衛生管理事項

一般衛生管理事項とは，HACCP を効果的に機能させるための前提となる，食品取り扱い施設の衛生管理プログラム（PRPs，prerequisite programs）である．コーデックス委員会が示した「食品衛生の一般的原則」の規範が原則となる．

PRPs は，施設設備，機械器具，従事者，使用水などの食品を取り巻く環境の衛生的管理，維持，保守，点検や従事者の衛生的教育・訓練を要求するものであり，食品を取り扱う環境として必要不可欠な管理項目で構成されている．このような衛生の基本が遵守されてはじめて HACCP が機能する．衛生の基本となる PRPs が作成されて運用されていることが，何よりもまず重要である．

10.2.4　HACCP の手順

HACCP は 12 の手順と 7 つの原則からなる（図 10-1）．手順 1 から手順 5 は危害要因分析のための準備段階である．手順 6 から手順 12 は HACCP プランの作成である．手順と原則のそれぞれについて下記に説明する．また，HACCP 管理に関わる危害原因物質については表 10-3 にまとめた．

手順 1　HACCP チームの編成

すべての業務が把握できるように，各部門の担当者を集める．

手順 2　製品説明書の作成

製品の安全管理上の特徴を示すもので，製品の情報を集める．

手順 3　意図する用途および対象となる消費者の確認

たとえば体の弱い人のための食品の場合，より衛生に注意することが重要だからである．

手順 4　製造工程一覧図の作成

工程について危害要因を分析するためのもので，実際の工程を順に書き出す．

手順 5　製造工程一覧図の現場確認

工程が変更されていないか，間違っていないか確認する．作業中に確認する方がよい．

手順 6　危害要因の分析（原則 1）

原材料や製造工程で問題となる危害要因をすべてあげる（表 10-3）．

手順 7　重要管理点の決定（原則 2）

製品の安全を管理するための重要な工程（管理点）を決定する．

手順 8　管理基準の設定（原則 3）

重要管理点で管理すべき測定値の限界（パラメーターの許容限界，たとえば中心温度など）を設定する．

手順 9　モニタリング方法の設定（原則 4）

管理基準の測定方法（たとえば中心温度計での測定方法）を設定する．

手順 10　改善措置の設定（原則 5）

管理基準が守られなかった場合の製品の取り扱いや機械のトラブルを元に戻す方法を設定する（たとえば廃棄，再加熱など）．

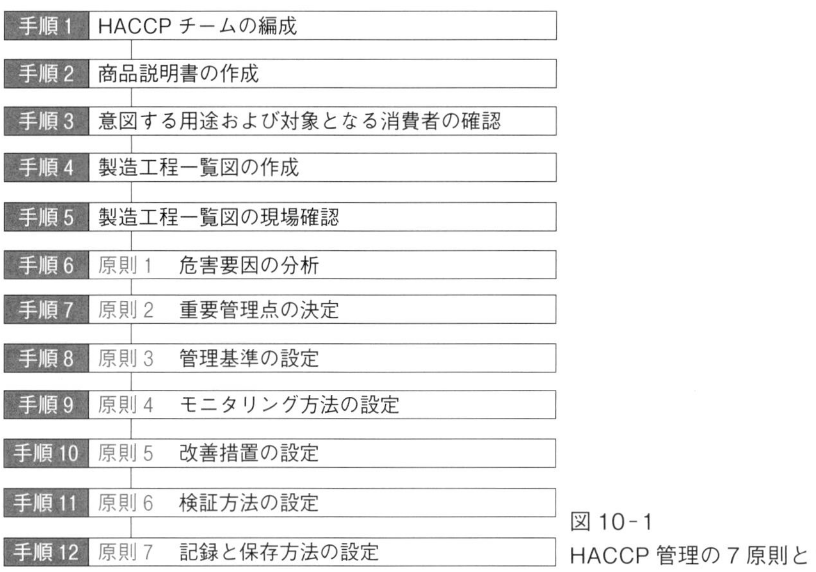

図 10-1
HACCP 管理の 7 原則と 12 手順

表 10-3　HACCP 管理に関わる危害原因物質

	危害要因	危害原因物質
生物学的危害要因	病原細菌	サルモネラ属菌，腸炎ビブリオ，カンピロバクター･ジェジュニ／コリ，病原大腸菌（腸管出血性大腸菌 O157 含む），黄色ブドウ球菌，ウエルシュ菌，セレウス菌，ボツリヌス菌，エルシニア・エンテロコリチカ，リステリア・モノサイトゲネス，赤痢菌，コレラ菌，Q 熱リケッチア
	腐敗微生物	バシラス属，クロストリジウム属，シュードモナス（属），乳酸菌群，酵母
	ウイルス	ノロウィルス，A 型肝炎ウイルス，E 型肝炎ウイルス
	寄生虫	肝吸虫，横川吸虫，顎口虫，アニサキス，旋尾線虫，トキソプラズマ，クリプトスポリジウム，サイクロスポーラ，ジアルジア
化学的危害要因	カビ毒	アフラトキシン，ステリグマトシスチン，オクラトキシン，パツリン，フザリウム・トキシン
	重金属	亜鉛，アンチモン，カドミウム，スズ，セレン，銅，鉛，ヒ素，メチル水銀，クロム
	食品添加物	使用基準が定められた食品添加物が誤計量等で基準量を超えて製品に添加された場合，あるいは意図せず混入して製品中に含まれた場合など
	農薬	残留農薬が残留基準値を超えた場合など
物理的危害要因	危険な異物	金属片，ガラス片など

手順 11　検証方法の設定（原則 6）

設定したことが守られているか確認する.

手順 12　記録と保存方法の設定（原則 7）

検証のためには記録しておく. 記録する用紙とその保存期間を設定する.

HACCP 導入の手順を示したが, 重要なことは HACCP が正しく機能しているか確認し, 食品安全が守られているか検証することである. 日常的な検証と, 定期的な検証がある. さらに, 製品検査, 製品保存検査, ふき取り検査, 機器の精度確認なども必要となる.

10.2.5　HACCP に沿った衛生管理の制度化

2018（平成 30）年 6 月 13 日公布の食品衛生法等の一部を改正により, 製造・加工, 調理, 販売等を行うすべての食品等事業者を対象として, HACCP による衛生管理を制度化する方向性が示された. 2019（令和元）年には HACCP の新制度についての政省令が制定され, 2020（令和 2）年に施行, 2 年間の移行期間を経て 2021（令和 3）年 6 月 1 日に完全施行された. 制度化に際しては, 食品等事業者は一般衛生管理に加え HACCP に沿った衛生管理計画を作成する. この HACCP に沿った衛生管理については, コーデックス委員会のガイドラインに基づく HACCP の 7 原則を要件とする「HACCP に基づく衛生管理」（基準 A）を原則とする. 小規模事業者及び一定の業種等については, コーデックス HACCP の弾力的な運用を可能とする「HACCP の考え方を取り入れた衛生管理」（基準 B）を求め, 一般衛生管理を基本とし, 必要に応じて重要管理点を設けて管理する HACCP の考え方に基づく衛生管理を行う.

基準 A では, 食品の取り扱いに関し, 衛生環境の維持や交差汚染の防止に関する必要事項を具体的に列挙しているのに対し, 基準 B では, 具体的な記述はなく HACCP の 7 原則 12 手順が記載されている. いずれにしても, HACCP を通じ, 食品等の取り扱いに監視, 必要となる事項について自らが危害分析を実施し, 管理点を設けるという考え方が示された.

食品等事業者団体は, 基準 A または基準 B への対応のための手引書を策定し, 事業者の負担軽減を図り, 厚生労働省は策定過程で助言, 確認を行った手引書を都道府県等に通知し, 制度の統一的な運用に関わる.

すべての手引書は, 厚生労働省のホームページ「HACCP の考え方を取り入れた衛生管理のための手引書」で閲覧できる*2.

10.2.6　HACCP に基づいた, 大量調理施設の衛生管理

大量調理施設とは, 同一メニューを 1 回 300 食以上, または 1 日 750 食以上提供する調理施設のことをいう. 食中毒が発生した場合は多数の患者発生が予想され, 衛生的にも厳重な注意が必要な施設である. 厚生労働省は, 1997（平成 9）年に集団給食施設などにおける食中毒防止対策として,「大量調理施設衛生管理マニュアル」をまとめている. 2017（平

＊2　https://www.mhlw.go.jp/stf/seisakunitsuite/bunya/0000179028_00003.html

成29）年6月16日には，ノロウイルスや腸管出血性大腸菌などの食中毒の発生防止対策に重要である調理従事者の健康状態の確認および記録の実施等について改正した．本マニュアルには，HACCPの概念に基づいた調理過程における重要管理事項が示されている．

① 原材料の受け入れ，下処理段階における管理を徹底すること．
② 加熱調理食品については，中心部まで十分加熱し，食中毒菌等（ウイルスを含む）を死滅させること．
③ 加熱調理後の食品および非加熱調理食品の二次汚染防止を徹底すること．
④ 食中毒菌が付着した場合に菌の増殖を防ぐため，原材料および調理後の食品の温度管理を徹底すること．

これらの管理体制については「衛生管理体制の確立」として示されており，詳細については厚生労働省のホームページの「大量調理施設衛生管理マニュアル」*3で確認することができる．

10.2.7 HACCPに基づいた学校給食衛生管理

文部科学省は，学校給食における衛生管理の徹底について，学校給食法第9条第1項の規定に基づき，2009（平成21）年に学校給食衛生管理基準（平成21年文部科学省告示第64号）を公布，施行した．本基準は，HACCPの考え方に基づき，食品の納入から配食に至る調理過程の中で起こりうる危害を極力少なくするための衛生管理の基準を定めたものである．学校給食の衛生管理は，栄養管理と同様に衛生管理についても万全を期す必要がある．

10.2.8 家庭でできる衛生管理

食中毒の発生は，家庭内調理が原因で発生する事例も多い（表5-5参照）．また，近年は市販の弁当や惣菜，家庭外で調理・加工された食品を家庭などで消費する食事形態（中食）が増加している．家事の負担軽減や多種類の食品を必要なだけ購入できるなどの利点がある一方，問題も生じている．

2017（平成29）年に同一系列の惣菜店で販売された惣菜が原因となって，腸管出血性大腸菌O157による集団食中毒事件が発生した．これまで以上に家庭での衛生管理に注意する必要が生じている．HACCPは家庭でもできる食中毒防止法である．以下の6つのポイントが「家庭用HACCPマニュアル～家庭でできる食中毒予防の6つのポイント—家庭で行うHACCP（宇宙食から生まれた衛生管理）」（厚生労働省のホームページ）*4に公開されている．

ポイント1　食品の購入
ポイント2　家庭での保存
ポイント3　下準備
ポイント4　調理

＊3　https://www.mhlw.go.jp/file/06-Seisakujouhou-11130500-Shokuhinanzenbu/0000168026.pdf
＊4　https://www.mhlw.go.jp/www1/houdou/0903/h0331-1.html

ポイント5　食事
ポイント6　残った食品

10.3 食品安全マネジメントシステム

食品安全マネジメントシステム（Food Safety Management System, FSMS）は，食品の製造過程における危害要因をコントロールすることで，食の安全性を担保することを目指す．HACCPの考え方に基づいたシステムであり，PDCAサイクル（P；Plan，D；Do，C；Check，A；Action）が活用されている．FSMSの導入・規格の認証を取得することは，フードチェーンの安全・安心を確保するために重要となる．

食品安全規格としてのISO 22000（食品安全マネジメントシステム-フードチェーンの組織に対する要求事項）やFSSC 22000（食品安全システム認証22000）などは，国際的に通用する国際標準である．

10.3.1 食品安全のための国際標準化機構ISO 22000

国際標準化機構（International Organization for Standardization，ISO）は，国際標準や国際規格を発行する非政府組織機関である．1947（昭和22）年に新組織が発足し，日本からは1952（昭和27）年に日本工業標準調査会が加盟した．国家間に共通な標準規格を提供し，公正な基準により経済的活動における国家間協力を発展させている．ISO規格は番号により分類されている．ISOシリーズは，規格要求事項のなかでマネジメントシステムが体系化されている．食品に関連してISO 9000シリーズの品質管理，ISO 22000シリーズの食品安全，ISO 14000シリーズの環境管理の要求事項を参考にしてマネジメントシステムを構築運用することで，企業・団体の経営体質の強化につなげることができる．

ISO 22000シリーズは「食品安全マネジメントシステム―フードチェーンの組織に対する要求事項」である．2005（平成17）年に正式な国際規格として発行された．フードチェーンに関与するすべての組織（食品製造業およびそのサービス供給者を含む）を対象にしたもので，ISO 9000シリーズとHACCPを基軸に，マネジメント化した国際規格であり，消費者に安全な食品を提供することを目的とした食品安全マネジメントシステムの確立を目指したものである．ISO 22000シリーズは2018（平成30）年6月に規格改正を行い，ISO 22000：2018が発行された．マネジメント，リーダーシップ，コミュニケーション，改善活動に関する要求事項が重視されている．

10.3.2 食品安全のための国際認証FSSC 22000

FFSC（Foundation for Food Safety Certification）が開発・運営している食品安全システム認証である．FSSC 22000は，ISO 22000の7.2項を補強する形で前提条件プログラム（prerequisite programs，PRPs）の項目を追加して，PRPsを補強した食品安全マネジメントシステムの国際規格である．

認証取得の効果は，ISO 22000シリーズの認証取得の効果に加え，日本国外へ販路を拡大する際には，アピールポイントの一つとなる．

予想問題

1 HACCP（総合衛生管理製造過程）に関する記述である．正しいのはどれか．2つ選べ．

(1) HACCP の CCP とは重要管理点の頭文字である．
(2) HACCP は 12 の原則からなっている．
(3) HACCP を導入すれば安全確認の記録は不要である．
(4) HACCP は微生物による危害防止のみに適用される．
(5) 大量調理施設衛生管理マニュアルには，HACCP の概念に基づいた調理過程における重要管理事項が示されている．

2 食品のアレルギー表示に関する記述である．正しいのはどれか．2つ選べ．

(1) 特定原材料として，7 品目が定められている．
(2) そばを原材料とする食品には，表示が推奨されている．
(3) 特定原材料に準ずるものとして，21 品目が定められている．
(4) 大豆を原材料とする食品には，表示が義務付けられている．
(5) 卵を原材料とする食品には，表示をしなくてよい．

参考書

1章

日本食品衛生学会 編,『食品安全の事典』, 朝倉書店(2009).

一色賢司 編,『食品衛生学(第2版)』〈新スタンダード栄養・食物シリーズ8〉, 東京化学同人(2019).

2章

厚生労働統計協会,〈厚生の指標増刊〉『国民衛生の動向 2019/2020』(2019).

中村丁次ほか 編,『食生活と栄養の百科事典』, 丸善(2005).

阿部尚樹・植木幸英,『食品衛生学(第7版)』〈サクセス管理栄養士・栄養士養成講座〉, 第一出版(2019).

日本食品衛生学会 編,『食品安全の事典』, 朝倉書店(2009).

3章

J. G. Black, 神谷 茂ほか監訳,『ブラック微生物学(第3版)』, 丸善(2014).

伊藤 武ほか編著,『食品衛生学(第2版)』, 建帛社(2017).

一色賢司 編,『食品衛生学(第2版)』〈新スタンダード栄養・食物シリーズ8〉, 東京化学同人(2019).

東 匡伸・小熊恵二 編,『シンプル微生物学』, 南江堂(2000).

4章

植木幸英, 野村秀一 編,『食品衛生学(第4版)』〈栄養科学シリーズ NEXT〉, 講談社(2016).

谷村顕雄, 豊川裕之 編,『食品衛生学(改訂第3版)』〈栄養・健康科学シリーズ〉, 南江堂(2003).

細見祐太郎ほか 編,『原色食品衛生図鑑(新訂第2版)』, 建帛社(2008).

日本食品衛生学会 編,『食品安全の事典』, 朝倉書店(2009).

米倉礼子,「消費者庁におけるトランス脂肪酸の表示に関する取組み」, 食品衛生研究, 61(10), 27(2011).

5章

ウータン編集部 編,『今「食中毒」が危ない—最新版・地球環境白書』〈GAKKEN MOOK —新・「驚異の科学」シリーズ〉, 学研(1997).

吉田眞一, 柳 雄介, 吉開泰信 編,『戸田新細菌学(改訂34版)』, 南山堂(2013).

細貝祐太郎, 松本昌雄 監,『食中毒』〈食品安全性セミナー①〉, 中央法規出版(2001).

伊藤誉志男ほか編集幹事,『考える衛生薬学(第4版)』, 廣川書店(2008).

沢村良二ほか編,〈Integrated essentials〉『食品衛生学』, 南江堂(1986).

小林秀光, 白石 淳 編,『微生物学(第3版)』〈エキスパート管理栄養士養成シリーズ6〉, 化学同人(2012).

山崎幹夫, 中嶋暉躬, 伏谷伸宏,『天然の毒—毒草・毒虫・毒魚』, 講談社(1985).

細貝祐太郎, 松本昌雄 監,『マイコトキシン』〈食品安全性セミナー⑤〉, 中央法規出版(2002).

山下 衛, 古川久彦,『きのこ中毒』, 共立出版(1993).

中川一夫, 藤田修三,『Navigator 食品衛生学』, 医歯薬出版(2001).

兒玉 徹 監修,『食品と微生物』〈光琳選書 ⑨〉, 光琳(2008)

6章

細見祐太郎ほか 編,『原色食品衛生図鑑(新訂第2版)』, 建帛社(2008).

沢村良二ほか編,〈Integrated essentials〉『食品衛生学』, 南江堂(1986).

伊藤誉志男ほか編集幹事,『考える衛生薬学(第4版)』, 廣川書店(2008).

吉原新一 監,『予防薬学としての衛生薬学:健康と環境(第3版)』, 廣川書店(2016).
増澤俊幸ほか編,『薬学領域の病原微生物学・感染症学・化学療法学(第4版)』, 廣川書店(2018).
川井英雄 編著,『食品の安全性と衛生管理:食べ物と健康』, 医歯薬出版(2004).

●7章

吉原新一 監,『予防薬学としての衛生薬学:健康と環境(第3版)』, 廣川書店(2016).
川井英雄 編著,『食品の安全性と衛生管理:食べ物と健康』, 医歯薬出版(2004).
米谷民雄 編,『食品中の化学物質と安全性』〈食品安全叢書シリーズ〉, 日本食品衛生協会(2009).
菅家祐輔, 坂本義光 編著,『食安全の科学—食生活を脅かす化学物質の生体作用』, 三共出版(2009).

●8章

厚生労働省・消費者庁,「第9版　食品添加物公定書」(2018).
日本食品添加物協会技術委員会 編,『食品添加物表示ポケットブック　2019年版』, 日本食品添加物協会(2019).
『食品添加物便覧:指定品目　2012年版』, 食品と科学社(2012).
外山章夫 編,『天然物便覧　第15版』, 食品と科学社(2006).
『新 食品添加物マニュアル(第5版)』, 日本食品添加物協会(2018).
『新訂版 食品添加物の使用基準便覧(第48版)』, 日本食品添加物協会(2019).
『食品添加物インデックスPLUS(第4版)』, 日本輸入食品安全推進協会(2019).
松田敏生,『食品微生物制御の化学』, 幸書房(1998).
高野光男, 横山理雄,『食品の殺菌—その科学と技術』, 幸書房(1998).
松田敏生,『食品危害微生物のターゲット制御:抗菌剤・日持向上剤の効果的利用』, 幸書房(2009).
日本食品衛生協会 編,『公定検査法等詳解:食品衛生検査指針 食品添加物編 2003』, 日本食品衛生協会(2003).

●9章

熊田　薫, 後藤政幸 編著,『食品衛生学　新版』〈栄養管理と生命科学シリーズ〉, 理工図書(2020).
那須正夫, 和田啓爾 編,『食品衛生学:食の安全の科学(改訂第2版)』, 南江堂(2011).
篠田純男, 成松鎭雄, 林　泰資共著,『食品衛生学(第3版)』, 三共出版(2013).
中村好志, 西島基弘 編著,『食品安全学(第2版)』, 同文書院(2010).

●10章

松岡麻男 編著,『新　入門食品衛生学(改訂第4版)』, 南江堂(2020).
岸本　満 編,『食べ物と健康 Ⅲ　食品衛生学　食品の安全と衛生管理』, 中山書店(2019).

詳細な情報については
厚生労働省 HP　http://www.mhlw.go.jp を参照.

巻末資料

❶ 食品衛生関連法規一覧(法令番号・主務官庁)

食品衛生法(昭和 22 年 12 月 24 日法律第 233 号・厚生労働省)
栄養士法(昭和 22 年 12 月 29 日法律第 245 号・厚生労働省)
農薬取締法(昭和 23 年 7 月 1 日法律第 82 号・農林水産省)
JAS 法(昭和 25 年 5 月 11 日法律第 175 号・農林水産省)
肥料取締法(昭和 25 年 8 月 1 日法律第 127 号・農林水産省)
家畜伝染病予防法(昭和 26 年 5 月 31 日法律第 166 号・農林水産省)
と畜場法(昭和 28 年 8 月 1 日法律第 104 号・厚生労働省)
薬機法：医薬品，医療機器等の品質，有効性及び安全性の確保等に関する法律(昭和 35 年 8 月 10 日法律第 145 号・厚生労働省)
食鳥処理法：食鳥処理の事業の規制及び食鳥検査に関する法律(平成 2 年 6 月 29 日法律第 70 号・厚生労働省)
HACCP 支援法(平成 10 年 7 月 1 日法律第 59 号・厚生労働省 / 農林水産省)
牛海綿状脳症対策特別措置法(平成 14 年 6 月 14 日法律第 70 号・農林水産省)
健康増進法(平成 14 年 8 月 2 日法律第 103 号・厚生労働省)
食品安全基本法(平成 15 年 5 月 23 日法律第 48 号・内閣府)
食品表示法(平成 25 年 6 月 28 日法律第 70 号・消費者庁)

法令・通知・公示の検索は，厚生労働省「法令等データベースサービス」(URL：https://www.mhlw.go.jp/hourei/)より全文閲覧ができる.

❷ 自然毒・カビ毒一覧

	含有物	有害成分	特徴，症状など
	魚　類		
動物性	フグ(クサフグ，マフグ，トラフグなど)	テトロドトキシン(水不溶性，酸性溶液には可溶)	・臓器，とくに卵巣と肝臓に多いが，皮や腸に含まれているものもある ・毒力に個体差，季節差，地域差がある ・食物連鎖により細菌毒が蓄積されたものと推測されている(未解明) ・死亡率が高い．急性毒性は自然毒中第 1 位 【中毒症状】摂食後30分～5時間で発症．Na^+の細胞内流入を阻害．神経麻痺症状(知覚障害，運動障害，呼吸障害).
動物性	シガテラ魚(オニカマス，ドクカマス，バラフエダイ，ドクヒラアジ)	シガテラ毒(シガトキシン，パリトキシン，マイトトキシン)(脂溶性)	・サンゴ礁の発達した南方の魚に発生する．最近は温暖化により，日本近海にも生息が確認されている ・ドクカマスは食品衛生法で食用禁止とされている ・死亡率は低い 【中毒症状】唇や顔面の麻痺．Na^+の細胞内流入を亢進．神経麻痺症状
動物性	バラムツ，アブラソコムツ，アブラボウズ	不消化性ワックス(トリアシルグリセロール)	・カジキに似た深海魚の一種 ・食用禁止となっている 【中毒症状】下痢(脂質の過剰摂取による消化不良)
動物性	イシナギ(肝臓)	ビタミンA(レチノール)	・有毒部位は肝臓．肝臓は食品衛生法で食用禁止 【中毒症状】激しい頭痛，発赤(ビタミンA過剰症)，嘔吐のあと，水泡，皮膚剥離が起こる

	含有物	有害成分	特徴，症状など
動物性	ナガズカ	卵巣中の脂質たんぱく質	【中毒症状】激しい嘔吐
	アオブダイ(地域差)	パリトキシン	【中毒症状】筋肉痛，関節痛，舌や全身のしびれ，筋肉組織破壊，ミオグロビン尿症，呼吸困難から死に至る
	貝類		・貝類が有毒渦鞭毛藻(アレキサンドリウム・カテネラ)を摂取し，有毒成分を中腸腺に蓄積して有毒化する ・植物プランクトンであるアレキサンドリウム属とジムノジウム属を摂取することで毒化する ・規定値を超える場合は出荷規制される．
	イガイ，ムラサキイガイ(二枚貝)	麻痺性貝 サキシトキシン，ゴニオトキシン，ネオサキシトキシン	・毒素はプランクトン由来 ・食品衛生法による出荷規制あり 【中毒症状】Na^+の細胞内流入阻害による神経麻痺症状．重症化すると呼吸麻痺で死亡する
	ホタテガイ，アカザラガイ，ムラサキイガイ(二枚貝)	下痢性貝毒 ジノフィシストキシン オカダ酸(脂溶性)	・ムラサキイガイ(ムール貝)，ホタテガイなどの毒化 ・毒素はプランクトン由来 【中毒症状】消化器症状(嘔吐，下痢，腹痛)は比較的軽症
	カキなど二枚貝	ブレベトキシンB	・Na^+の細胞内流入亢進による神経麻痺症状 【中毒症状】神経症状(口内のしびれ，酩酊状帯，運動失調)
	ムラサキイガイ	ドーモイ酸	【中毒症状】消化器症状(下痢，嘔吐など)，記憶喪失
	アサリ(二枚貝)	ベネルピン	・カキ毒も同じ成分 ・毒素はプランクトン由来 【中毒症状】肝臓障害(黄疸，皮下出血斑)
	アワビ	ピロフェオホルバイトA(クロロフィル分解物)	【中毒症状】食餌性光過敏症(皮膚炎，疼痛)
	バイ(巻貝)	ネオスルガトキシン	・バイ貝の中腸腺に存在 【中毒症状】副交感神経遮断作用による口渇，便秘，散瞳など
	ヒメエゾボラ(巻貝) ツブ貝(巻貝)	テトラミン	・唾液腺にテトラミンが局在している 【中毒症状】食べると酩酊状態となる
	スベスベマンジュウガニ	サキシトキシン	・水溶性で熱に安定な毒素 【中毒症状】呼吸麻痺
植物性	キノコ類		
	ドクツルタケ	アマニチン，ファロイジン，ビロイシン	・キノコ死亡の大半 【中毒症状】激しいコレラ様の症状(嘔吐，下痢，脱水症状)を呈し，死亡することもある
	クサウラベニタケ	コリン，ムスカリン，ムスカリジン	【中毒症状】腹痛，下痢，副交感神経興奮作用など ＊ムスカリンには副交感神経興奮(血圧低下，縮瞳，呼吸困難．中枢神経には作用しない)作用がある
	ツキヨタケ	イルジンS	・シイタケと誤食しない 【中毒症状】腹痛，下痢，嘔吐などの消化器官症状，ときどき幻覚症状を起こす
	カキシメジ	毒成分は不明	【中毒症状】腹痛，下痢，嘔吐などの消化器官症状
	ベニテングタケ	イボテン酸，ムッシモール，ムスカリン	・24時間以内に回復する 【中毒症状】幻覚などの中枢神経症状
	テングタケ	ムスカリン，ムッシモール，イボテン酸	【中毒症状】下痢，腹痛，瞳孔収縮，視力障害

	含有物	有害成分	特徴，症状など
植物性	カヤタケ アセタケ	ムスカリン	【中毒症状】嘔吐，下痢，瞳孔収縮，血圧低下
	ドクササゴ	クリチジン，アクロメリン酸A・B	・神経中毒 【中毒症状】手足の関節に焼き火箸を突き刺すような激痛を起こす
	ヒカゲシビレタケ	シロシビン	・マジックマッシュルームとして法的規制の対象になっている 【中毒症状】手足の痙攣，麻痺，幻覚を伴う
	オオワライタケ	毒成分は不明	【中毒症状】幻覚を起こす
	ニガクリタケ	ファシュキュロールA～G	・死亡例あり ・クリタケ，ナラタケと誤食しない 【中毒症状】激しい嘔吐，腹痛，下痢，悪寒，痙攣，意識不明
	タマゴテングタケ，ドクツルタケ，コレラタケ	アマトキシン類(ファロイジン，α-アマニチン)	【中毒症状】ファロイジン(速効性．コレラ様下痢)，α-アマニチン(遅効性．腎不全，肝障害，呼吸困難)
	カエンタケ	ロリジンE	【中毒症状】消化器症状(下痢，嘔吐，腹痛)，皮膚炎．白血球減少症(ATA)
	ヒトヨタケ	コプリン	【中毒症状】急性アルコール中毒(飲酒時に食したとき)
	シビレタケ，ワライタケ，ヒカゲタケ	サイロシン，サイロシビン	・マジックマッシュルームとして輸出入，製造，譲渡・授受，所持，使用，広告が禁止されている 【中毒症状】中枢神経興奮(幻覚，狂乱，酩酊)
	ハナホウキタケ	毒成分は不明	【中毒症状】軽い嘔吐，下痢，腹痛
	スギヘラタケ	毒成分は不明	・易熱性毒素 【中毒症状】溶血，貧血，昏睡から死に至る
	植　物		
	トリカブト	アコニチン 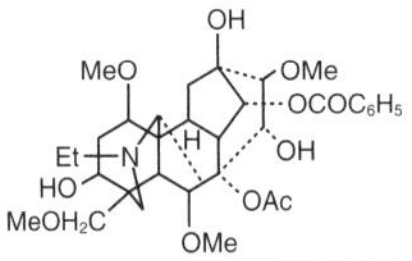	・根茎に多く，全草にも含まれる ・はちみつに含まれる事故がある ・ニリンソウ，ヨモギなどと誤食することがある 【中毒症状】Na^+の細胞内流入亢進による神経症状．呼吸麻痺，不整脈，心臓麻痺(神経毒)
	青梅・ギンナン	未熟果実中の青酸配糖体のアミグダリン 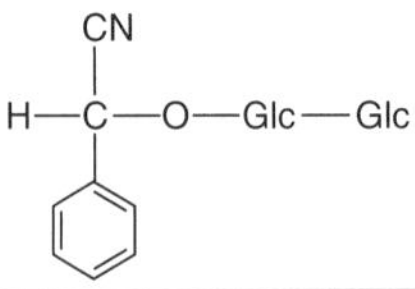	・体内酵素(エムルジン)によりアミグダリンから青酸(シアン化合物)を生じる 【中毒症状】細胞呼吸抑制(青酸中毒)．頻脈，過呼吸，紅潮，頭痛などのあと，徐脈，血圧低下呼吸困難などが現れ死に至る
	チョウセンアサガオ ハシリドコロ	アルカロイド(スコポラミン，ヒヨスチアミン，アトロピン)	・チョウセンアサガオはゴボウと誤食されることがある．種子をゴマと誤食することがある 【中毒症状】副交感神経遮断(脳興奮，散瞳，痙攣，心悸亢進，呼吸困難)
	ドクゼリ	チクトキシン(シクトキシン)	・ワサビ，セリと誤食 【中毒症状】胃痛，嘔吐，痙攣などの症状(中枢神経毒)
	ジギタリス	ジギトキシン	・葉をコンフリーと誤食 【中毒症状】下痢，心臓障害など

	含有物	有害成分	特徴，症状など
	ワラビ	プタキロシド（プタキロサイド）	・アルカリ処理（あく抜き）により無毒化する（水溶性） 【中毒症状】生体内で加水分解され，発がん物質となる
植物性	じゃがいも	ソラニン チャコニン 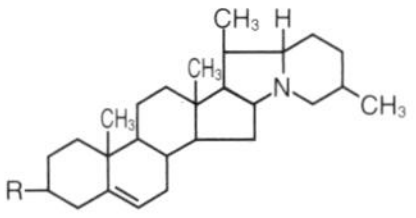	・いずれもアルカロイド色素で，芽や表皮の緑色部に含まれる ・チャコニンの方が含有量が多く，毒性も強い 【中毒症状】コリンエステラーゼ阻害（副交感神経異常興奮：昏睡，意識障害，瞳孔収縮，唾液過多，痙攣などの運動神経麻痺，心不全など）
	キャッサバ ビルマ豆	リナマリン （フォゼオルナチン）	・シアン配糖体からリナマラーゼの作用によりシアンが遊離し毒性を起こす 【中毒症状】細胞呼吸抑制，死亡（青酸中毒）
	大豆	トリプシンインヒビター	【中毒症状】トリプシン阻害による消化不良，下痢，腹痛
	豆類	レクチン（血液凝集素）	【中毒症状】血液凝集による胸痛
	キャベツ カブ	ゴイトリン	【中毒症状】甲状腺肥大
	オゴノリ	プロスタグランジンＥ２	・紅藻類でおもに寒天の材料 ・長時間水に浸すなどの条件下で酵素作用によって有毒成分が生じる 【中毒症状】血圧降下，血管拡張，気管支拡張
	シキミ	アニサチン	・シキミの実を香辛料のハッカクと誤食する
	ヤマゴボウ ヨウシュヤマゴボウ	フィットラクシン	・根をモリアザミの根と誤食する
	スイセン，ヒガンバナ	リコリン ダゼッチン	・鱗茎をノビル，葉をニラと誤食する 【中毒症状】消化器系症状（嘔吐，下痢），コリンエステラーゼ阻害（昏睡，意識障害）
	モロヘイヤの茎や完熟種子	ストロフェチジン	・強心配糖体 ・葉には毒素が含まれない 【中毒症状】過量摂取により，吐き気，頭痛，不整脈などが起こる
	ギンナン	4´-メチルピリドキシン	・多食を避ける 【中毒症状】下痢，嘔吐，皮膚の知覚麻痺，呼吸困難を発症し，重症の場合は死亡する．嘔吐，下痢，呼吸困難，痙攣などが主症状（ビタミン B_6 欠乏症）
	ソテツ	サイカシン $CH_3-\overset{\oplus}{N}(-O^{\ominus})=N-CH_2-O-C_6H_{11}O_5$	【中毒症状】発がん（肝臓，腎臓，腸など），β-グルコシダーゼで分解され，発がん性アルキル化剤として作用する
	イヌサフラン	コルヒチン	・食用の山菜であるギョウジャニンニクやミョウガと，りん茎はじゃがいもやたまねぎと誤食されることがある 【中毒症状】摂取するとビタミン B_6 の働きを阻害し，数時間のうちにビタミン B_6 欠乏症となり，中毒になる

巻末資料

	含有物	有害成分	特徴，症状など
カビ毒	マイコトキシン：毒素は低分子で耐熱性である．		
	ナッツ類，穀類，香辛料，乳製品など	アフラトキシン	・*Aspergillus flavus* ・10数種類あり，毒性の強さはＢ１＞Ｍ１＞Ｇ１＞Ｍ２＞Ｇ２である ・熱にきわめて強い ・AFB 1 は，天然物中で最も強力な発がん物質である ・p53 の無毒化作用を衰退させ，ras 活性を上げる ・AFM1 は AFB1 の代謝産物である ・汚染した穀類を食べた牛の乳に移行する ・食品における規制値は 10 ng/g(ppb)以下 【中毒症状】急性毒性：肝臓機能障害．慢性毒性：肝臓がん
	ピーナツ，大豆，生コーヒー豆，とうもろこし，小麦	オクラトキシン	・*Aspergillus*（コウジカビ），*Penicillium*（青カビ） ・同属体のＡ，Ｂ，ＣのうちＡが毒性を有する 【中毒症状】腎障害，肝障害，腸炎，発がん性(肝臓・腎臓)
	黄変米トキシン	シトリニン(タイ米)	・*Penicillium* ・エジプト産米にはルテオスキニン，イスランジトキシン，台湾産米にはシトレオピリジンの有毒成分が産生される 【中毒症状】痙攣，呼吸麻痺
	古い穀類，乳製品	ステリグマトシスチン	・*Aspergillus* 【中毒症状】肝障害，肝がん
	小麦	Ｔ-２トキシン，ニバレノール，フザレノンＡ	・*Fusarium*（赤カビ） ・いずれもトリコテセン骨格をもった有毒成分で 70 種類以上ある 【中毒症状】消化器障害と免疫抑制
	とうもろこし，麦類	ゼアラレノン	・*Fusarium* 【中毒症状】女性ホルモン作用を示す内分泌撹乱物質
	りんご	パツリン	・*Penicillium* 【中毒症状】致死的毒性を示す

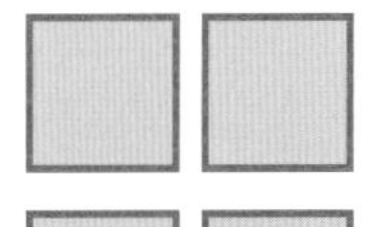

索 引

さ

た

ま

や

ら・わ

A～Z

編者略歴

甲斐（かい） 達男（たつお）

1957年　長崎県生まれ
1985年　カンザス州立大学大学院修士課程修了
現　在　神戸女子大学家政学部教授
　　　　農学博士

小林（こばやし） 秀光（ひでみつ）

1961年　大阪府生まれ
1986年　東北薬科大学大学院薬学研究科修了
現　在　長崎国際大学薬学部教授
　　　　薬学博士

第1版　第1刷　2004年11月10日
第2版　第1刷　2007年 4月15日
第3版　第1刷　2012年10月10日
第4版　第1刷　2020年 9月30日
　　　　第5刷　2024年 3月 1日

検印廃止

JCOPY 〈出版者著作権管理機構委託出版物〉

本書の無断複写は著作権法上での例外を除き禁じられています．複写される場合は，そのつど事前に，出版者著作権管理機構（電話 03-5244-5088，FAX 03-5244-5089，e-mail: info@jcopy.or.jp）の許諾を得てください．

本書のコピー，スキャン，デジタル化などの無断複製は著作権法上での例外を除き禁じられています．本書を代行業者などの第三者に依頼してスキャンやデジタル化することは，たとえ個人や家庭内の利用でも著作権法違反です．

乱丁・落丁本は送料小社負担にてお取りかえいたします．

エキスパート管理栄養士養成シリーズ 12

食品衛生学（第4版）

編　　者　甲斐　達男
　　　　　小林　秀光
発 行 者　曽根　良介
発 行 所　㈱化学同人

〒600-8074 京都市下京区仏光寺通柳馬場西入ル
編集部　TEL 075-352-3711　FAX 075-352-0371
営業部　TEL 075-352-3373　FAX 075-351-8301
振　替　01010-7-5702
e-mail webmaster@kagakudojin.co.jp
URL https://www.kagakudojin.co.jp
印刷・製本　西濃印刷株式会社

Printed in Japan　©Tatsuo Kai, Hidemitsu Kobayashi 2020
ISBN978-4-7598-2151-2
無断転載・複製を禁ず

ガイドライン準拠

エキスパート 管理栄養士養成シリーズ

●シリーズ編集委員●

小川　正（京都大学名誉教授）・下田妙子（東京医療保健大学名誉教授）・上田隆史（元 神戸学院大学名誉教授）・大中政治（関西福祉科学大学名誉教授）・辻　悦子（前 神奈川工科大学）・坂井堅太郎（徳島文理大学）

- 「高度な専門的知識および技術をもった資質の高い管理栄養士の養成と育成」に必須の内容をそろえた教科書シリーズ．
- ガイドラインに記載されている，すべての項目を網羅．国家試験対策としても役立つ．
- 各巻B5，2色刷．

公衆衛生学[第3版]　木村美恵子・徳留信寛・圓藤吟史 編
健康・栄養管理学　辻　悦子 編
生　化　学[第2版]　村松陽治 編
解剖生理学[第2版]　高野康夫 編
微生物学[第3版]　小林秀光・白石　淳 編
臨床病態学　伊藤節子 編
食べ物と健康1（食品学総論的な内容）[第3版]　池田清和・柴田克己 編
食べ物と健康2（食品学各論的な内容）　田主澄三・小川　正 編
食べ物と健康3（食品加工学的な内容）　森　友彦・河村幸雄 編
調　理　学[第3版]　青木三惠子 編
食品衛生学[第4版]　甲斐達男・小林秀光 編
基礎栄養学[第5版]　坂井堅太郎 編
分子栄養学　金本龍平 編
応用栄養学[第3版]　大中政治 編
運動生理学[第4版]　山本順一郎 編
臨床栄養学[第3版]（疾病編）　嶋津　孝・下田妙子 編
臨床栄養学[第3版]（栄養ケアとアセスメント編）　下田妙子 編
公衆栄養学　赤羽正之 編
公衆栄養学実習[第4版]　上田伸男 編
栄養教育論[第2版]　川田智恵子・村上　淳 編

詳細情報は，化学同人ホームページをご覧ください．https://www.kagakudojin.co.jp

～好評既刊本～

栄養士・管理栄養士をめざす人の
基礎トレーニングドリル
小野廣紀・日比野久美子・吉澤みな子 著
B5・2色刷・168頁・本体1800円
専門科目を学ぶ前に必要な化学，生物，数学（計算）の基礎を丁寧に記述．入学前の課題学習や初年次の導入教育に役立つ．

大学で学ぶ
食生活と健康のきほん
吉澤みな子・武智多与理・百木　和 著
B5・2色刷・160頁・本体2200円
さまざまな栄養素と食品，健康の維持・増進のために必要な食生活の基礎知識について，わかりやすく解説した半期用のテキスト．

栄養士・管理栄養士をめざす人の
調理・献立作成の基礎
坂本裕子・森美奈子 編
B5・2色刷・112頁・本体1500円
実習系科目（調理実習，給食経営管理実習，栄養教育論実習，臨床栄養学実習など）を受ける前の基礎づくりと，各専門科目への橋渡しとなる．

図解 栄養士・管理栄養士をめざす人の
文章術ハンドブック
―ノート、レポート、手紙・メールから、履歴書・エントリーシート、卒論まで
西川真理子 著／A5・2色刷・192頁・本体2000円
見開き1テーマとし，図とイラストをふんだんに使いながらポイントをわかりやすく示す．文章の書き方をひととおり知っておくための必携書．